Stefan Draxler

Modern Piercing

State-of-the-Art-Techniken und Studio-Standards

Springer

Stefan Draxler
Graz, Österreich

ISBN 978-3-662-73800-9 ISBN 978-3-662-73801-6 (eBook)
https://doi.org/10.1007/978-3-662-73801-6

Die Deutsche Nationalbibliothek verzeichnet diese Publikation in der Deutschen Nationalbibliografie; detaillierte bibliografische Daten sind im Internet über https://portal.dnb.de abrufbar.

Springer ist ein Imprint der eingetragenen Gesellschaft Springer-Verlag GmbH, DE und ist ein Teil von Springer Nature.
Die Anschrift der Gesellschaft ist: Heidelberger Platz 3, 14197 Berlin, Germany

Dermatologisches Vorwort

Piercings – seit jeher ein zentrales Element vieler ethnischer Gruppen, um beispielsweise den sozialen Status, die Zugehörigkeit oder ehrende Eigenschaften wie Stärke und Männlichkeit, Schönheit und Weiblichkeit zu demonstrieren, heute eine im Mainstream angelangte Möglichkeit, sich zu individualisieren. Verbreitet um den ganzen Globus, in allen Kulturen und historisch in allen Epochen, lassen sich die Wurzeln nur rudimentär fassen. Erste Belege finden sich vor etwa 7000 Jahren im nördlichen Afrika. Bei römischen Legionären galten Brustwarzenpiercings als Zeichen des Mutes, in den 1970ern begann die Ausbreitung in der westlichen Welt, im Wesentlichen bedingt durch die Punk-Bewegung.

Ich denke, nahezu jeder heranwachsende Mensch trägt sich heutzutage zumindest vorübergehend mit dem Gedanken, das Körperbild durch schmückende Ringe, Stäbe oder Ähnliches zu modifizieren. So kommen Studien zu dem Schluss, dass, gemittelt über Geschlecht und Alter, etwa 10 % der Bevölkerung in Europa gepierct sind. Wenn man die Ohrmuschel und -Läppchen dazu zählt, erreicht man das Vielfache davon.

Als ehemals jugendlicher Mann und nunmehriger Hautarzt habe ich somit mehrere Perspektiven auf Körpermodifikationen im Allgemeinen und Piercings im Speziellen. Ich sehe sie im täglichen beruflichen Alltag, meistens mit Stolz und „Coolness“ getragen, manchmal aber auch mit dem Wunsch, sichtbare Spuren wieder zu verwischen, etwa beim operativen Verschluß von Fleshtunnels oder von Dermalankern (Single-Point-Piercing).

Ich komme mir vor meinem beruflichen Hintergrund natürlich nicht darum herum, Piercings auch im medizinischen Kontext anzusprechen. Die Haut ist (meistens) ein äußerst verzeihendes Organ, an dem Verletzungen und Wunden generell auch spontan gut abheilen. Im Fall von Piercings kann man als Orientierung 4–8 Wochen bis zu Abheilung annehmen. Abhängig von der Lokalisation (z. B. Intimbereich), dem betroffenen Gewebe (etwa Knorpel) und Begleitumständen wie Hygiene und Vorerkrankungen, jedoch auch deutlich länger bis etwa 12 Monate. Solang bedarf es einer täglichen Reinigung und Pflege. Gelegentlich treten auch Situationen ein, in der ärztliche Begleitung notwendig wird.

Ansprechen möchte ich auch ein anderes, immer wieder angesprochenes Thema: die äußerst umstrittene Interpretation des Piercings als Art von „Permanent-Akupunktur“ mit besonders mächtigen Nadeln. Sowohl Viele Piercingstellen entsprechen dabei auch traditionellen Akupunktur- Punkten, wie z. B. das Shen Men Piercing im Oberen Ohrknorpel, welches Antidepressiv und stresslösend wirken soll, oder das Daith Piercing in der inneren Helixwurzel gegen Migräne und sonstige Kopfschmerzen. Auf der anderen Seite können dieser Betrachtungsweise folgend unscharf oder falsch gesetze Piercings den Energiefluss im menschlichen Körper hemmen und Therapieerfolge sogar vereiteln. So ist es aktuell auch unter Einbeziehung objektivierbarer Studien nicht möglich, zu einer abschließenden Beurteilung zu kommen.

Angesichts dieser oben genannten Aspekte habe ich mich sehr gefreut, als mich der Autor dieses Buches kontaktiert hat, um einleitende Worte für das entstehende Werk zu formulieren. Natürlich war ich anfangs etwas erstaunt, ohne Frage. Als Mensch, der stets an neuen und „individuellen" Herausforderungen interessiert ist, habe ich aber nach kurzer Bedenkzeit freudig zugesagt.

Ich wünsche dem Autor dieses Buches viel Erfolg nicht nur bei der Veröffentlichung dieses Werkes, sondern auch dabei, einem zur Zeit noch etwas willkürlichem Gebiet der Körpermodifikationen eine Grundlage zu bieten, die nicht nur als fundierte Lernunterlage dienen kann, sondern auch dem geübten Anwender vielleicht noch ergänzende Sichtweisen eröffnet oder kleinere Fragen beantwortet. Natürlich denke ich dabei auch an den interessierten Laien, der sich vorab informieren möchte.

Neben neuen Lerninhalten wünsche ich daher vor allem auch viel Freude beim Lesen und Erfolg beim anschliessenden Ausüben des Piercinghandwerkes!

Facharzt für Haut- und Geschlechtskrankheiten, Dr. Stefan Werner
Spezialist für Venenerkrankungen
Graz, Austria

Ein paar Worte zum Autor

Mein Name ist Stefan Draxler. Ich arbeite seit vielen Jahren im professionellen Piercingbereich und führe ein eigenes Studio in Graz (Österreich). Meine Beschäftigung mit Piercings begann früh und entwickelte sich über kontinuierliche Praxis, Ausbildung und Weiterbildung zu einem klaren beruflichen Schwerpunkt.

Piercen ist für mich kein kurzfristiger Trend, sondern ein Handwerk, das anatomisches Verständnis, hygienische Sorgfalt, technisches Können und Verantwortung gegenüber dem Menschen voraussetzt. Mit zunehmender Erfahrung wurde mir immer deutlicher, wie groß der Unterschied zwischen oberflächlicher Ausführung und wirklich professioneller Arbeit sein kann.

Nach meiner offiziellen Ausbildung habe ich mich laufend fachlich weitergebildet und schließlich die Befähigungsprüfung für das Piercen in Österreich erfolgreich abgeschlossen. Seit Sommer 2024 berechtigt diese Qualifikation zum Führen des Titels Meister Piercer. Dieser Titel steht für mich nicht für Perfektion, sondern für eine Verpflichtung: zur fachlichen Genauigkeit, zur kritischen Selbstreflexion und zur kontinuierlichen Weiterentwicklung.

In meiner täglichen Studioarbeit erlebe ich immer wieder, wie groß der Bedarf an verlässlichen, sachlichen und praxisnahen Informationen rund um das Thema Piercing ist. Viele Entscheidungen betreffen Anatomie, Materialwahl, Heilungsprozesse und Risiken – Bereiche, in denen Halbwissen oder falsche Erwartungen schnell zu Problemen führen können.

Dieses Buch ist aus dem Wunsch entstanden, professionelle Praxis, rechtliche Rahmenbedingungen und medizinische Grundlagen nachvollziehbar zusammenzuführen. Es richtet sich an Menschen, die Piercing nicht als bloßen Körperschmuck, sondern als verantwortungsvolles Handwerk verstehen – und an alle, die fundierte Entscheidungen treffen möchten.

Hinweis zur Sprache

Dieses Buch verzichtet bewusst auf genderbezogene Markierungen, um Lesbarkeit und fachliche Klarheit zu gewährleisten. Sämtliche Personenbezeichnungen verstehen sich geschlechtsneutral.

Hinweis zu Produktnennungen

Produkt- und Handelsnamen werden exemplarisch genannt und dienen der fachlichen Einordnung. Sie stellen keine Produktempfehlung im werblichen Sinne dar und begründen keine wirtschaftliche Verbindung zu den genannten Herstellern.

Österreich als Maßstab für professionelle Piercing-Praxis

Österreich zählt zu den Ländern mit besonders hohen rechtlichen und fachlichen Anforderungen im Bereich des professionellen Piercings. Die verpflichtende Befähigungsprüfung, detaillierte Hygiene- und Dokumentationsvorgaben sowie regelmäßige behördliche Kontrollen setzen ein hohes Maß an Fachwissen, Verantwortung und Professionalität voraus. Der Zugang zum Beruf ist klar geregelt und an verbindliche Qualifikationen geknüpft.

Im Vergleich dazu ist Piercen in vielen anderen Ländern – auch im deutschsprachigen Raum – ohne formale Ausbildung, Prüfung oder einheitliche gesetzliche Vorgaben möglich. Die österreichischen Regelungen stellen daher einen besonders anspruchsvollen Referenzrahmen dar.

Vor diesem Hintergrund orientiert sich dieses Buch bewusst an diesen Standards. Die beschriebenen Abläufe, Hygieneanforderungen und fachlichen Grundlagen basieren auf einem Niveau, das über nationale Grenzen hinaus als solide und verantwortungsvoll anzusehen ist. Wer nach diesen Maßstäben arbeitet, erfüllt Anforderungen, die sich grundsätzlich auf unterschiedliche rechtliche Rahmenbedingungen übertragen lassen.

Die Geschichte des Piercings – vom Ritual zur modernen Praxis

Ein kurzer Blick auf die historische Entwicklung des Piercings kann helfen, die heutige Bedeutung dieser Praxis besser einzuordnen. Was heute häufig als modischer Trend wahrgenommen wird, ist in Wirklichkeit tief in der Geschichte der Menschheit verankert.

Der Begriff „Piercing" leitet sich vom englischen Verb **to pierce** ab und bedeutet „**durchbohren**" oder „**durchstechen**". Diese grundlegende Definition beschreibt bereits das zentrale Element der Praxis. Archäologische und ethnologische Quellen belegen, dass das Durchstechen des Körpers seit Jahrtausenden auf allen Kontinenten praktiziert wird – aus rituellen, religiösen, gesellschaftlichen oder ästhetischen Gründen (Laukien 2003).

Körpermodifikationen finden sich sowohl bei indigenen Völkern als auch in historischen Hochkulturen. Dabei stand nicht immer das Einsetzen von Schmuck im Vordergrund. In vielen Kulturen hatte das Durchstechen selbst eine symbolische Bedeutung, etwa als Initiationsritual, Mutprobe oder Zeichen der Zugehörigkeit zu einer bestimmten sozialen Gruppe (Bundesverband Ethnologie 2021; Laukien 2003 S. 18).

Ein häufig zitiertes historisches Beispiel ist das Nasenflügelpiercing (Nostril). Insbesondere in Teilen Südasiens wird das Nasenpiercing traditionell mit Vorstellungen von Schönheit, kultureller Identität und sozialem Status in Verbindung gebracht. In einigen kulturellen Kontexten wurden dem Nasenpiercing zudem gesundheitliche oder energetische Bedeutungen zugeschrieben, wobei diese Annahmen historisch-kulturell zu verstehen sind und nicht als medizinisch gesichert gelten.

Diese Beispiele stehen stellvertretend für eine Vielzahl historischer Formen der Körpermodifikation. Eine detaillierte historische Aufarbeitung würde jedoch den Rahmen dieses Buches überschreiten. Ziel dieses Werkes ist nicht die umfassende Darstellung der Vergangenheit, sondern das Verständnis des Piercings in seiner heutigen Form: als professionell ausgeübtes Handwerk, das technisches Können, anatomisches Wissen, hygienische Sorgfalt und Verantwortung erfordert.

Ein grundlegendes Bewusstsein für die historische Verwurzelung des Piercings kann dennoch dazu beitragen, die anhaltende Faszination dieser Praxis besser zu verstehen – und einzuordnen, warum sie bis heute in so unterschiedlichen kulturellen Kontexten Bedeutung besitzt

Warum lässt man sich piercen? – Zwischen Selbstbestimmung und Ästhetik

Die Gründe für ein Piercing sind vielfältig und individuell. Häufig steht zunächst die ästhetische Wirkung im Vordergrund. Ein gut platziertes Piercing kann einen bewussten Akzent setzen, Proportionen betonen und das äußere Erscheinungsbild gezielt ergänzen.

Ein weiterer zentraler Aspekt ist der Wunsch nach Individualität. Piercings bieten die Möglichkeit, persönlichen Ausdruck sichtbar zu machen – sei es dezent, nur für sich selbst, oder bewusst nach außen gerichtet. In vielen Fällen werden bestimmte Körperstellen gezielt hervorgehoben. Dabei ist zu berücksichtigen, dass ein Piercing den Blick automatisch auf die entsprechende Region lenkt. Dies kann als positiv empfunden werden, erfordert jedoch eine bewusste Entscheidung, insbesondere bei Körperbereichen, mit denen sich die betreffende Person unsicher fühlt.

Gleichzeitig kann ein Piercing auch dazu beitragen, individuelle Besonderheiten harmonisch zu integrieren oder bewusst in Szene zu setzen. In der Praxis zeigt sich, dass anatomische Eigenheiten, die zunächst als störend wahrgenommen werden, durch eine passende Platzierung und geeigneten Schmuck ästhetisch aufgewertet werden können.

Neben ästhetischen und expressiven (ausdrucksstarken, nach außen gerichteten) Motiven gibt es auch Piercings mit funktionalem Hintergrund. Ein häufig genanntes Beispiel sind Brustwarzenpiercings bei Schlupf- oder Hohlwarzen. In solchen Fällen kann der eingesetzte Schmuck unter Umständen dazu beitragen, die Brustwarze mechanisch zu stabilisieren und nach außen zu führen. Diese Wirkung ist als physikalischer Effekt zu verstehen und stellt ausdrücklich keine medizinische Behandlung oder therapeutische Maßnahme dar (vgl. Infomedizin.at n.d.).

Darüber hinaus spielen emotionale Gründe bei der Entscheidung für ein Piercing eine bedeutende Rolle. Für manche Menschen markiert ein Piercing einen persönlichen Übergang, einen Neuanfang oder dient als bewusst gesetztes Zeichen der Selbstbestärkung. Andere verbinden damit positive Lebensphasen oder besondere Ereignisse. In diesem Sinne kann ein Piercing auch eine symbolische Funktion erfüllen und Teil individueller Bewältigungs- oder Verarbeitungsprozesse sein.

Unabhängig von der konkreten Motivation lässt sich festhalten, dass Piercings weit über reinen Körperschmuck hinausgehen. Sie sind Ausdruck von Persönlichkeit, Haltung und Selbstwahrnehmung – und genau darin liegt für viele Menschen ihre Bedeutung.

Interessenskonflikt Der/die Autor*in hat keine relevanten Interessenskonflikte im Zusammenhang mit dieser Publikation.

Einleitung

Warum dieses Buch

Die Idee zu diesem Buch ist über einen langen Zeitraum entstanden. Ziel war es von Beginn an, ein fundiertes, praxisorientiertes Fachbuch zum Thema Piercing zu verfassen – kein populärwissenschaftlicher Überblick und kein reines Einstiegswerk, sondern eine sachliche, nachvollziehbare Zusammenführung von Praxis, Wissen und Verantwortung.

Im deutschsprachigen Raum fehlt bislang ein Werk, das Piercing differenziert, realistisch und fachlich korrekt behandelt. Vorhandene Veröffentlichungen bewegen sich häufig zwischen überzeichneter Darstellung und unzureichender fachlicher Tiefe. Entweder wird Piercing als etwas grundsätzlich Gefährliches oder Exotisches dargestellt, oder es fehlt an nachvollziehbaren, praxisnahen Informationen, die über oberflächliche Grundlagen hinausgehen.

Dieses Buch soll einen anderen Ansatz verfolgen. Es versteht Piercing als das, was es ist: ein Handwerk, das anatomisches Verständnis, hygienische Sorgfalt, technisches Können und Verantwortung gegenüber dem eigenen Körper und dem Körper anderer erfordert. Gleichzeitig ist es eine Form von Körpergestaltung und persönlichem Ausdruck, die längst fest in der Gesellschaft verankert ist.

Ein zentrales Anliegen dieses Buches ist es, verständliche Antworten auf relevante Fragen zu geben. Viele Informationen sind bisher nur fragmentarisch verfügbar, schwer verständlich formuliert oder setzen medizinisches Vorwissen voraus. Dieses Buch soll komplexe Zusammenhänge nachvollziehbar erklären, ohne sie zu vereinfachen oder zu verfälschen.

Das Werk richtet sich an unterschiedliche Zielgruppen: an interessierte Leser, an Kunden, an angehende Piercer sowie an bereits tätige Piercer, die ihre Arbeit reflektieren und weiterentwickeln möchten. Es soll einen strukturierten Überblick über relevante Normen, Abläufe und Entscheidungsgrundlagen geben und im besten Fall zu mehr Klarheit, Einheitlichkeit und Professionalität innerhalb des Berufsfeldes beitragen.

In der Praxis zeigt sich immer wieder, dass Kunden mit widersprüchlichen oder fachlich fragwürdigen Empfehlungen konfrontiert werden. Auch für Tätige im Piercingbereich ist es oft schwierig, verlässliche Informationen aus seriösen Quellen gebündelt zu finden. Dieses Buch versteht sich daher ausdrücklich nicht als Sammlung von „Betriebsgeheimnissen", sondern als transparentes Fachwerk, das Wissen zugänglich macht und einordnet.

Neben theoretischen Grundlagen enthält das Buch zahlreiche praxisnahe Hinweise und Erfahrungswerte, unter anderem zur Auswahl von Ersteinsatzschmuck, zu verschiedenen Piercingarten, zu Anforderungen an ein professionelles Studio sowie zu realistischen Pflege- und Heilungsprozessen. Wiederholungen einzelner Inhalte sind dabei bewusst eingesetzt, da viele Leser gezielt einzelne Kapitel nutzen werden und wichtige Informationen nicht übersehen werden sollen.

Dieses Buch soll nicht nur Wissen vermitteln, sondern auch eine Haltung transportieren: respektvoll, verantwortungsbewusst und professionell. Es soll dazu beitragen, Piercing als ernst zu nehmendes Handwerk zu verstehen und entsprechend auszuüben.

Kurz gesagt richtet sich dieses Buch an alle, die sich fundiert mit dem Thema Piercing auseinandersetzen möchten – sachlich, ohne Dramatisierung, aber mit klarer fachlicher Position.

Inhaltsverzeichnis

Teil VII Anhang

Teil I

Grundlagen und Entscheidungsfindung

1 Was kann man alles piercen?– Piercing Arten im Überblick

Die Frage lässt sich auf den ersten Blick leicht beantworten: Es gibt eine große Bandbreite an Körperstellen, die sich grundsätzlich piercen lassen. Entscheidend ist jedoch weniger die technische Machbarkeit als vielmehr die Frage, ob ein Piercing an der gewünschten Stelle funktional sinnvoll, heilbar und langfristig stabil ist.

Nicht jede Körperregion eignet sich in gleicher Weise. Bestimmte Piercings – insbesondere solche mit flachem Verlauf oder hoher mechanischer Belastung – weisen ein erhöhtes Risiko für Komplikationen, Migration (abwandern des Schmucks) oder Abstoßung auf. Auch die Heilungsdauer kann je nach Körperregion, Durchblutung, Gewebetyp und Belastung im Alltag deutlich variieren. Diese Aspekte werden im weiteren Verlauf des Buches ausführlich behandelt.

Zur besseren Übersicht lassen sich Piercings grob nach dem durchstochenen Gewebetyp einteilen:

- **Oberflächenpiercings**
  Oberflächennahe Piercings verlaufen unmittelbar unter der Hautoberfläche und liegen meist in Bereichen mit erhöhter Spannung oder Bewegung. Typische Beispiele sind Nape-, Brustbein- oder Hüftpiercings. Aufgrund ihres flachen Verlaufs und der mechanischen Belastung erfordern sie eine besonders sorgfältige Platzierung, eine angepasste Schmuckwahl sowie eine konsequente Nachsorge und sind mit einer erhöhten Abstoßungsrate verbunden.

  Transdermale Schmuckformen wie Dermal Anchors oder Skin Diver stellen hierbei eine Sonderform dar, da sie nicht klassisch gestochen werden, sondern als einzelne Implantate im Gewebe verankert sind.
- **Schleimhautpiercings**
  Schleimhautpiercings verlaufen durch besonders gut durchblutetes Gewebe, was in vielen Fällen eine vergleichsweise schnelle Heilung begünstigt. Typische Vertreter sind Zungenpiercings, Lippenpiercings sowie bestimmte Intimpiercings. Trotz der guten Durchblutung sind auch hier anatomische Besonderheiten und funktionelle Aspekte zu berücksichtigen (Waasdorp et al. 2021).
- **Knorpelpiercings**
  Knorpelpiercings verlaufen durch Knorpelgewebe, beispielsweise an Ohr oder Nase. Zu den bekannten Formen zählen Helix, Tragus, Conch oder das Nasenflügelpiercing. Da Knorpelgewebe selbst nicht durchblutet ist und ausschließlich über das umliegende Gewebe versorgt wird, verläuft die Heilung in diesen Bereichen deutlich langsamer. Entzündungen können hartnäckiger sein als bei Weichteilgewebe. Knorpel verfügt nur über eine sehr eingeschränkte Regenerationsfähigkeit; bei Gewebeverlust bildet sich in der Regel lediglich eine bindegewebige oder hautähnliche Struktur (Chang 2022).

S. Draxler, *Modern Piercing*, https://doi.org/10.1007/978-3-662-73801-6_1

- **Weichteilpiercings**
  Weichteilpiercings betreffen gut durchblutete Geweberegionen, zu denen unter anderem das Ohrläppchen, die Brustwarze sowie zahlreiche Piercings im Intimbereich zählen. Sie gelten bei fachgerechter Durchführung und geeigneter Pflege häufig als vergleichsweise unkompliziert. Dennoch sind auch hier eine korrekte Platzierung, eine angepasste Technik und geeigneter Schmuck entscheidend für einen störungsfreien Heilungsverlauf.
- **Intimpiercings**
  Intimpiercings stellen keine eigenständige Gewebeart dar, sondern werden aufgrund ihrer anatomischen, funktionellen und hygienischen Besonderheiten gesondert betrachtet. Sie können Weichteil-, Schleimhaut- oder funktionell relevantes Gewebe betreffen und erfordern eine besonders sorgfältige Planung, Aufklärung und Nachsorge. Aufgrund dieser Besonderheiten werden Intimpiercings in späteren Kapiteln ausführlich und separat behandelt (siehe Abschn. 3.7, 3.8 und Kap. 27).

Grundsätzlich gilt, dass Piercings nicht nur technisch möglich, sondern auch anatomisch sinnvoll und langfristig tragbar sein sollten. Die individuelle Anatomie spielt dabei eine zentrale Rolle. Nicht jedes Piercing ist bei jeder Person gleichermaßen umsetzbar. So lässt sich beispielsweise ein Tragus-Piercing nur dann sinnvoll setzen, wenn der Knorpel an dieser Stelle ausreichend ausgeprägt ist. Ist dies nicht der Fall, kann kein dauerhaft stabiles und ästhetisch überzeugendes Ergebnis erzielt werden.

2 Wann ist der beste Zeitpunkt für ein Piercing?

Nach der Entscheidung für ein Piercing stellt sich häufig die Frage nach dem passenden Zeitpunkt. In der Praxis zeigt sich, dass viele Piercings spontan gestochen werden, während langes Zögern nicht selten dazu führt, dass der Entschluss immer wieder aufgeschoben wird. Entscheidend ist jedoch weniger der spontane Impuls als vielmehr die Rahmenbedingungen, unter denen das Piercing gestochen wird.

Grundsätzlich sollte der Zeitpunkt so gewählt werden, dass dem Körper in den ersten Wochen nach dem Stechen ausreichend Ruhe zur Verfügung steht. Insbesondere die ersten vier Wochen sind für den Heilungsverlauf von zentraler Bedeutung. In dieser Phase sollten starke körperliche Belastungen sowie Faktoren vermieden werden, die die Wundheilung negativ beeinflussen können. Dazu zählen unter anderem Saunabesuche, Solarium, intensive Sonneneinstrahlung oder längere Aufenthalte in feucht-warmen Umgebungen.

Auch die Art des Piercings spielt bei der zeitlichen Planung eine Rolle. Ein Bauchnabelpiercing beispielsweise ist aufgrund von Reibung, Kleidungskontakt und Körperhaltung ohnehin anfälliger für Irritationen. Hohe Temperaturen und vermehrtes Schwitzen, wie sie häufig in den Sommermonaten auftreten, können den Heilungsprozess zusätzlich erschweren. Ähnliche Überlegungen gelten für Knorpelpiercings am Ohr, etwa das Helix-Piercing. Diese gelten als vergleichsweise heilungsintensiv und reagieren empfindlich auf mechanische Belastung, etwa durch lange Haare, Kopfbedeckungen oder häufiges Liegen auf der gepiercten Seite.

Unabhängig von Jahreszeit und Piercingart ist der individuelle körperliche Zustand zu berücksichtigen. Vor dem Stechen sollte ausreichend geschlafen worden sein, eine Mahlzeit eingenommen worden sein und ein allgemein guter körperlicher Zustand vorliegen. Faktoren wie Erschöpfung, Stress oder Unterzuckerung können die Schmerzwahrnehmung deutlich verstärken und den gesamten Piercingvorgang unnötig erschweren.

Eine fundierte Beratung durch einen professionellen Piercer ist daher empfehlenswert. Dieser kann nicht nur einschätzen, ob der gewünschte Zeitpunkt günstig ist, sondern auch individuelle Hinweise zur Planung, Vorbereitung und Nachsorge geben.

S. Draxler, *Modern Piercing*, https://doi.org/10.1007/978-3-662-73801-6_2

3 Piercings im Detail

Allgemeine Grundlagen zur Piercing Beschreibung
Bevor die einzelnen Piercingarten im Detail behandelt werden, folgt zunächst ein Überblick über grundlegende Aspekte, die bei jedem Piercing eine Rolle spielen. Diese Punkte sollen dabei helfen, Abläufe besser einzuordnen und realistische Erwartungen zu entwickeln. Als allgemeine Orientierung hat es sich bewährt, nicht mehr als fünf frische Piercings gleichzeitig zu stechen, da der Körper ausreichende Ressourcen benötigt, um Heilungsprozesse optimal zu bewältigen. Ein schrittweises Vorgehen führt in der Regel zu besseren und stabileren Ergebnissen.

Position
Bei vielen Piercings besteht ein gewisser Spielraum in der Platzierung. Dennoch ist es entscheidend, sowohl die individuelle Anatomie als auch ästhetische Gesichtspunkte zu berücksichtigen. In den jeweiligen Beschreibungen wird erläutert, wo ein Piercing typischerweise gestochen wird und welche Faktoren dabei zu beachten sind. Ziel ist es, ein Verständnis für sinnvolle Positionierungen sowie mögliche Variationen zu vermitteln.

Für das Anzeichnen der Einstichpunkte kann die Arbeit mit einer Schieblehre oder einem sogenannten Brow Mapping String (auch Pre-Inked Mapping String) hilfreich sein. Bei letzterem handelt es sich um einen mit hypoallergener Farbe oder Kreide imprägnierten Faden, ähnlich einer Zahnseide, der klare, gleichmäßige und gut sichtbare Markierungen auf der Haut ermöglicht. Insbesondere bei Piercings, bei denen eine exakte Platzierung entscheidend ist oder bei denen Markierungen nur schwer korrigiert werden können, trägt diese Methode zu präzisen und sauberen Ergebnissen bei. Näheres dazu in Abschn. 19.2.

Stechen
Dieser Abschnitt bezieht sich auf den eigentlichen Stechvorgang. Beschrieben wird, wie das jeweilige Piercing technisch umgesetzt werden kann, worauf dabei besonders zu achten ist und welche anatomischen oder handwerklichen Besonderheiten zu berücksichtigen sind. Die folgenden Ausführungen beziehen sich dabei grundsätzlich auf die Durchführung mit einer sterilen Piercingkanüle. Ergänzend werden praxisnahe Hinweise zum Ablauf des Stechens gegeben sowie Aspekte benannt, die für ein präzises und sauberes Ergebnis wesentlich sind.

Weiterführende Informationen zur Vorbereitung und zur Desinfektion vor dem Stechen finden sich in Kap. 13.

Schmerz
Schmerzempfinden ist subjektiv und variiert von Person zu Person. Die im Buch verwendeten Angaben beruhen auf langjähriger praktischer Erfahrung, eigenen Piercing-Erfahrungen sowie auf Rückmeldungen zahlreicher Kunden. Sie stellen daher Erfahrungswerte dar und keine objektiv messbaren Größen.

S. Draxler, *Modern Piercing*, https://doi.org/10.1007/978-3-662-73801-6_3

Die zugrunde liegende Skala orientiert sich an Piercings, die in der Praxis als vergleichsweise wenig belastend wahrgenommen werden (z. B. Smiley, Abschn. 3.4, oder Lobe, 1), und reicht bis zu jenen, die durchschnittlich als besonders intensiv empfunden werden (z. B. Ampallang oder Apadravya, Abschn. 3.8). Die einzelnen Piercings werden innerhalb dieses Spektrums entsprechend eingeordnet.

Individuelle Faktoren wie körperlicher Zustand, Stress, Müdigkeit, persönliche Schmerzverarbeitung oder Tagesform können das Empfinden deutlich beeinflussen. Die Angaben dienen daher ausschließlich als Orientierungshilfe und nicht als verbindliche Vorhersage.

Weiterführende Informationen zu Schmerz, Betäubungsmöglichkeiten und Schmerzmanagement sind in Kap. 14 zu finden.

Heilzeit

Ähnlich wie das Schmerzempfinden ist auch die Heilungsdauer eines Piercings von zahlreichen Faktoren abhängig. Dazu zählen unter anderem die individuelle Wundheilung, das persönliche Verhalten im Alltag sowie die konsequente und korrekte Pflege. Die angegebenen Heilzeiten stellen daher Richtwerte dar, die unter optimalen Bedingungen erreicht werden können.

Ein wesentlicher Einflussfaktor ist die Pflege: Unzureichende oder fehlerhafte Pflege begünstigt verlängerte oder problematische Heilungsverläufe.

Zudem unterscheidet sich ein Piercing grundlegend von einer einfachen Stichverletzung. Würde lediglich eine Nadel durch das Gewebe geführt und anschließend wieder entfernt, könnte die entstandene Wunde in der Regel rasch verschließen. Beim Piercing verbleibt jedoch dauerhaft Schmuck im Stichkanal. Der Körper muss daher nicht nur die Wunde schließen, sondern sich gleichzeitig an den eingesetzten Schmuck anpassen und den Stichkanal dauerhaft stabilisieren. Dieser Prozess benötigt in der Regel mehr Zeit und erklärt, warum Piercings langsamer und sensibler abheilen können als kurzfristige Verletzungen ohne verbleibendes Fremdmaterial.

Besonderheiten

In diesem Abschnitt werden anatomische Voraussetzungen, häufige Fehlerquellen, mögliche Risiken, Sonderfälle sowie spezielle Schmuckformen thematisiert. Ziel ist es, alle zusätzlichen Aspekte zu beleuchten, die über den reinen Stichvorgang hinaus für ein bestimmtes Piercing relevant sind.

Erstschmuck

Dem Erstschmuck wird in der Praxis häufig zu wenig Aufmerksamkeit geschenkt, obwohl er für einen komplikationsarmen Heilungsverlauf von zentraler Bedeutung ist. In diesem Abschnitt werden die grundlegenden Parameter des möglichen Erstschmucks erläutert, insbesondere Material, Stärke sowie Länge beziehungsweise Durchmesser.

In der Regel wird Titan der Legierung G23 verwendet, da es als hochwertig, korrosionsbeständig und sehr gut verträglich gilt. Weiterführende Informationen zum Erstschmuck sowie zu Materialien und Werkzeugen finden sich in den Kap. 18 und 19. Der Erstschmuck sollte immer bewusst etwas länger gewählt werden, um auf mögliche Schwellungen oder Gewebereaktionen ausreichend reagieren zu können. Ist der Schmuck zu kurz bemessen und kommt es zu einer Schwellung, kann dies zu erheblichem Druck, starken Schmerzen und im ungünstigsten Fall zu ausgeprägten Entzündungen führen, die nur schwer kontrollierbar sind. Grundsätzlich gilt daher: Lieber etwas mehr Platz einplanen als zu wenig – eine spätere Anpassung oder Kürzung ist in der Regel problemlos möglich.

Abhängig von der individuellen Anatomie kann es zudem sinnvoll sein, innerhalb der gängigen Standardgrößen größere Längen zu wählen, insbesondere bei stark ausgeprägtem Gewebe oder erhöhter Spannung im Stichbereich. Eine sorgfältige Einschätzung im Vorfeld ist hierbei entscheidend.

Im weiteren Verlauf des Buches wird erläutert, wann ein Schmuckwechsel sinnvoll oder möglich ist, etwa bei unauffälligem Heilungsverlauf oder wenn der längere Erstschmuck funktional oder optisch nicht mehr optimal erscheint. Sollte später auf einen Ring gewechselt werden, empfiehlt es sich, idealerweise die maximal empfohlene Heilungsdauer abzuwarten. Dadurch lässt sich das Risiko reduzieren, durch einen zu frühen Schmuckwechsel Reizungen oder Komplikationen (näheres dazu in Kap. 16) zu verursachen. Geduld zahlt sich hier in der Regel durch ein stabileres und langfristig besseres Ergebnis aus.

Bei verschraubten Schmucksystemen (z. B. Kugeln oder Aufsätze mit Gewinde) ist insbesondere in den ersten Tagen eine regelmäßige Sitzkontrolle sinnvoll. Mechanische Reibung, etwa durch Schlafpositionen oder unbeabsichtigtes Streifen im Bereich des Piercings, kann dazu führen, dass sich Verschlüsse schrittweise lockern. Empfohlen wird daher, in den ersten drei Tagen im Rahmen der morgendlichen Pflege zu prüfen, ob der Verschluss fest sitzt. Zeigen sich in diesem Zeitraum keine Lockerungen, reicht in der Regel eine Kontrolle einmal wöchentlich über etwa einen Monat; anschließend genügt meist eine monatliche Kontrolle. Wenn über einen längeren Zeitraum (z. B. etwa sechs Monate) keine Veränderungen festgestellt werden, kann die Kontrollfrequenz weiter reduziert werden, da sich die mechanischen Belastungsmuster im Alltag üblicherweise nicht wesentlich ändern. Durch dieses Vorgehen lässt sich das Risiko eines unbeabsichtigten Schmuckverlusts und eines daraus resultierenden Zuwachsens des Stichkanals, insbesondere in Situationen mit erhöhter Belastung (z. B. Sport oder Wasserkontakt), deutlich reduzieren.

Pflegehinweis
Für die Pflege frischer Piercings hat sich in der Praxis eine strukturierte und konsequente Routine bewährt.

In den ersten vier Wochen
Die Reinigung erfolgt zweimal täglich, idealerweise morgens und abends. Zunächst werden die Hände gründlich gewaschen und mit Händedesinfektion desinfiziert. Anschließend wird ein geeignetes Pflegeprodukt, beispielsweise ein spezielles Piercingpflegespray oder eine sterile isotonische Kochsalzlösung (NaCl 0,9 %), direkt auf die Piercingstelle aufgesprüht.

Zusätzlich wird das Pflegemittel auf ein frisches Wattestäbchen gegeben und die Einstichstellen vorsichtig und sanft gereinigt. Dabei wird der Schmuck behutsam in kleinen Bewegungen durch den Stichkanal geführt, im Idealfall insgesamt dreimal, sodass sowohl die vordere als auch die hintere Einstichstelle und der Stichkanal jeweils erneut gereinigt werden. Abschließend wird die Lösung an der Luft trocknen gelassen.

In den folgenden zwei Wochen
Bei unauffälligem Heilungsverlauf reicht eine einmal tägliche Reinigung aus. Danach kann die Pflege schrittweise reduziert werden.

Treten Reizungen, Entzündungen oder andere Auffälligkeiten auf, sollte der Pflegezyklus erneut intensiviert werden, sobald die akute Problematik abgeklungen ist.

Bei sehr schnell heilenden Piercings, beispielsweise Lippenbändchen oder Ohrläppchen, kann dieser Pflegezyklus insgesamt auf vier Wochen verkürzt werden.

Stärkere Lösungen wie Octenisept sollten ausschließlich bei konkreten Problemen eingesetzt werden. Die Hintergründe hierzu werden in Kap. 24 ausführlich erläutert. Eine detaillierte Beschreibung der Pflege findet sich zudem in Kap. 23.

3.1 Gesicht & Stirn

3.1.1 Augenbrauenpiercing

Abb. 3.1

Position
Die Platzierung des Augenbrauenpiercings orientiert sich an der natürlichen Form der Augenbraue sowie an der individuellen Anatomie und dem gewünschten Erscheinungsbild. Das Piercing sollte weder über den äußeren Augenwinkel hinausreichen noch zu nah an der Nasenwurzel gesetzt werden. Mehrere Piercings nebeneinander sind grundsätzlich möglich. Auch horizontale Varianten oberhalb der Augenbraue können in Betracht gezogen werden, sofern Form und Platzverhältnisse dies zulassen.

Stechen
Nach der Desinfektion erfolgt die präzise Anzeichnung der Position, idealerweise in Abstimmung mit der zu piercenden Person, bis Platzierung und optische Wirkung stimmig sind. Geäußerte Vorstellungen können dabei nicht immer unmittelbar mit der individuellen Anatomie vereinbar sein. In solchen Fällen ist eine offene Rücksprache sinnvoll, um Alternativen zu besprechen und Fehlentscheidungen zu vermeiden.

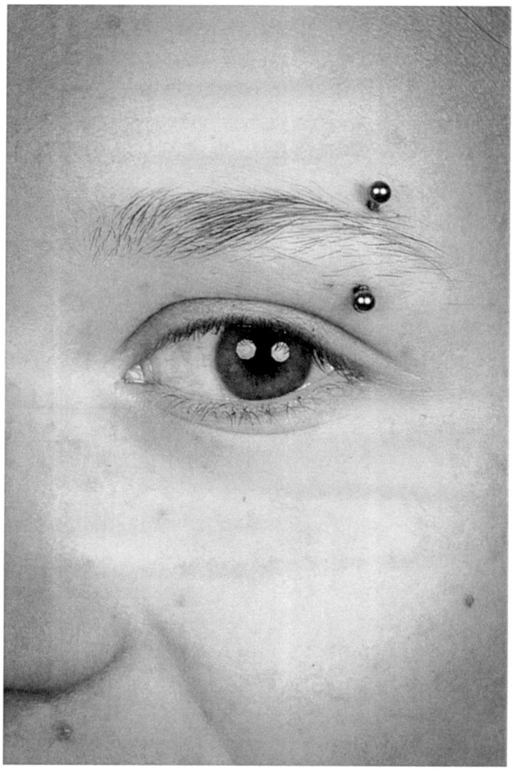

Abb. 3.1 Frisch gestochenes Augenbrauenpiercing im lateralen Bereich der Augenbraue mit einem Curved Barbell. (Eigene Darstellung)

Zur Fixierung des Gewebes eignet sich insbesondere eine Duval-Klemme, da sie in diesem Bereich eine kontrollierte und sichere Führung ermöglicht. Eine freihändige Durchführung ist mit entsprechender Erfahrung ebenfalls möglich, die Verwendung einer Klemme bietet jedoch ein hohes Maß an Stabilität und Präzision.

Die Stichrichtung erfolgt häufig von oben nach unten, da sich auf diese Weise in vielen Fällen eine harmonische Linienführung erzielen lässt. Grundsätzlich ist jedoch auch die umgekehrte Stichrichtung möglich; letztlich entwickelt jeder Piercer im Laufe der Praxis eine eigene Vorgehensweise, die sich für ihn als kontrollierbar und präzise erwiesen hat. Wie bei allen Piercings sind ruhiges, kontrolliertes Arbeiten und eine präzise Technik entscheidend für ein sauberes Ergebnis.

Schmerz

Das Schmerzempfinden ist – wie bei allen Piercings – subjektiv und individuell unterschiedlich. Entsprechend der im Grundlagenbereich beschriebenen Einordnung wird das Augenbrauenpiercing in der Praxis im Bereich von **ca. 2–4 von 10** angesiedelt.

Heilzeit

Ca. 4–8 Wochen, abhängig von Pflege, Belastung und individueller Wundheilung. Eine unzureichende Nachsorge kann den Heilungsverlauf deutlich verlängern.

Besonderheiten

Da es sich um ein Oberflächenpiercing handelt, besteht grundsätzlich ein höheres Risiko für Komplikationen wie z. B.:

- Abstoßungsreaktion bzw. Herauswachsen durch dauerhafte Hautspannung
- Wundheilungsstörungen oder Infektionen
- Hämatombildung (blaue Flecken), vor allem am Augenlid, vergeht aber nach ein paar Tagen von allein wieder
- Leichte Nachblutungen in den ersten Tagen

Diese Erscheinungen sind in vielen Fällen harmlos, sollten aber beobachtet werden.

Erstschmuck

Als Erstschmuck eignen sich Curved Barbells mit einer Stärke von 1,2 mm oder 1,6 mm und einer Länge von etwa 9–12 mm. Aufgrund der derzeit häufig bevorzugten filigraneren Ausführung wird in der Praxis häufig eine Stärke von 1,2 mm mit einer Länge von etwa 10 mm gewählt, da diese Variante optisch zurückhaltender wirkt und sich in vielen Fällen gut an die individuelle Anatomie anpasst. Ein erster Schmuckwechsel ist bei unauffälligem Heilungsverlauf frühestens nach etwa vier Wochen in Betracht zu ziehen.

Pflegehinweis

Das Augenbrauenpiercing sollte zweimal täglich vorsichtig mit einem empfohlenen Pflegemittel (z. B. sterile Kochsalzlösung oder Prontolind) gereinigt werden. Dabei nicht reiben oder drehen – stattdessen ein eventuelles Sekret mit einem sauberen, fusselfreien Wattestäbchen vorsichtig abtupfen. In den ersten Wochen sollte auf Make-up rund um die Augenbraue, übermäßiges Schwitzen, Solarium, Sauna und Schwimmbadbesuche verzichtet werden. Nicht unnötig berühren – insbesondere mit ungewaschenen Händen.

3.1.2 Bridge

Abb. 3.2

Position

Das Bridge-Piercing (teilweise auch als „Erl-Piercing“ bezeichnet) wird horizontal am Nasenrücken zwischen den Augen gestochen, unmittelbar über dem Nasenbein. Die exakte Platzierung variiert in Abhängigkeit von der individuellen Anatomie, sollte jedoch mittig und symmetrisch zur Gesichtsachse erfolgen. Eine vertikale Variante („Vertical Bridge“) ist ebenfalls möglich, wird jedoch selten umgesetzt.

Stechen

Sind die anatomischen Voraussetzungen gegeben – also ausreichend Gewebe vorhanden und eine realistische, stabile Abheilung zu erwarten –, erfolgt zunächst das sorgfältige Anzeichnen. Erst wenn die Platzierung eindeutig festgelegt ist und optisch überzeugt, wird mit dem Stechen begonnen.

Die Bridge kann gut gesetzt werden während die ausführende Person hinter der zu piercenden Person positioniert ist. Diese Arbeitsweise erlaubt eine ergonomisch stabile Haltung sowie eine präzise Kontrolle von Platzierung und Einstichwinkel. Gleichzeitig kann die zu piercende Person den Kopf entspannt anlehnen, wodurch ungewollte Bewegungen deutlich reduziert werden. Hierfür nimmt die Person zunächst im Sitzen Platz und lehnt sich zurück; anschließend wird die Rückenlehne so eingestellt, dass sowohl eine komfortable Lagerung als auch eine optimale Arbeitshöhe gewährleistet sind. Dies trägt wesentlich zu einer ruhigen, sicheren und kontrollierten Durchführung bei.

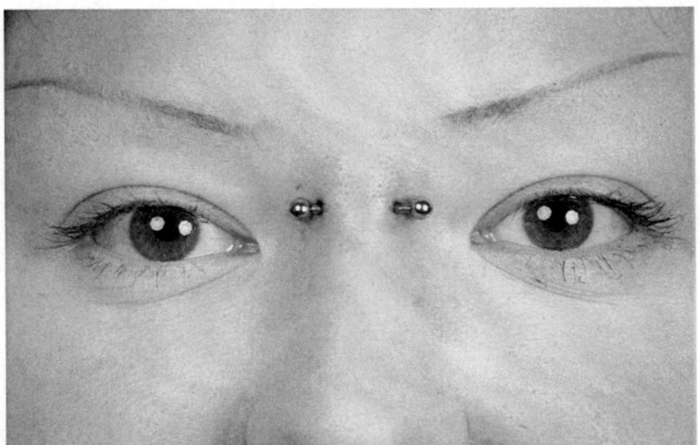

Abb. 3.2 Frisch gestochenes Bridge-Piercing im Bereich der Nasenwurzel mit einem Barbell. (Eigene Darstellung)

Diese Vorgehensweise stellt sicher, dass mit hoher Präzision und maximaler Kontrolle gearbeitet wird und der Einstichwinkel jederzeit an die individuellen anatomischen Gegebenheiten angepasst werden kann.

Zur Vorbereitung wird eine Duval-Klemme bereitgelegt, da sie beim Setzen des Piercings unterstützend eingesetzt werden kann. Beim Ansetzen der Klemme lässt sich gut beurteilen, ob sich das Gewebe ausreichend fixieren lässt. Mit zunehmender Übung kann diese Einschätzung oft bereits schon am Anfang zuverlässig getroffen werden. Ist dies nicht der Fall – etwa bei geringer Gewebestärke oder unzureichender Fixierbarkeit –, wird das Piercing freihändig gestochen. Diese Technik ist ebenfalls sehr gut geeignet, setzt jedoch entsprechende Übung und Erfahrung voraus.

Unabhängig von der gewählten Methode gilt: ruhig, kontrolliert und konzentriert vorgehen – insbesondere bei der Bridge, da selbst geringe Abweichungen in der Platzierung sofort sichtbar werden.

Schmerz

Der Schmerz ist – wie bei allen Piercings – subjektiv zu bewerten, wird bei der Bridge jedoch häufig als vergleichsweise mild empfunden und liegt meist bei **ca. 2–4 von 10**

Heilzeit

Etwa 6–12 Wochen – abhängig von Pflege und individueller Hautreaktion.

(Hinweis: Wie bei allen Piercings gilt – mangelhafte Pflege verlängert die Heilphase und erhöht das Risiko für Komplikationen).

Besonderheiten

Da das Bridge-Piercing anatomisch gesehen ein Oberflächenpiercing ist, birgt es ein gewisses Risiko für das sogenannte „Herauswachsen". Der Nasenrücken ist zudem ein empfindlicher Bereich mit starker Mimikbewegung, was zu mechanischer Reizung führen kann. Mögliche Komplikationen sind:

- Spannungsgefühl oder Druckschmerzen
- Hämatome (blaue Flecken)
- Irritation durch Brillen sowie Sonnenbrillen
- Einschränkungen bei starker Kurzsichtigkeit (Brillenbügel können stören)
- Potenzielles Narbenrisiko bei Herauswachsen

Wichtig Es kursieren hartnäckige Gerüchte, das Bridge-Piercing könne die Nasennebenhöhlen oder das Sehvermögen beeinträchtigen. Anatomisch besteht bei korrekter Platzierung jedoch kein direkter Bezug zu diesen Strukturen, da sich der Stichkanal auf die oberflächlichen Weichteile der Nasenwurzel beschränkt (***vgl. Paulsen und Waschke, Sobotta – Atlas der Anatomie*** 2022).

Erstschmuck
Für den Schmuck kommen sowohl **Curved Barbells** als auch gerade **Barbells** infrage, wahlweise in **1,2 mm** oder **1,6 mm** Stärke, wobei die Länge abhängig von Hautdicke und Stichabstand gewählt wird (meist **12–16 mm**).

Das Curved Barbell bietet in der Heilphase Vorteile, da es durch seine Form einer Migration beziehungsweise einem Herauswachsen eher entgegenwirken kann und insgesamt ruhiger im Gewebe liegt. Ein gerades Barbell kann hingegen optisch oft etwas harmonischer wirken; dieser Unterschied relativiert sich jedoch deutlich, sobald die Überlänge beim Curved Barbell nach der Abheilung angepasst wird.

Eine Stabstärke von 1,6 mm verteilt den Druck im Gewebe gleichmäßiger und kann das Risiko für ein Herauswachsen zusätzlich reduzieren. Dennoch wird aktuell häufig filigraner Schmuck bevorzugt, weshalb in vielen Fällen 1,2 mm zum Einsatz kommt.

Aus fachlicher Sicht ist das Curved Barbell insbesondere für die Erstversorgung die bevorzugte Wahl, da es die besten Voraussetzungen für einen stabilen Heilungsverlauf bietet.

Ein erster Schmuckwechsel sollte frühestens nach etwa 6 Wochen erfolgen.

Pflegehinweis
Zweimal täglich mit einem geeigneten Pflegemittel (z. B. steriler Kochsalzlösung oder Prontolind) reinigen. Die Reinigung sollte sanft erfolgen – Sekret mit einem Wattestäbchen abtupfen, ohne mechanische Belastung. In der Anfangszeit sollte auf Brillen, Sonnenbrillen und Stirnbänder verzichtet werden, welche Druck auf den Schmuck ausüben könnten. Auch bei diesem Piercing gilt: Nicht anfassen, nicht drehen – und stets auf saubere Hände achten.

3.1.3 Third Eye & Anti-Eyebrow

Abb. 3.3
Abb. 3.4

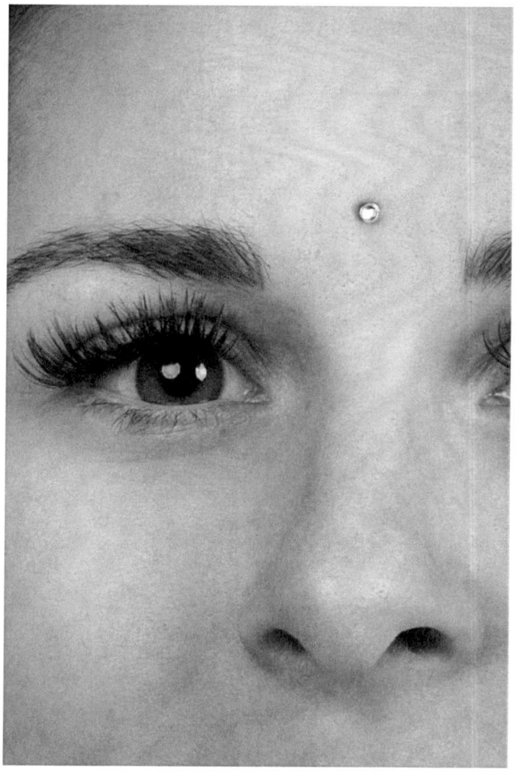

Abb. 3.3 Frisch gesetzter Dermal Anchor im Bereich der Stirn (Third Eye). (Eigene Darstellung)

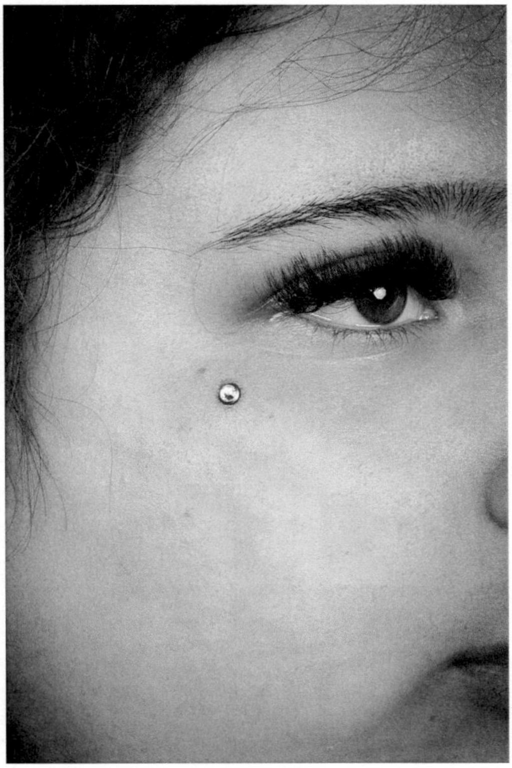

Abb. 3.4 Frisch gesetzter Dermal Anchor im Bereich unterhalb des Auges (Anti-Eyebrow). (Eigene Darstellung)

Position

Das Third Eye befindet sich mittig zwischen den Augenbrauen – dort, wo spirituell oft das „dritte Auge" verortet wird. Es kann als Dermal Anchor (Single Point Piercing) oder mittels Surfacebar gestochen werden. Wichtig ist eine symmetrische Platzierung entlang der Gesichtsachse, angepasst an Stirnform und Mimik.

Das Anti-Eyebrow wird dagegen unterhalb des äußeren Augenwinkels platziert – meist leicht schräg oder horizontal entlang des oberen Wangenknochens. Auch hier spielt die Gesichtsanatomie eine zentrale Rolle, um ein stimmiges Ergebnis zu erzielen und Hautspannung zu minimieren.

Stechen (Surface Bar)

Beim Stechen mit der Surface Bar ist es besonders wichtig, die korrekte Länge exakt anzuzeichnen. Hier gibt es kaum Toleranz: Sitzt die Bar zu straff oder zu locker, entsteht unnötiger Druck auf das Gewebe, was den Heilungsverlauf negativ beeinflussen und ein Herauswachsen begünstigen kann (Zum Dermal Anchor folgt im weiteren Verlauf ein eigener Abschnitt Punkt 3.6).

Zur Anzeichnung kann entweder eine Schieblehre verwendet werden oder alternativ der sterile Stab selbst, auf dem mit einem sterilen Marker eine entsprechende Markierung angebracht wird. Durch vorsichtiges Aufsetzen lässt sich so ein präziser Abdruck der späteren Position erzielen, was eine exakte Längenbestimmung erleichtert.

Das Stechen kann entweder freihändig oder unter Verwendung einer Duval-Klemme erfolgen. Beide Methoden haben ihre Berechtigung; mit zunehmender Erfahrung zeigt sich jedoch, dass die freihändige Technik die größtmögliche Kontrolle über Platzierung und Stichtiefe ermöglicht. Diese Methode setzt allerdings Übung, Erfahrung und ein gutes Gefühl für das Gewebe voraus.

Bei der freihändigen Technik wird das Gewebe nicht seitlich von links nach rechts eingespannt, wie es bei einer Klemme üblich wäre, sondern von oben und unten zwischen den Fingern sanft zusammengeführt. Diese Vorgehensweise bezieht sich auf das Anti-Eyebrow, das in der Regel horizontal gestochen wird. Durch diese Art des Greifens lassen sich die zuvor angezeichneten Ein- und Austrittspunkte exakt ausrichten, während gleichzeitig die Tiefe des Stichs aktiv variiert und kontrolliert werden kann.

Wird das Gewebe hingegen seitlich fixiert – etwa durch eine Duval-Klemme, bei der beide Markierungen sichtbar eingespannt sind –, ist der Stich meist auf einen geraden Durchtritt beschränkt, was die Möglichkeit zur Tiefenkontrolle deutlich einschränkt.

Beim Third Eye, das vertikal (von oben nach unten) gesetzt wird, erfolgt das Greifen des Gewebes entsprechend seitlich, um die Stichtiefe und Ausrichtung entlang der Vertikalachse präzise steuern zu können. Die gewählte Greifrichtung orientiert sich somit immer an der Stichrichtung und der jeweiligen anatomischen Situation.

Für weniger erfahrene Anwender kann die Arbeit mit einer Duval-Klemme dennoch hilfreich sein, um zunächst ein grundlegendes Gefühl für Platzierung und Winkel zu entwickeln. Mit wachsender Routine erlaubt die freihändige

Technik jedoch häufig ein harmonischeres und ästhetisch präziseres Ergebnis.

Die Stichrichtung erfolgt – abhängig vom jeweiligen Piercing – kontrolliert und ruhig. Unabhängig von der gewählten Technik gilt: konzentriert, präzise und ohne Hektik arbeiten. Gerade bei Oberflächenpiercings, bei denen Ein- und Austritt sichtbar sind, ist eine saubere Linienführung entscheidend für ein dauerhaft überzeugendes Resultat.

Schmerz
Wie im allgemeinen Teil beschrieben – erfahrungsgemäß liegt der Schmerz bei **ca. 2–4 von 10**.

Heilzeit
Surface Bar: 3–8 Monate abhängig von der Pflege und den Umwelteinflüssen

Dermal Anchor: ca. 24 Tage – bei richtiger Pflege!

Besonderheiten
Ein Dermal Anchor ist ein Single Point Piercing, das mithilfe einer kleinen Ankerplatte unter der Haut fixiert wird. Diese Methode hat eine geringere Spannung als klassische Oberflächenpiercings, jedoch kann es bei unsachgemäßer Pflege oder hoher Belastung ebenfalls zum Herauswachsen kommen.

Auch bei einer Surface Bar besteht wie bei allen Oberflächenpiercings ein gewisses Risiko der Abstoßung. Das Gesicht ist eine relativ bewegliche Zone (Mimik), was die Abheilung beeinflussen kann.

Erstschmuck
Dermal Anchor: Platte aus Titan G23, sichtbarer Aufsatz meist 3–4 mm Durchmesser

Surface Bar: 1,2 mm oder 1,6 mm Stärke, Länge **individuell** (je nach Hautdicke meist ca. 10–14 mm)

Bei Dermal Anchors und Surface Bars werden in der Regel ausschließlich die Aufsätze gewechselt; bei unauffälligem Heilungsverlauf wird dies häufig ab etwa sechs Wochen in Betracht gezogen. Bei Skin Divern sind die Aufsätze hingegen üblicherweise fest fixiert und daher im Regelfall nicht austauschbar.

Pflegehinweis (Dermal Anchor)
Wie im allgemeinenTeil beschrieben, zusätzlich bitte folgende Punkte beachten:

- Vor jeder Pflege Hände gründlich waschen und mit Händedesinfektion desinfizieren
- 2× täglich: Schmuck und Eintrittsstelle mit Prontolind beträufeln, Lufttrocknen lassen
- Anschließend mit einem frischen Pflaster abdecken
- Erstes Pflaster 48 h tragen, dann unter der Dusche ablösen, erneut desinfizieren und neu abkleben
- Danach: täglicher Pflasterwechsel für 10 Tage
- Weitere 10 Tage nur noch nachts oder bei körperlicher Belastung (z. B. Sport, Arbeit)
- Auch nach vollständiger Abheilung: 1–2× pro Woche reinigen/desinfizieren, um Reizungen oder Einwachsen vorzubeugen

Hinweis zu Dermal Anchor und Surface Bar
Grundsätzlich können Dermal Anchor und Surface Bars an nahezu allen Körperstellen gesetzt werden. Entscheidend für den langfristigen Verlauf sind jedoch die mechanischen Belastungen der jeweiligen Region. Je stärker ein Bereich durch Bewegung, Spannung oder Reibung beansprucht wird, desto höher ist das Risiko einer Migration oder Abstoßung des Piercings.

In der Praxis zeigt sich, dass Dermal Anchors auch an vermeintlich ungünstigen oder ungewöhnlichen Stellen überraschend lange stabil verbleiben können. Gleichzeitig gibt es Fälle, in denen Piercings an zunächst unauffällig wirkenden Positionen früher oder später vom Körper abgestoßen werden. Umgekehrt existieren auch Beispiele von Dermal Anchors, die über Jahre hinweg stabil verheilt sind, obwohl dies aufgrund der Platzierung nicht unbedingt zu erwarten gewesen wäre.

Diese Beobachtungen verdeutlichen, dass der Verlauf von Dermal Anchors und Surface Bars stark individuell ist und von einer Vielzahl von Faktoren abhängt, darunter Anatomie, Belastung, Pflege und allgemeine Wundheilung.

Fazit Jeder Körper reagiert anders, und das macht diese Piercings so individuell. Das Risiko eines Herauswachsens sollte jedoch immer bewusst sein, ganz besonders an stark beanspruchten oder bewegten Stellen.

3.2 Nase

3.2.1 Nostril

Abb. 3.5

Position

Das Nostril-Piercing sitzt am Nasenflügel und lässt sich gut an die individuellen Wünsche anpassen. Klassisch wird es dort platziert, wo sich die natürliche Furche entlang des Nasenflügels befindet – diese Position eignet sich besonders gut für Stecker.

Soll das Piercing später mit einem Ring getragen werden, ist häufig eine etwas tiefere Platzierung sinnvoll, da der notwendige Ringdurchmesser sonst unangenehm groß ausfallen könnte. In seltenen Fällen ist die anatomische Furche jedoch so günstig ausgeprägt, dass sowohl Stecker als auch Ring harmonisch wirken, ohne dass eine Anpassung der Platzierung erforderlich ist.

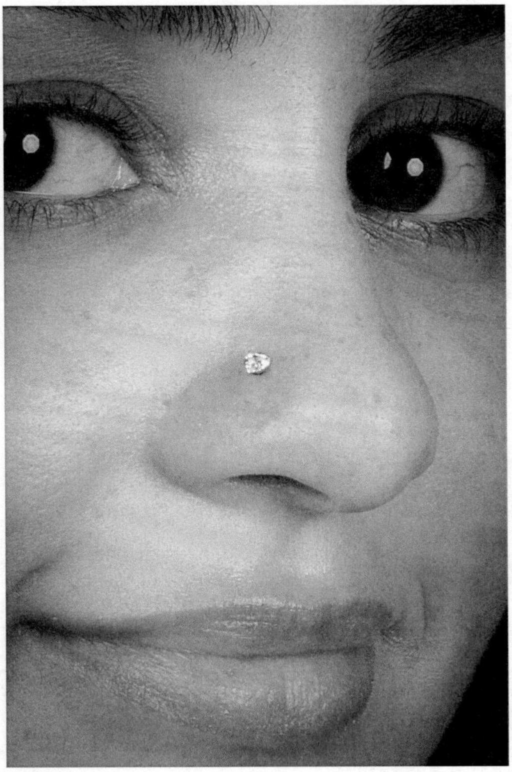

Abb. 3.5 Frisch gestochenes Nostril-Piercing im Nasenflügel mit Labret Stud. (Eigene Darstellung)

Stechen

Zur Durchführung kann eine Förster-Klemme verwendet werden, mit der sich der Nasenflügel leicht nach außen drehen und der Einstichwinkel sauber ausrichten lässt. Diese Technik ermöglicht ein kontrolliertes, präzises Arbeiten und trägt zu einem gleichmäßigen Ergebnis bei.

Insbesondere bei geringerer Erfahrung empfiehlt sich der Einsatz einer Receiving Tube oder eines vergleichbaren Hilfsmittels, da beim Nostril die Gefahr besteht, zu tief zu stechen und die Innenseite der Nase zu verletzen. Ein sicheres Gefühl für Tiefe, Druck und Gewebewiderstand entwickelt sich erst mit zunehmender Übung und Routine.

Es gibt zwar auch Arbeitsweisen, bei denen auf Hilfsmittel vollständig verzichtet wird; aus fachlicher Sicht bietet der Einsatz geeigneter Instrumente jedoch eine höhere Kontrolle und Sicherheit und unterstützt eine saubere, reproduzierbare Umsetzung. Ziel ist stets ein präzises Ergebnis bei möglichst geringer Belastung für das Gewebe.

Schmerz

ca. 3–5 von 10 (subjektiv; siehe allgemeine Hinweise)

Heilzeit

Ca. 6–12 Wochen bei guter Pflege und normalem Heilverlauf – wie oben beschrieben.

Besonderheiten

Als Knorpel Piercing sollte das Nostril mit besonderer Sorgfalt behandelt werden, da die Haut im Bereich von Knorpel – insbesondere an Ohr und Nase – bei manchen Menschen dazu neigt, überschießend zu heilen. Dadurch können sogenannte hypertrophe Narben bzw. auch Keloide entstehen: gutartige, wulstartige Gewebewucherungen, die sich im Rahmen der Wundheilung entwickeln können. Sie sind harmlos, können aber optisch stören oder weiter wachsen (Amplifon 2026; MedlinePlus 2023).

Mit richtiger Pflege, Hygiene und einem ruhigen Heilungsverlauf lässt sich das Risiko in den meisten Fällen deutlich reduzieren. Bei sorgfältiger Nachsorge heilt das Nostril – für ein Knorpelpiercing – vergleichsweise schnell und unkompliziert ab.

Hinweis Es kann hin und wieder vorkommen, dass das frisch gestochene Nostril leicht blutet – das ist in der Regel völlig unbedenklich und hört nach wenigen Minuten wieder auf. In seltenen Fällen – etwa wenn der Kreislauf nicht ganz stabil ist – kann die Blutung etwas stärker sein, aber auch dann ist das meist harmlos und stoppt nach kurzer Zeit von selbst. In diesem Fall genügt es, die Nase leicht offen zu halten, sodass das Blut ungehindert abfließen kann; die Nase sollte dabei nicht zugehalten werden.

Erstschmuck
Als Schmuck wird überwiegend ein Labret-Stud mit Innengewinde verwendet, meist in 1,0 mm oder 1,2 mm Stärke und einer Länge von 8 mm. Diese Schmuckform sitzt erfahrungsgemäß stabiler und angenehmer als eine Nasenspirale oder ein klassischer Nasenstecker. Nasenspiralen und Nasenstecker sind zwar ebenfalls möglich, bieten jedoch einen geringeren Halt und können daher leichter verloren gehen, weshalb sie auf professionellem Niveau seltener eingesetzt werden. Ein erster Schmuckwechsel ist bei unauffälligem Heilungsverlauf frühestens nach sechs Wochen möglich. Ein Wechsel auf einen Ring sollte frühestens nach etwa drei Monaten erfolgen und nur bei weiterhin unauffälliger Abheilung vorgenommen werden.

Geht ein Labret-Stud verloren, lässt sich dieser am einfachsten mithilfe eines Einführstifts in 1,0–1,2 mm wieder einsetzen. Da Labret-Studs von innen nach außen eingefädelt werden müssen, kann das Einsetzen – insbesondere bei frischeren Piercings – erschwert sein. Der Einführstift wird hierbei von außen nach innen durch den Stichkanal geführt, anschließend wird die Spitze des Schmucks leicht in das innen liegende Gewinde eingeführt. Der Einführstift dient dabei als Führungshilfe, wodurch sich der Schmuck kontrolliert und gewebeschonend korrekt platzieren lässt.

Pflegehinweis
Wie im allgemeinen Teil beschrieben. Beim Nostril gilt es besonders auf Hygiene und Schonung zu achten, um Irritationen und Keloidbildung zu vermeiden.

3.2.2 Septum

Abb. 3.6

Position
Gestochen wird das Septum durch das Septum nasi, genauer gesagt durch das **Columella-Gewebe** – eine weiche Hautpartie zwischen den beiden Nasenlochseiten, die sich direkt unterhalb des Nasenscheidewandknorpels befindet. Diese Zone lässt sich bei den meisten Menschen gut ertasten.

Wichtig Das Piercing muss exakt durch dieses weiche Gewebe verlaufen. Wird es zu hoch angesetzt oder sogar durch Knorpel gestochen, ist es nicht nur deutlich schmerzhafter, sondern auch mit einer wesentlich komplizierteren Heilung verbunden.

Stechen
Das Septum-Piercing gehört zu den technisch anspruchsvolleren Piercings, nicht aufgrund einer besonderen Schmerzintensität, sondern wegen der hohen Anforderungen an Symmetrie und präzise Platzierung. Bereits geringe Abweichungen in Winkel oder Höhe sind im Gesicht unmittelbar sichtbar.

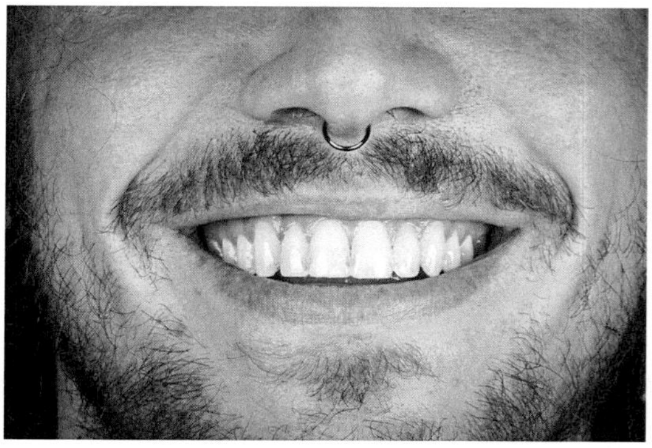

Abb. 3.6 Frisch gesetztes Septum-Piercing im Nasenseptum mit Segmentring. (Eigene Darstellung)

Vor dem Stechen erfolgt eine taktile anatomische Beurteilung des Naseninneren. Hierbei werden idealerweise die kleinen Finger beider Hände vorsichtig in die Nasenlöcher eingeführt, um das Gewebe zwischen Nasenscheidewand und Knorpelstruktur abzutasten. Auf diese Weise lassen sich Dicke, Elastizität und Verlauf des Gewebes zuverlässig beurteilen. Der sogenannte „Sweet Spot“ – der weiche, dünne Bereich zwischen dem festen Nasenknorpel und der Nasenscheidewand – lässt sich dabei deutlich vom umliegenden Knorpel abgrenzen und bildet die ideale Stichzone für das Septum.

Für das Stechen wird eine spezielle Septumzange verwendet, die in kurzer oder langer Ausführung erhältlich ist. In der Praxis bietet die kurze Variante häufig Vorteile, da sie eine bessere Kontrolle, freie Sicht und eine präzisere Führung ermöglicht, ohne unnötig tief in die Nasenhöhle eindringen zu müssen.

Eine freihändige Technik ist prinzipiell möglich, setzt jedoch ein sehr hohes Maß an Erfahrung voraus. Der Einsatz einer geeigneten Zange bietet in der Regel eine deutlich bessere Kontrolle über Positionierung und Einstichwinkel und unterstützt ein sauberes, reproduzierbares Ergebnis.Unabhängig von der gewählten Technik gilt: ruhig, konzentriert und ohne Hektik arbeiten, da ein schief gesetztes Septum nicht nur ästhetisch auffällt, sondern sich oft nur mit erheblichem Aufwand korrigieren lässt.

Schmerz

Ca. 2–4 von 10 – bei korrekter Platzierung meist überraschend gering. Eine deutlich stärkere Schmerzempfindung kann hingegen ein Hinweis auf eine ungünstige oder fehlerhafte Platzierung sein, was sich in der Regel auch nachteilig auf den Heilungsverlauf auswirkt.

Heilzeit

Etwa 6–8 Wochen – in der Regel unkompliziert, sofern es sauber gestochen und gut gepflegt wird.

Besonderheiten

In den ersten Tagen kann ein leicht taubes Gefühl an der Nasenspitze auftreten, das sich in der Regel spontan zurückbildet. Während des Stechens kann zudem eine sogenannte Reflexträne auftreten, also ein unwillkürliches Tränen eines Auges; dies ist nicht ungewöhnlich.

Ein vorübergehend unangenehmer Geruch kann in der Anfangsphase auftreten, da sich die frische Wunde in einem sensiblen Bereich des Naseninneren befindet. Dieses Symptom bildet sich üblicherweise mit fortschreitender Abheilung zurück.

Beim Naseputzen ist in den ersten Wochen eine besonders vorsichtige Vorgehensweise angezeigt. Auch im weiteren Verlauf kann sich Sekret am Schmuck anlagern, ohne unmittelbar bemerkt zu werden; eine Sichtkontrolle nach dem Naseputzen sowie eine regelmäßige, schonende Reinigung sind daher empfehlenswert.

Bei Verwendung eines Hufeisenrings ist auf eine gerade Ausrichtung zu achten, da eine Schrägstellung die Position des Schmucks optisch beeinträchtigen kann.

Erstschmuck

Üblicherweise kommen Circular Barbells (Hufeisenringe), Segmentringe oder Ball-Closure-Ringe (BCR) mit einem Durchmesser von 10 mm und einer Materialstärke von 1,2 mm oder 1,6 mm zum Einsatz.

Bevorzugt werden häufig Segmentringe oder Hufeisen mit 1,2 mm Stärke, da diese Kombinationen dezent wirken, sicher sitzen und – insbesondere beim Hufeisen – bei Bedarf ein temporäres Hochklappen nach innen ermöglichen. Ein erster Schmuckwechsel ist bei unauffälligem Heilungsverlauf frühestens nach sechs Wochen sinnvoll.

Pflegehinweis

Wie im allgemeinen Teil beschrieben. Zusätzlich ist beim Septum besonders auf Hygiene beim Naseputzen und Reinigen zu achten, da sich hier schnell Reste anlagern können, die unbemerkt bleiben, aber Reizungen oder Geruch verursachen können.

3.2.3 Nasallang

Abb. 3.7

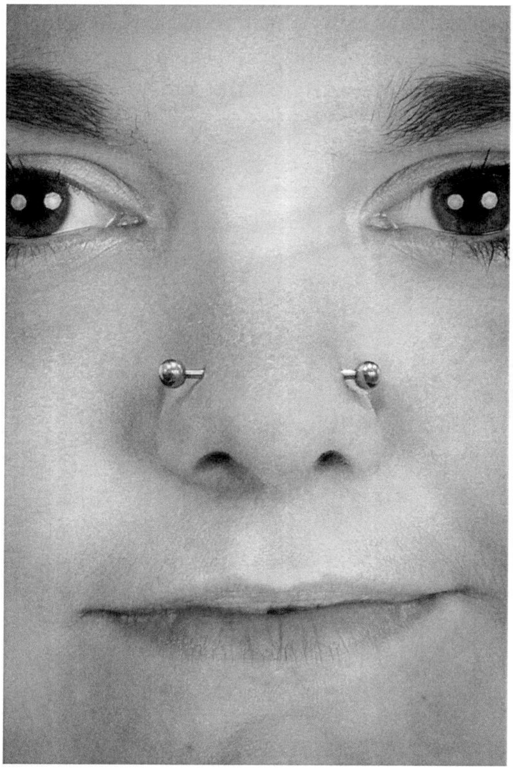

Abb. 3.7 Frisch gestochenes Nasallang-Piercing mit einem Barbell. (Eigene Darstellung)

Position

Der Nasallang ist ein äußerst seltenes Nasenpiercing, das durch beide Nasenflügel sowie zusätzlich durch die Nasenscheidewand verläuft. Anatomisch lässt er sich als Kombination aus zwei Nostril-Piercings und einem hoch gestochenen Septum beschreiben, die durch ein durchgehendes Barbell miteinander verbunden sind.

Durch diese Konstruktion verläuft der Schmuck quer durch die Nase und fällt aufgrund seiner ungewöhnlichen Platzierung und Seltenheit sofort ins Auge.

Stechen

Der Nasallang zählt zu den anspruchsvollsten Nasenpiercings und sollte ausschließlich von sehr erfahrenen Piercern gestochen werden. Er erfordert ein ausgeprägtes anatomisches Verständnis, insbesondere im Umgang mit knorpeligen Strukturen, sowie eine ruhige, kontrollierte und präzise Arbeitsweise. Bereits kleine Ungenauigkeiten in Tiefe, Winkel oder Symmetrie können sich deutlich auf das optische Ergebnis und den späteren Heilverlauf auswirken.

Für das Stechen kann eine Fixierung mit einer Duval-Klemme sinnvoll sein, da sie eine hohe Kontrolle ermöglicht und ein millimetergenaues Arbeiten unterstützt. Voraussetzung dafür sind jedoch eine sichere Technik und ausreichend Routine. Mit entsprechender Erfahrung und dem nötigen Fingerspitzengefühl ist das Stechen auch freihändig möglich. Welche Methode im Einzelfall die beste ist, hängt von der eigenen Arbeitsweise und Erfahrung ab.

In der praktischen Durchführung hat sich eine ähnliche Arbeitsposition wie beim Stechen einer Bridge bewährt. Häufig befindet sich die ausführende Person dabei hinter der zu piercenden Person, während diese im Sitzen leicht zurückgelehnt positioniert ist. Diese Haltung ermöglicht eine stabile, ergonomische Arbeitsweise sowie eine gute Kontrolle über Symmetrie, Winkel und Einstichpunkte.

Gerade bei diesem Piercing gilt: ruhig, kontrolliert und ohne Zeitdruck arbeiten. Ein Nasallang ist kein Piercing für spontane Entscheidungen, sondern erfordert eine sorgfältige Planung, volle Konzentration und ein sicheres Gespür für Symmetrie, Tiefe und Winkel. Unsauberes oder hektisches Arbeiten erhöht das Risiko für ein ästhetisch unharmonisches Ergebnis und für problematische Heilverläufe deutlich.

Schmerz

Der Schmerz wird in der Praxis häufig im Bereich von **ca. 6 bis 8 von 10** angegeben.

Die Wahrnehmung ist jedoch individuell sehr unterschiedlich. Da mehrere Durchtritte erfolgen und die Stichkanäle exakt aufeinander abgestimmt sein müssen, wird der Nasallang von vielen als fordernder empfunden – bleibt bei guter Vorbereitung und ruhigem Arbeiten jedoch gut machbar.

Heilzeit

Bei optimalem Verlauf ist mit einer Heilzeit von etwa 3 bis 6 Monaten zu rechnen. In einzelnen Fällen kann die vollständige Abheilung auch länger dauern.

Da knorpeliges Gewebe generell mehr Zeit benötigt, sind eine konsequente Pflege, Geduld und ein umsichtiges Verhalten im Alltag entscheidend für einen komplikationsarmen Heilungsverlauf.

Besonderheiten

Der Nasallang gehört zu den seltensten Piercings überhaupt und wird selbst unter erfahrenen Piercern nur vereinzelt gestochen. Gerade diese Seltenheit macht ihn zu einem besonderen Piercing, erfordert aber gleichzeitig ein hohes Maß an Verantwortung und realistische Selbsteinschätzung.

Nicht jedes Studio und nicht jede Situation sind für dieses Piercing geeignet. Eine ehrliche Beratung und eine sorgfältige Auswahl sind hier besonders wichtig.

Erstschmuck

Als Erstschmuck empfiehlt sich ein Barbell mit einer Stärke von 1,6 mm. Durch die drei Durchtrittsstellen entsteht eine erhöhte Spannung im Gewebe; ein etwas stärkerer Schmuck verteilt den Druck besser und reduziert das Risiko, dass sich der Schmuck einschneidet. In der Praxis haben sich – abhängig von der individuellen Anatomie – Längen von etwa 30–40 mm bewährt. Die Länge muss jedoch stets individuell an die Anatomie der Nase angepasst werden. Wichtig ist, ausreichend Überlänge einzuplanen, um Schwellungen und Spannungsprobleme nach dem Stechen abzufangen. In der Praxis haben sich etwa 3–5 mm Überlänge pro Seite bewährt. Ein zu kurzer Erstschmuck kann bei diesem Piercing zu erheblichen Problemen führen und sollte vermieden werden.

Ein erstes Kürzen ist bei unauffälligem Heilungsverlauf frühestens nach etwa sechs Wochen möglich. Eine vollständige Anpassung auf die endgültige Länge sollte zu diesem Zeitpunkt jedoch in der Regel noch zurückhaltend erfolgen, um mögliche Reizungen und spätere Gewebereaktionen weiterhin abfangen zu können. Aus diesem Grund ist es häufig sinnvoll, die endgültige Längenanpassung erst nach etwa drei Monaten vorzunehmen, sofern der Heilungsverlauf weiterhin unauffällig ist.

Pflegehinweis

Die Pflege erfolgt grundsätzlich wie im allgemeinen Teil beschrieben. Aufgrund der exponierten Lage des Nasallangs ist jedoch besondere Vorsicht geboten.Im Alltag besteht ein erhöhtes Risiko, unbeabsichtigt hängen zu bleiben – etwa beim Umziehen, Abtrocknen oder im Schlaf. Entsprechend wichtig ist es, das Piercing insbesondere in den ersten Wochen bewusst zu schonen, um Reizungen und Komplikationen zu vermeiden und langfristig ein gutes Ergebnis zu sichern.

3.3 Lippen & Mund

Im Bereich der Lippen existiert eine große Bandbreite an Piercingvarianten, einschließlich Platzierungen oberhalb oder unterhalb der Lippe, seitlich oder mittig sowie in Kombinationen mehrerer Piercings. Eine vollständige Darstellung sämtlicher Kombinationsmöglichkeiten erfolgt daher nicht im Detail.

Kombinationspiercings unterscheiden sich vom jeweiligen Einzelpiercing vor allem durch die Notwendigkeit, die Platzierungen zueinander abgestimmt zu planen. Maßgeblich ist dabei eine harmonische Gesamtwirkung, wobei zu berücksichtigen ist, dass Gesichts- und Lippenregionen anatomisch häufig nicht vollständig symmetrisch ausgeprägt sind. Eine rein geometrische Ausrichtung kann in solchen Fällen zu einem visuell unharmonischen Ergebnis führen.

Für die Planung ist daher eine individuelle Anpassung an Anatomie und Proportionen erforderlich. Eine sorgfältige Markierung und eine ausreichende Abstimmung vor dem Stechen tragen wesentlich dazu bei, ein stimmiges ästhetisches Ergebnis zu erzielen.

Labret

Abb. 3.8

Position

Der Begriff Labret leitet sich vom lateinischen labrum („Lippe“) ab. Sprachlich könnte damit jedes Lippenpiercing bezeichnet werden. Im Folgenden werden daher bei Varianten, die dieselbe Region betreffen (z. B. Medusa), gemeinsame

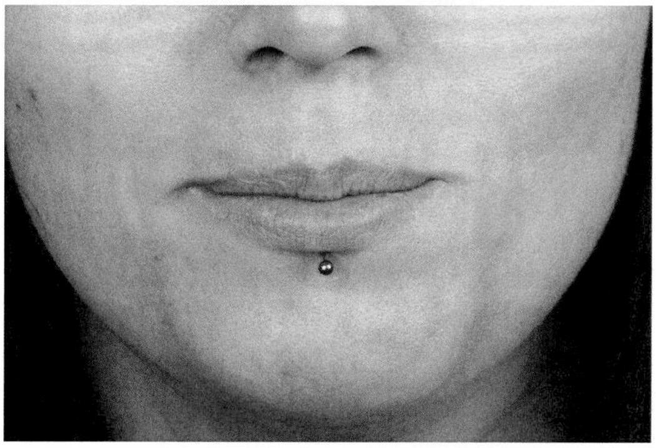

Abb. 3.8 Frisch gestochenes klassisches Labret-Piercing zentral unterhalb der Unterlippe mit Labret-Stud. (Eigene Darstellung)

Grundlagen nicht wiederholt, sofern Technik und Rahmenbedingungen vergleichbar sind.

Das klassische Labret kann unterhalb oder oberhalb der Lippe platziert werden, jeweils mittig oder seitlich versetzt. Piercings im Bereich der Mundwinkel (Dahlia) werden hiervon abgegrenzt und separat behandelt. Bei der Positionsplanung ist bereits vor dem Stechen zu berücksichtigen, ob später Ringschmuck getragen werden soll. In diesem Fall ist eine Platzierung näher am Lippenrand in der Regel zweckmäßig. Wird dies nicht frühzeitig eingeplant, kann später ein größerer Ringdurchmesser erforderlich werden, was die ästhetische Gesamtwirkung beeinträchtigen kann.

Stechen

Labret-Piercings werden in der Praxis meist von außen nach innen gestochen, da sich Einstichpunkt, Stichrichtung und Austritt so gut kontrollieren lassen. Zur Fixierung der Lippe kann je nach Situation eine Duval-Klemme oder eine Förster-Klemme verwendet werden.

Wird die Lippe leicht nach vorn gezogen, um das Zahnfleisch zu schonen, ist der Einstichwinkel entsprechend anzupassen, damit der Stichkanal gerade verläuft. Entscheidend sind dabei eine ruhige, kontrollierte Arbeitsweise und eine saubere Führung, da kleine Abweichungen im Lippenbereich optisch rasch auffallen.

Schmerz

Das Labret zählt in der Praxis überwiegend zu den weniger schmerzintensiven Piercings und wird häufig im Bereich von etwa **2–4 von 10** eingeordnet. Bei ausgeprägter Schmerzempfindlichkeit oder auf Wunsch der zu piercenden Person kann eine lokale Betäubung mit Lidocain erwogen werden. Dadurch lässt sich die Schmerzwahrnehmung in vielen Fällen deutlich reduzieren. Weiterführende Informationen zu Betäubungsmöglichkeiten sind in Kap. 14 dargestellt.

Heilzeit

Die Heilzeit beträgt in der Regel **etwa 6–8 Wochen**, abhängig von individuellem Heilungsverlauf und konsequenter Nachsorge. Aufgrund der guten Durchblutung im Lippenbereich verläuft die Abheilung bei fachgerechter Durchführung und geeigneter Pflege häufig unkompliziert.

Besonderheiten

Dieses Piercing eignet sich aufgrund der variablen Platzierung und Schmuckauswahl gut für Kombinationen mit weiteren Piercings im perioralen Bereich (um den Mund herum).

In der Frühphase sind einige verhaltensbezogene Aspekte zu berücksichtigen. Für Piercings im Mundbereich wird in pflegebezogenen Branchenempfehlungen teilweise ein vorübergehender Verzicht auf Frischmilchprodukte empfohlen (***Landesinnung Wien der Fußpfleger, Kosmetiker und Masseure [LI FKM],*** n.d.). Für etwa zwei Wochen sollte der Kontakt mit fremden Körperflüssigkeiten vermieden werden, um das Infektionsrisiko zu reduzieren. Scharf gewürzte Speisen können die Wunde reizen und sollten in den ersten Wochen nur zurückhaltend konsumiert werden. In den ersten Tagen kann es zudem vorteilhaft sein, weniger kauintensive Speisen zu wählen oder Nahrung entsprechend zu zerkleinern.

Alkohol und Rauchen können den Heilungsverlauf beeinträchtigen und sollten nach Möglichkeit zumindest in der ersten Woche reduziert oder vermieden werden. Wird weiterhin geraucht oder Alkohol konsumiert, kann das Spülen des Mundes mit Wasser nach dem Rauchen bzw. nach Mahlzeiten, insbesondere in den ersten zwei Wochen, zur Reduktion lokaler Reize beitragen.

Zur Reduktion von Schwellung und subjektivem Spannungsgefühl kann in den ersten Tagen eine lokale Kühlung als unterstützende Maßnahme in Betracht gezogen werden (z. B. durch Lutschen von Eiswürfeln). In der Praxis werden hierfür teilweise auch Eiswürfel aus Kamillentee verwendet; Kamille wird traditionell zur lokalen Reizlinderung eingesetzt.

Langfristig ist zu beachten, dass Piercings im Mundbereich durch wiederholten Kontakt Zahnfleisch und Zähne belasten können. Titan ist härter als Zahnschmelz; eine dauerhafte mechanische Einwirkung kann Zahnschmelzdefekte sowie Schleimhaut- und Zahnfleischreizungen begünstigen (Schweizerische Zahnärzte-Gesellschaft [SSO] 2026). In ausgewählten Fällen kann zur Reduktion der mechanischen Belastung ein Schmuckwechsel auf weichere Materialien wie PTFE erwogen werden; dabei ist zu berücksichtigen, dass diese Materialien im Mundbereich beschädigt werden können und nicht zum Kauen auf dem Schmuck geeignet sind.

In den ersten Tagen kann der Eindruck entstehen, dass sich die Innenplatte eines Labret-Studs in die Schleimhaut einzieht. Dies ist häufig durch die weiche, nachgiebige Mundschleimhaut und eine initiale Schwellung bedingt. Sofern die Schmucklänge ausreichend gewählt ist und keine Druckzeichen auftreten, handelt es sich in der Regel um einen vorübergehenden Befund.

Erstschmuck

Für den Ersteinsatz werden in der Praxis häufig Labret-Studs mit einer Stärke von 1,2 mm und einer Länge von etwa 12 mm verwendet. Grundsätzlich ist auch eine Stärke von 1,6 mm möglich, jedoch zeigt sich in vielen Bereichen ein Trend zu feineren Schmuckdimensionen.

Von Längen unter 12 mm ist in der Anfangsphase abzuraten, da die Lippe zu deutlicher Schwellung neigt. Zu kurze Stecker können Druck auf das Gewebe ausüben und dadurch Einschnürungen, ein mögliches Einwachsen des Steckers oder weitere Komplikationen begünstigen.

Nach etwa zwei Wochen, sofern der Heilungsverlauf unauffällig ist, kann ein erster Kürzungswechsel auf eine angenehmere Länge (z. B. etwa 10 mm) erfolgen. Bei weiterer komplikationsloser Heilung kann nach weiteren zwei Wochen eine erneute, individuelle Längenanpassung vorgenommen werden.

Ein vollständiger Schmuckwechsel, beispielsweise von einem Stecker auf einen Ring, sollte erst nach abgeschlossener Heilung erfolgen. In der Regel empfiehlt sich hierfür eine Wartezeit von mindestens acht Wochen. Hintergrund ist, dass ein Ring im Vergleich zu einem geraden Stecker mehr Bewegung und mechanische Belastung im Stichkanal verursacht, was in der frühen Heilungsphase zu Reizungen oder Entzündungen führen kann.

Pflegehinweis

Pflege nach dem allgemeinen Schema: vier Wochen lang zweimal täglich, anschließend zwei Wochen lang einmal täglich. Bei Mundpiercings kann ergänzend eine geeignete Mundspüllösung, etwa Prontolind, verwendet werden. Alternativ ist auch die Anwendung des Sprays in diesem Bereich möglich.

Hinweis zu Monroe & Madonna

Das **Monroe**- (links über der Oberlippe) und **Madonna**-Piercing (rechts über der Oberlippe) unterscheiden sich lediglich in der Platzierung. In der Ausführung und Pflege gelten sie grundsätzlich als klassische Labret-Piercings – nur eben oberhalb der Lippe.

Daher gelten hier dieselben Hinweise zu Heilzeit, Pflege, Schmuckwahl, Schmerzempfinden und Risiken wie beim klassischen Labret.

Spezifisch zu beachten

- Die Platzierung sollte harmonisch zur Lippenform und zum Gesichtsausdruck erfolgen.
- Beim Anzeichnen unbedingt mit dem Kunden abstimmen – da kleine Verschiebungen große optische Wirkung haben können.
- Ist der Stab zu kurz gewählt, kann die Rückplatte des Labrets dauerhaft Druck auf die Mundschleimhaut ausüben.

3.3.1 Vertical Labret (Eskimo & Jestrum)

Abb. 3.9

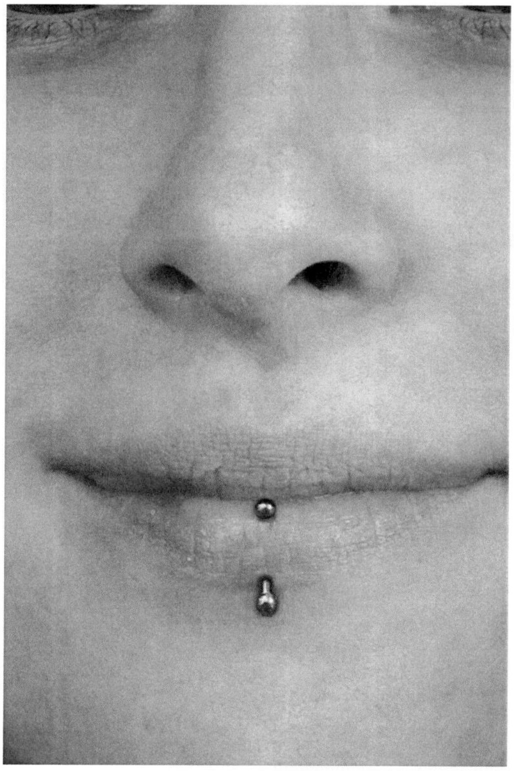

Abb. 3.9 Frisch gestochenes Eskimo-Piercing (vertikales Labret) mit Curved Barbell. (Eigene Darstellung)

Position

Beide Piercings verlaufen vertikal durch die Lippe – das Eskimo durch die Unterlippe, das Jestrum durch die Oberlippe.

Die Platzierung erfolgt mittig durch das Lippengewebe. Der Austrittspunkt liegt direkt im Bereich des Lippenrots oder unmittelbar angrenzend an der Übergangszone zwischen Haut und Lippenansatz. Diese Positionierung betont die natürliche Lippenform und stellt ein wesentliches gestalterisches Kriterium dar.

Stechen

Eine präzise Anzeichnung ist bei diesen zentral gelegenen Piercings essenziell, da bereits geringfügige Abweichungen optisch deutlich wahrnehmbar sind.

Zur Stabilisierung wird die Lippe in der Regel mit einer geeigneten Klemme, beispielsweise einer Duval-Klemme, fixiert. Die Stichrichtung (von oben nach unten oder umgekehrt) kann je nach anatomischer Gegebenheit und bevorzugter Technik variieren. Entscheidend ist dabei eine kontrollierte, ruhige und präzise Arbeitsweise.

Zeitdruck oder unkonzentriertes Arbeiten erhöhen das Risiko von Positionsabweichungen. Gerade bei mittig platzierten Lippenpiercings sind Symmetrie und exakte Ausrichtung von besonderer Bedeutung.

Schmerz

Die Schmerzintensität wird von den meisten Personen als moderat beschrieben und liegt erfahrungsgemäß im Bereich von **ca. 2–4** auf einer Skala von **10**. Wie bei allen Piercings ist die Wahrnehmung individuell unterschiedlich, insgesamt gelten Vertical Labret und Jestrum jedoch als gut tolerierbar.

Heilzeit

Die durchschnittliche Heilungsdauer beträgt etwa **6–12 Wochen**, vorausgesetzt, die empfohlene Nachsorge wird konsequent eingehalten.

Ein erstes Kürzen des Stabes (Downsizing) kann in der Regel nach etwa zwei Wochen erfolgen, sofern die initiale Schwellung deutlich zurückgegangen ist. Bei Bedarf kann nach weiteren zwei Wochen eine erneute Anpassung vorgenommen werden.

Wichtig ist, dass ein Kürzen erst dann erfolgt, wenn die Schwellung ausreichend abgeklungen ist. Ein zu früher Wechsel kann Druck auf das Gewebe ausüben und den Heilungsverlauf negativ beeinflussen.

Besonderheiten

Das Eskimo und Jestrum zählen zu den ästhetisch sehr präsenten Piercings, da sie die natürliche Lippenform deutlich betonen. Aus diesem Grund ist eine sorgfältige anatomische Beurteilung besonders wichtig.

Es sollte ausreichend Lippengewebe vorhanden sein, damit das Piercing harmonisch zur Geltung kommt und ausreichend Stabilität besitzt. Bei sehr schmalen Lippen kann das Piercing optisch dominierend wirken oder nicht genügend Gewebetiefe aufweisen, was langfristig das Risiko für Migration oder Herauswachsen erhöhen kann.

Technisch handelt es sich um Oberflächenpiercings: Der Stichkanal verläuft nicht vollständig durch in die Mundhöhle, sondern unter der Haut mit zwei oberflächlichen Austrittsstellen. Dadurch unterscheidet sich die Belastung des Gewebes von klassischen, vollständig durchstochenen Lippenpiercings.

Wie bei allen Lippenpiercings ist zudem auf mögliche Auswirkungen auf Zähne und Zahnfleisch hinzuweisen. Wiederholtes Kauen oder Spielen am Schmuck – bewusst oder unbewusst – kann langfristig zu Zahnschmelzschäden oder Zahnfleischrezession führen (Schweizerische Zahnärzte-Gesellschaft [SSO] 2026).

Erstschmuck
Als Ersteinsatzschmuck wird üblicherweise ein Curved Barbell aus Titan (G23) mit einer Stärke von 1,2 mm verwendet. Die Länge richtet sich nach der individuellen Lippenanatomie und liegt in der Regel bei etwa 12 mm.

Alternativ können PTFE-Stäbe eingesetzt werden, da sie weicher und flexibler sind. Titan wird jedoch aufgrund seiner hohen Biokompatibilität, Formstabilität und bewährten Materialeigenschaften im professionellen Bereich bevorzugt. Weiterführende Informationen zu Materialien finden sich in Kap. 18 und 19.

Pflegehinweis
Die Nachsorge erfolgt nach dem allgemeinen 4 + 2-Wochen-Schema (vier Wochen zweimal täglich, anschließend zwei Wochen einmal täglich).

Zusätzlich sind die Hinweise aus dem allgemeinen Labret-Kapitel zu berücksichtigen:

- In den ersten Tagen möglichst auf Milchprodukte verzichten.
- In den ersten zwei Wochen auf orale Kontakte mit Körperflüssigkeiten verzichten.
- Scharfe oder stark reizende Speisen vermeiden.
- Auf Rauchen und Alkoholkonsum möglichst verzichten, insbesondere in der ersten Woche. Falls ein vollständiger Verzicht nicht möglich ist, sollte zumindest ein zeitlicher Abstand eingehalten und anschließend gründlich mit Wasser nachgespült werden.
- Kauintensive oder harte Nahrung in den ersten Tagen vermeiden oder entsprechend klein schneiden.
- Nach dem Essen, Trinken oder Rauchen den Mund mit klarem Wasser ausspülen.
- Das Piercing nicht unnötig berühren, drehen oder darauf kauen.

Werden diese Empfehlungen beachtet, heilen das Eskimo und Jestrum in der Regel komplikationsarm ab.

3.3.2 Medusa/Philtrum

Abb. 3.10

Position
Das Medusa-Piercing wird mittig oberhalb der Oberlippe im Bereich des Philtrums platziert, der Vertiefung zwischen Nasenbasis und Lippenbogen. Das Philtrum entsteht im Rahmen der embryonalen Gesichts- und Lippenentwicklung durch das Zusammenwachsen der mittleren Nasenwülste mit den Oberkieferwülsten (***Paulsen & Waschke, Sobotta – Atlas der Anatomie*** 2022).

Der Begriff Philtrum geht auf das griechische philtron („Liebeszauber") zurück und wurde in die lateinische anatomische Terminologie als philtrum übernommen.

Im Bereich des Philtrums wird in der Traditionellen Chinesischen Medizin der Akupunkturpunkt DU26 (Ren Zhong) beschrieben. Dieser

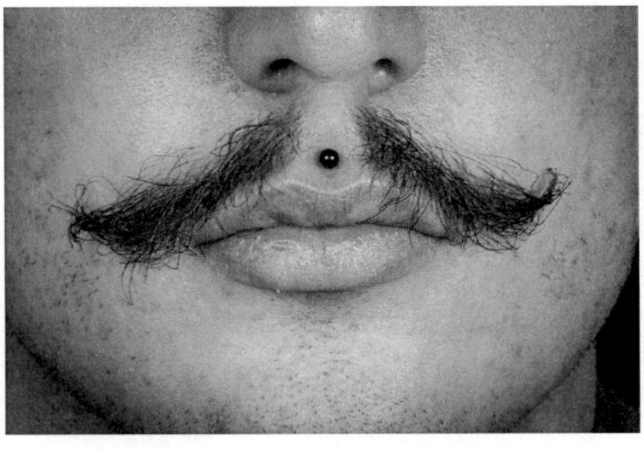

Abb. 3.10 Abgeheiltes Medusa-Piercing (Philtrum) mit Labret-Stud. (Eigene Darstellung)

wird dort im Zusammenhang mit Maßnahmen bei Bewusstseinsstörungen erwähnt. Eine therapeutische Wirkung eines Piercings im Sinne einer Akupunkturbehandlung ist wissenschaftlich nicht belegt. Weiterführende Hinweise zu Akupunktur-Piercings finden sich in Kap. 29.

Stechen
In der Praxis wird das Medusa-Piercing häufig von außen nach innen gestochen, da sich Einstichpunkt, Stichrichtung und Austritt so gut kontrollieren lassen und eine präzise mittige Platzierung unterstützt wird.

Zur Fixierung des Gewebes kann eine Förster- oder Duval-Klemme verwendet werden. Aufgrund der zentralen Position im Gesicht ist auf eine exakte Ausrichtung entlang der Gesichtsmitte und einen geraden Stichkanal besonders zu achten.

Schmerz
Das Medusa-Piercing wird in der Praxis häufig im Bereich von **etwa 2–4 von 10** eingeordnet. Die gelegentlich vertretene Annahme, diese Region sei grundsätzlich deutlich schmerzhafter aufgrund einer erhöhten „Nervendichte", lässt sich in der praktischen Erfahrung nicht konsistent bestätigen.

Wie bei anderen Piercings können Erwartungshaltung, Anspannung und individuelle Faktoren die Schmerzwahrnehmung beeinflussen.

Heilzeit
Aufgrund von Bewegungs- und Belastungsfaktoren im Lippenbereich ist häufig mit einer Heilzeit von etwa **6–12** Wochen zu rechnen. Der Verlauf ist abhängig von individueller Wundheilung, Nachsorge und mechanischer Schonung.

Besonderheiten
Das Medusa entspricht technisch einem Labret im Oberlippenbereich; mehrere Hinweise sind daher analog zu Labret-Piercings zu betrachten.

Der Stab sollte ausreichend lang gewählt werden, um initiale Schwellungen zu berücksichtigen und Druck durch die Innenplatte auf die Mundschleimhaut zu vermeiden. Bei zu kurzer Erstlänge kann es zu anhaltendem Druckgefühl und irritativen Schleimhautreaktionen kommen.

Aufgrund der zentralen Lage sind bereits geringe Abweichungen in der Platzierung optisch deutlich wahrnehmbar.

Erstschmuck
Üblich ist ein Labret-Stud aus Titan (G23) mit 1,2 mm Stärke und einer Länge von 12 mm. Eine Stärke von 1,6 mm ist grundsätzlich möglich, wird jedoch häufig seltener gewählt, wenn eine dezentere Erscheinung angestrebt wird.

Bei unauffälligem Verlauf kann eine erste Kürzung nach etwa zwei Wochen in Betracht gezogen werden; eine weitere Anpassung auf die endgültige Länge kann nach weiteren zwei Wochen erfolgen, sofern keine Reizzeichen bestehen.

Pflegehinweis
Die Nachsorge erfolgt analog zu Labret-Piercings: In den ersten vier Wochen wird häufig eine Reinigung zweimal täglich empfohlen, anschließend für etwa zwei Wochen einmal täglich, sofern der Verlauf unauffällig ist. Hinweise zu verhaltensbezogenen Aspekten im Mundbereich (u. a. Ernährung, Rauchen, Alkohol) sind im allgemeinen Labret-Abschnitt dargestellt.

3.3.3 Ashley Piercing

Abb. 3.11

Position
Das Ashley-Piercing wird mittig in der Unterlippe platziert und verläuft horizontal durch das Lippenrot in den Mundraum. Es stellt eine dezente Alternative zum Vertical Labret (Eskimo) dar, da außen lediglich ein einzelnes Schmuckelement sichtbar ist.

Stechen
Das Vorgehen entspricht grundsätzlich dem eines klassischen Labret-Piercings. Nach sorgfältiger Markierung wird die Lippe fixiert (z. B. mit einer Duval-Klemme), anschließend erfolgt der Stich von außen nach innen durch das Lippenrot.

Eine ruhige, kontrollierte Arbeitsweise ist insbesondere aufgrund der zentralen Position entscheidend. Bei Bedarf kann eine lokale Betäu-

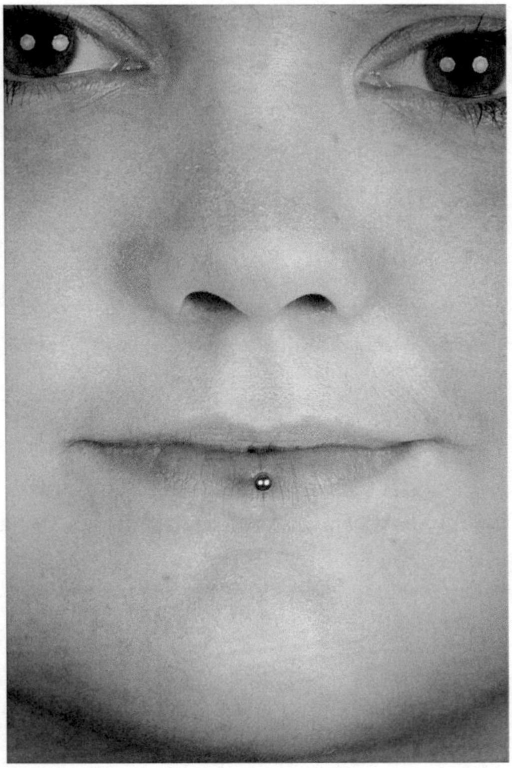

Abb. 3.11 Frisch gestochenes Ashley-Piercing zentral in der Unterlippe mit Labret-Stud. (Eigene Darstellung)

bung mit Lidocain in Betracht gezogen werden. Da Lidocain über die Mundschleimhaut gut resorbiert wird, kann sich das subjektive Schmerzempfinden dadurch deutlich reduzieren.

Schmerz
Das Schmerzempfinden wird in der Praxis häufig im Bereich von etwa **2–4 von 10** eingeordnet und ist damit vergleichbar mit anderen Labret-Varianten.

Heilzeit
Die Heilzeit beträgt in der Regel etwa **6–8 Wochen**, abhängig von individueller Wundheilung, Nachsorge und mechanischer Belastung.

Besonderheiten
Hierbei sollte eine ausreichende Gewebestärke vorhanden sein. Ist die Lippe sehr schmal ausgeprägt, kann die ästhetische Wirkung eingeschränkt sein und das Risiko einer Migration erhöht werden.

Ein zu kurz gewählter Erstschmuck kann sich insbesondere in der Anfangsphase in das Gewebe einziehen und zu Druckreaktionen führen. Blutergüsse sind nach dem Stechen möglich, verlaufen jedoch meist selbstlimitierend (von selbst abklingend) und bilden sich innerhalb weniger Tage zurück.

Langfristig kann es durch wiederholten Kontakt zu Zahnfleischreizungen oder Zahnschmelzschäden kommen. Zur Reduktion mechanischer Belastung kann in ausgewählten Fällen ein Schmuckwechsel auf weichere Materialien wie PTFE erwogen werden; hierbei ist zu berücksichtigen, dass diese Materialien leichter beschädigt werden können.

Erstschmuck
Üblich ist ein Labret-Stud mit einer Stärke von 1,2 mm (derzeit häufig gewählt) oder 1,6 mm. Die Länge liegt – abhängig von der individuellen Anatomie – bei 12 mm.

Bei unauffälligem Verlauf kann eine erste Kürzung nach etwa zwei Wochen in Betracht gezogen werden; eine weitere Anpassung auf die endgültige Länge kann nach weiteren zwei Wochen erfolgen, sofern keine Reizzeichen bestehen.

Pflegehinweis
Die Nachsorge erfolgt analog zu anderen Lippenpiercings: In den ersten vier Wochen wird in der Praxis häufig eine Reinigung zweimal täglich empfohlen, anschließend für etwa zwei Wochen einmal täglich, sofern der Verlauf unauffällig ist.

In der Anfangsphase sollten Essen und Sprechen möglichst schonend erfolgen, um mechanische Reize zu reduzieren. Manipulationen am Schmuck, insbesondere Spielen oder Kauen darauf, sind zu vermeiden.

3.3.4 Snake Bites & Angel Bites

Abb. 3.12

Snake Bites bezeichnen zwei Labret-Piercings an der Unterlippe – je eines links und rechts. Das Pendant dazu sind die Angdel Bites, bei denen die Piercings links und rechts an der Oberlippe platziert werden. Maßgeblich ist dabei eine op-

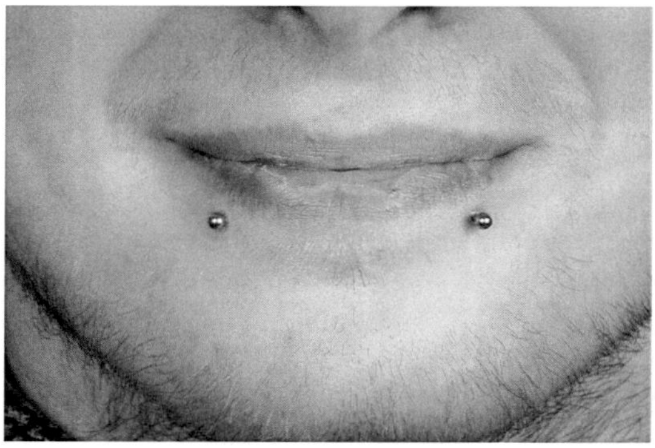

Abb. 3.12 Angeheilte Snake Bites (zwei Labret-Piercings) nach erstem Anpassungswechsel des Schmucks. (Eigene Darstellung)

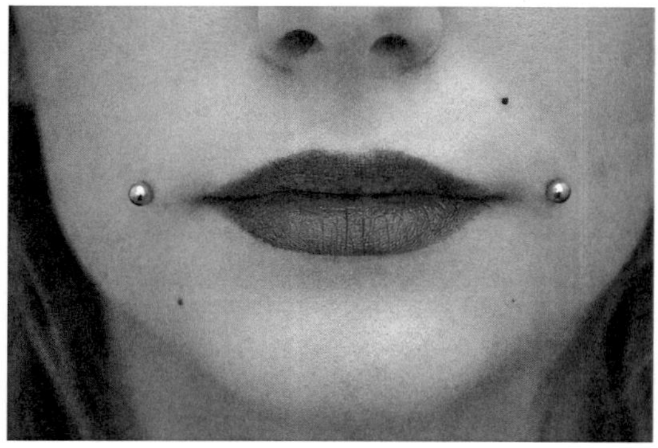

Abb. 3.13 Abgeheilte Dahlia-Piercings beidseits der Mundwinkel mit Labret-Studs. (Eigene Darstellung)

tisch ausgewogene Anpassung an die individuelle Anatomie, da Gesicht und Lippenregion selten vollständig symmetrisch ausgeprägt sind.

Lippenpiercings können in vielfältigen Kombinationen getragen werden. Dabei sind sowohl funktionelle als auch ästhetische Aspekte zu berücksichtigen, insbesondere Abstände, Proportionen und die Gesamtwirkung im Gesichtsbild.

Heilzeit, Pflege und Schmerzempfinden entsprechen grundsätzlich denen der jeweiligen Einzelpiercings (z. B. Labret, Madonna, Monroe).

Werden mehrere Piercings in einer Sitzung gestochen, ist eine besonders sorgfältige Nachsorge erforderlich. Es handelt sich um mehrere frische Wunden, die parallel abheilen müssen, wodurch der Organismus stärker beansprucht wird. Bei fachgerechter Durchführung und konsequenter Pflege sind in der Regel keine zusätzlichen negativen Auswirkungen auf den Heilungsverlauf zu erwarten.

3.3.5 Dahlia Bites

Abb. 3.13

Position

Dahlia Bites werden im Bereich der Mundwinkel platziert, in der Regel beidseitig. Maßgeblich ist eine optisch ausgewogene Anpassung an die individuelle Anatomie. Dieses Piercing zählt zu den selteneren Varianten im perioralen Bereich (um den Mund herum) und erfordert eine präzise Planung der Position. Die genaue Position kann je nach Anatomie und gewünschter Ästhetik leicht variieren und liegt nicht immer exakt im Mundwinkel.

Stechen

Technisch erfolgt das Stechen analog zu klassischen Labret-Piercings von außen nach innen. Zur Fixierung eignen sich insbesondere eine Duval- oder eine Förster-Klemme. Aufgrund der zentralen Wahrnehmung der Mundregion ist der exakte Abstand zur Mundwinkelkante entscheidend, da bereits geringe Abweichungen deutlich sichtbar sein können. Eine sorgfältige Markierung vor dem Stechen ist daher wesentlich für ein sauberes und ausgewogenes Ergebnis.

Schmerz

Das Schmerzempfinden wird häufig im Bereich von etwa **3–6 von 10** eingeordnet. Viele beschreiben das Stechen in diesem Bereich als etwas intensiver als bei anderen Labret-Positionen, was unter anderem auf die hohe Beweglichkeit und Spannung im Mundwinkel zurückzuführen sein kann. Eine lokale Betäubung mit Lidocain kann bei Bedarf in Erwägung gezogen werden. Weiterführende Hinweise zur Betäubung finden sich in Kap. 14.

Heilzeit

Aufgrund der ständigen Bewegung der Mundwinkel sowie der mechanischen Belastung durch Sprechen, Essen und Mimik ist dieses Piercing im Alltag stärker beansprucht als klassische Labrets. Die Heilzeit liegt daher in der Regel bei etwa **3–6 Monaten**, abhängig von individueller Wundheilung, Belastung und Nachsorge.

Besonderheiten
Das Piercing tritt in den Mundinnenraum aus und steht somit in engem Kontakt mit der oralen Mikroflora. Eine konsequente Mundhygiene ist daher besonders wichtig. Schwellungen können in den ersten Tagen stärker ausgeprägt sein als bei vergleichbaren Labret-Positionen, weshalb eine ausreichende Erstlänge des Schmucks einzuplanen ist. Bei unauffälligem Verlauf kann eine erste Kürzung nach etwa zwei Wochen erfolgen; gegebenenfalls ist nach weiteren zwei Wochen eine erneute Anpassung sinnvoll.

Wie bei allen oralen Piercings besteht auch hier ein potenzielles Risiko für Zahn- oder Zahnfleischschäden durch wiederholten Kontakt des Schmucks mit Hart- oder Weichgewebe. In ausgewählten Fällen kann ein Wechsel auf weichere Materialien wie PTFE erwogen werden, wobei zu berücksichtigen ist, dass diese mechanisch weniger stabil sind.

Erstschmuck
Labret-Studs mit einer Stärke von 1,2 mm sind grundsätzlich möglich; aufgrund der erhöhten mechanischen Belastung im Mundwinkelbereich wird jedoch häufig eine Stärke von **1,6 mm** bevorzugt, da hierdurch eine günstigere Druckverteilung erreicht werden kann. Aufgrund der oft ausgeprägten Schwellung empfiehlt sich initial (anfänglich) eine Länge von **14 mm**, um ausreichend Spielraum zu gewährleisten und Druckkomplikationen zu vermeiden.

Pflegehinweis
Wie bei den anderen Mundpiercings – siehe allgemeine Pflegeempfehlung.

3.3.6 Cheeks

Abb. 3.14

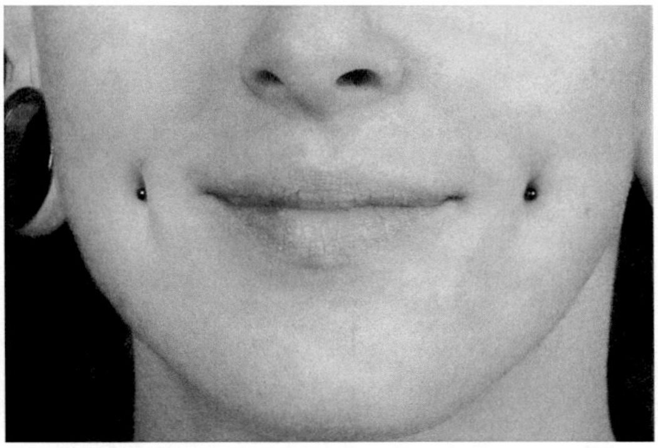

Abb. 3.14 Abgeheilte Cheek-Piercings (Wangenpiercings) beidseits der Wange mit Labret-Studs. (Eigene Darstellung)

Position
Cheeks sind Piercings, die in der Regel beidseitig durch die Wangen geführt werden. Die Platzierung orientiert sich häufig an der Region, in der sich natürliche Grübchen (Dimples) ausbilden würden, da vielfach ein entsprechender ästhetischer Effekt angestrebt wird.

Zu beachten ist, dass nach Entfernung des Schmucks häufig sichtbare Dellen oder Narbenstrukturen verbleiben können. Dieser Aspekt sollte vor der Durchführung berücksichtigt werden.

Stechen
Cheek-Piercings werden häufig mit 1,6 mm starken Labret-Studs durchgeführt, vorzugsweise aus PTFE und individuell angepasst. Zur Fixierung des Gewebes kann eine Förster-Klemme verwendet werden. Der Stich erfolgt üblicherweise von außen nach innen; der Schmuck wird anschließend von der Mundinnenseite eingesetzt.

Da Cheeks meist beidseitig gestochen werden, ist eine besonders sorgfältige Planung und Markierung erforderlich. Der exakten Positionierung kommt hierbei eine zentrale Bedeutung zu, da bereits geringe Abweichungen deutlich sichtbar sein können.

Schmerz
Das Schmerzempfinden ist individuell unterschiedlich und wird häufig im Bereich von etwa

4–7 von 10 eingeordnet. Da in der Regel beide Seiten in einer Sitzung gestochen werden, wird die Belastung teilweise als intensiver wahrgenommen. Eine lokale Betäubung mit Lidocain kann bei Bedarf in Erwägung gezogen werden.

Heilzeit

Trotz des Schleimhautkontakts gelten Cheek-Piercings als vergleichsweise anspruchsvoll in der Abheilung. Mit einer Heilzeit von etwa **3–6 Monaten** oder länger ist zu rechnen. Auch bei sorgfältiger Durchführung und konsequenter Nachsorge kann es häufiger zu irritativen Verläufen kommen als bei klassischen Labret-Positionen.

Besonderheiten

Cheek-Piercings zählen zu den anspruchsvolleren Piercingarten und sind mit einem erhöhten Risiko für Komplikationen verbunden. In der Anfangsphase kann es durch den langen Erstschmuck leichter zu mechanischen Reizungen kommen, etwa durch unbeabsichtigtes Hängenbleiben, was den Stichkanal zusätzlich belastet.

Da der Schmuck in den Mundraum austritt, besteht ein ständiger Kontakt mit Bakterien. Trotz der antibakteriellen Eigenschaften des Speichels kann die natürliche Keimbesiedelung im Mundbereich – insbesondere bei unzureichender Mundhygiene – das Risiko für Infektionen erhöhen. Auch stärkere Nachblutungen sowie Nervenreizungen mit vorübergehendem, in seltenen Fällen auch anhaltendem Taubheitsgefühl sind möglich.

Die Abheilung verläuft häufig langsam und teilweise ungleichmäßig, da der Wangenbereich durch Sprechen, Kauen und Mimik dauerhaft mechanisch beansprucht wird. Zudem besteht ein relevantes Risiko für Zahn- oder Zahnfleischreizungen, insbesondere bei hartem oder ungünstig platziertem Schmuck.

Zur Reduktion mechanischer Belastung kann der Einsatz von flexiblem Material wie PTFE sinnvoll sein. Dieses ist im Kontakt mit Zähnen und Weichgewebe weniger starr als Metall, jedoch mechanisch weniger widerstandsfähig.

Darüber hinaus besteht die Möglichkeit von Narbenbildungen (z. B. hypertrophe Narben oder Keloide; siehe Abschn. 16.5) sowie von Abszessen infolge bakterieller Infektionen.

Aufgrund der genannten Risiken sollte eine sorgfältige Aufklärung erfolgen. Cheek-Piercings sind nicht für jede Person gleichermaßen geeignet und erfordern Geduld sowie eine konsequente Nachsorge.

Als weniger invasive Alternative können oberflächliche Varianten wie Skin Diver oder Dermal Anchor in Betracht gezogen werden (siehe Abschn. 3.6.4), sofern ein ähnlicher optischer Effekt gewünscht ist.

Erstschmuck

Für den Ersteinsatz haben sich PTFE-Labret-Studs mit einer Stärke von 1,6 mm bewährt. Das Material ist flexibel und kann individuell angepasst werden, was insbesondere im Kontakt mit den Zähnen vorteilhaft ist. PTFE-Studs sind zudem häufig in größeren Längen (z. B. 30 mm) erhältlich und können dadurch nach Bedarf gekürzt und an die jeweilige Anatomie angepasst werden.

Bestimmung der geeigneten Länge

Nach dem Stechen wird das Wangenareal vorsichtig zusammengedrückt, um die zu erwartende Schwellung besser einschätzen zu können. Auf diesen Wert wird eine Sicherheitsreserve von etwa 2 mm addiert, um ausreichend Platz für die initiale (anfängliche) Schwellungsphase zu gewährleisten.

Alternativ kann Titanschmuck verwendet werden, üblicherweise mit einer Länge von etwa 16–18 mm. In der Praxis wird hierbei PTFE aufgrund seiner flexibleren Materialeigenschaften häufig als geeignete Erstlösung bevorzugt.

Ein erster Kürzungswechsel ist frühestens nach etwa zwei Wochen in Betracht zu ziehen und ausschließlich bei unauffälligem Heilungsverlauf. Weitere Anpassungen können in Abständen von jeweils etwa zwei Wochen erfolgen, bis die endgültige Länge erreicht ist. Erfolgt die Kürzung zu früh und tritt anschließend eine erneute Schwellung oder Reaktion auf, kann dies zu Druckkomplikationen und entzündlichen Prozessen führen.

Ein Vorteil von PTFE besteht darin, dass der Stab gekürzt werden kann, ohne einen vollständigen Schmuckwechsel durchführen zu müssen. Dadurch werden zusätzliche Manipulationen am Stichkanal in der sensiblen Frühphase reduziert.

Pflegehinweis
Die Nachsorge erfolgt analog zu anderen Mundpiercings: regelmäßige, schonende Reinigung sowie konsequente Mundhygiene sind entscheidend. Übermäßige Manipulationen und unnötige mechanische Reize sollten vermieden werden.

Fazit Cheek-Piercings gelten als technisch anspruchsvoll und heilungsintensiv. Eine umfassende Aufklärung sowie eine sorgfältige Nachsorge sind hier von besonderer Bedeutung.

3.4 Zunge & Innenraum

Die Pflege von Zungen- und anderen Mundraum-Piercings orientiert sich im Grundprinzip an der Nachsorge von Labret-Piercings, da es sich ebenfalls um Schleimhautpiercings mit vergleichbaren Anforderungen handelt.

In den ersten vier Wochen erfolgt die Reinigung in der Regel zweimal täglich, idealerweise morgens nach dem Aufstehen und abends vor dem Schlafengehen. Hierfür eignen sich alkoholfreie Mundspüllösungen oder sterile isotonische Kochsalzlösung (0,9 % NaCl). Ergänzend kann es sinnvoll sein, nach Mahlzeiten, nach dem Rauchen oder nach dem Konsum zuckerhaltiger Getränke den Mund mit klarem Wasser auszuspülen, um Speisereste zu entfernen und die Keimbelastung zu reduzieren. Dies wird insbesondere in den ersten zwei Wochen empfohlen.

Ab der fünften Woche kann die Pflegefrequenz bei unauffälligem Verlauf in der Regel auf einmal täglich reduziert werden. Reizende Faktoren wie Rauchen, Alkohol sowie stark gewürzte oder scharfe Speisen sollten während der Heilphase möglichst eingeschränkt werden, da sie die Schleimhaut zusätzlich irritieren können.

Manipulationen am Schmuck, insbesondere Spielen oder Beißen, sind zu vermeiden, da dies sowohl den Stichkanal reizen als auch Zahnschäden oder Zahnfleischprobleme begünstigen kann.

Treten Auffälligkeiten wie ausgeprägte Schwellungen, unangenehmer Geruch, vermehrte Sekretion oder übermäßige Schmerzen auf, sollte eine fachliche Abklärung erfolgen. In solchen Fällen kann eine vorübergehende Intensivierung der Pflege sinnvoll sein.

Hinweis zu Mundspüllösungen
Nicht jede handelsübliche Mundspülung ist für die Pflege frischer Mundpiercings geeignet. Auch alkoholfreie Varianten können Inhaltsstoffe enthalten, die die Schleimhaut reizen oder austrocknen. Alkoholhaltige Mundspüllösungen sollten während der gesamten Heilphase vermieden werden, da sie das Gewebe zusätzlich belasten können.

Für eine möglichst schonende Pflege haben sich isotonische Kochsalzlösung (0,9 % NaCl) oder speziell für Piercings entwickelte, alkoholfreie Präparate bewährt.

3.4.1 Zungenpiercing (klassisch)

Abb. 3.15

Position
Das klassische Zungenpiercing wird mittig und vertikal im vorderen Drittel der Zunge platziert. Die Positionierung erfolgt zwischen den Haupt-

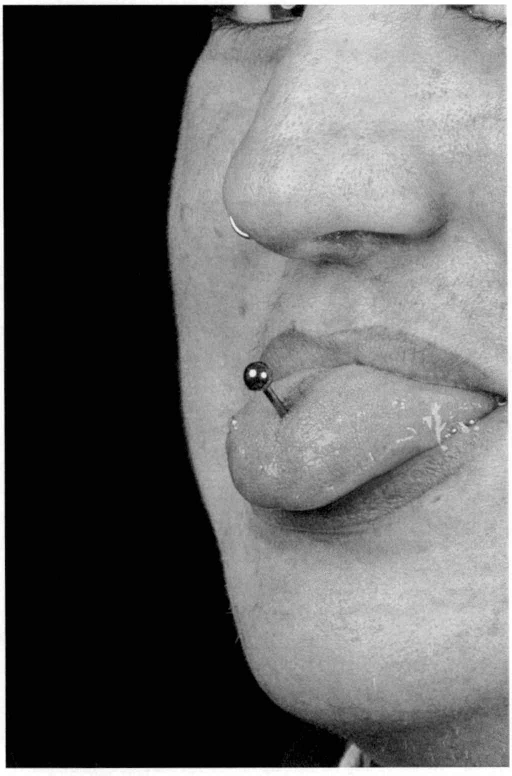

Abb. 3.15 Frisch gestochenes klassisches Zungenpiercing mit Barbell. (Eigene Darstellung)

muskelsträngen und orientiert sich an der anatomischen Mittellinie. Diese Platzierung gilt als funktionell günstig und wird in der Praxis häufig als gut verträglich beschrieben.

Stechen

Gestochen wird in der Regel mit 1,6 mm, da dieser Durchmesser den Druck im Gewebe gleichmäßiger verteilt als 1,2 mm und so das Risiko von Einschneiden oder Irritationen verringern kann.

Die Mundschleimhaut wird mit einem geeigneten Schleimhautdesinfektionsmittel (z. B. Octenisept) vorbereitet. Hierfür kann die Lösung nach Herstellerangaben kurz im Mund verteilt bzw. gegurgelt werden (meist etwa 30 s bis 1 min), um eine ausreichende antiseptische Wirkung zu erreichen.

Eine lokale Betäubung mit Lidocain ist möglich und wird von vielen als angenehm empfunden.

Vor dem Anzeichnen wird die Zunge sorgfältig abgetupft, damit die Markierung zuverlässig haftet und nicht durch Feuchtigkeit verläuft. Bei vermehrtem Speichelfluss kann ein Einmaltuch hilfreich sein.

Häufig wird empfohlen, die Zunge zur besseren Darstellung von Gefäßen zu „durchleuchten". In der Praxis ist dies in der Regel nicht erforderlich, da die größeren Blutgefäße an der Unterseite der Zunge meist gut sichtbar sind und seitlich verlaufen.

Zur Fixierung eignet sich eine Förster-Klemme, mit der die Zunge stabil gehalten wird. Der Stich kann – abhängig von den anatomischen Gegebenheiten – entweder von unten nach oben oder von oben nach unten erfolgen.

Der Stich von unten nach oben ermöglicht eine sehr präzise Platzierung des unteren Einstichpunktes. Dies ist insbesondere bei kürzeren Zungen vorteilhaft, da diese gut herausgezogen werden können und nach oben ausreichend Platz vorhanden ist. Zudem kann diese Technik hilfreich sein, wenn die Gefäße eng beieinanderliegen.

Der Stich von oben nach unten erleichtert die exakte Positionierung des sichtbaren Austrittspunktes an der Zungenoberseite. Bei kürzeren Zungen ist dabei besondere Sorgfalt erforderlich, um an der Unterseite kein Gewebe unbeabsichtigt zu streifen.

Unabhängig von der gewählten Technik sind eine ruhige Führung, eine saubere Ausrichtung und kontrolliertes Arbeiten entscheidend für ein präzises Ergebnis.

Schmerz

Viele gehen davon aus, dass ein Zungenpiercing besonders schmerzhaft ist. In der Praxis wird die Schmerzintensität jedoch häufig im Bereich von etwa **2–4 von 10** eingeordnet. Als unangenehmer wird oft weniger der eigentliche Stich beschrieben als das längere Herausstrecken der Zunge während des Vorgangs. Die individuelle Wahrnehmung kann jedoch deutlich variieren.

Heilzeit

Die ersten drei Tage sind meist die unangenehmsten, da die Zunge in dieser Phase häufig deutlich anschwillt. Weiche, kühle Speisen (z. B. Suppen auf Wasserbasis) sowie das bedarfsweise Lutschen von Eiswürfeln – idealerweise aus Kamillentee – können in dieser Zeit als angenehm empfunden werden. Kühlung kann das Druckgefühl reduzieren und subjektiv entlastend wirken.

Wichtig ist, dass auch nach dem Rückgang der stärksten Schwellung der Heilungsprozess noch nicht abgeschlossen ist. Spürbarkeit sowie ein Druck- oder Fremdkörpergefühl sind in dieser Phase normal.

Milchprodukte wie Joghurt, Milchreis oder Eis sollten in den ersten zwei Wochen gemieden werden, da Milchsäurebakterien die frische Wunde zusätzlich reizen können. Mit abklingender Schwellung wird das Tragegefühl in der Regel rasch angenehmer. Die vollständige Heilzeit liegt bei etwa **4–8 Wochen**, vorausgesetzt, das Piercing wird sorgfältig gepflegt und eine gute Mundhygiene eingehalten.

Besonderheiten

In den ersten Tagen kann es zu vermehrter Speichelproduktion oder leichtem Lispeln kommen. Diese Erscheinungen bilden sich üblicherweise innerhalb von zwei bis drei Tagen zurück.

Eine leichte Blutung unmittelbar nach dem Stechen ist aufgrund der guten Durchblutung des Gewebes nicht ungewöhnlich und stoppt in der Regel nach wenigen Minuten von selbst.

Wird beim Stechen an der Unterseite der Zunge ein Gefäß verletzt, kann es zu stärkeren Blutungen kommen. Auch andere Faktoren – etwa eine individuelle Kreislaufreaktion oder eine erhöhte Blutungsneigung – können dazu beitragen, dass eine Blutung zunächst stärker ausfällt oder nicht sofort von selbst aufhört. In diesem Fall sollte die betroffene Person zunächst ruhig sitzen bleiben, da es durch die Situation zu Kreislaufreaktionen kommen kann. Anschließend kann die Zunge vorsichtig mit einem sterilen Einmaltuch umwickelt und sanfter Druck ausgeübt werden. In den meisten Fällen kommt die Blutung nach einigen Minuten zum Stillstand.

Langfristig können Zahnschäden entstehen, insbesondere wenn der Schmuck dauerhaft zu lang bleibt oder mechanisch belastet wird. Eine rechtzeitige Kürzung reduziert dieses Risiko.

Erstschmuck

Ideal ist ein Titan-Barbell in 1,6 mm Stärke mit einer Länge von 20–22 mm, abhängig von der individuellen Anatomie. Die Kugeln sollten 5 mm groß sein, damit sie nicht eingezogen werden. Bei kleineren Kugeln (3–4 mm) kann es vorkommen, dass diese in den Stichkanal rutschen, was äußerst unangenehm sein kann – auch bei bereits vollständig abgeheilten Piercings.

Der Schmuck ist anfangs bewusst länger gewählt, da die Zunge deutlich anschwellen kann. In der Frühphase ist eine etwas größere Länge einer zu kurzen Variante vorzuziehen.

Ein erstes Kürzen kann – bei unauffälligem Heilungsverlauf – nach etwa 14 Tagen erfolgen; gegebenenfalls ist nach weiteren zwei Wochen eine erneute Anpassung sinnvoll.

PTFE ist optional ebenfalls möglich, kann jedoch im Mundbereich schneller durchgebissen werden und ist dadurch mechanisch weniger stabil.

Pflegehinweis

Wie bei allen Mundpiercings. Nach dem Essen sollte der Mund gründlich mit Wasser oder einer geeigneten milden Mundspülung ausgespült werden.

Alkohol, Rauchen, fremde Körperflüssigkeiten sowie Milchprodukte sollten in den ersten zwei Wochen vermieden werden. Auch stark gewürzte oder sehr saure Speisen können die Schleimhaut zusätzlich reizen.

Bei sachgerechter Pflege heilt das Piercing in der Regel unkompliziert und zügig ab.

3.4.2 Frog Eyes – horizontales Zungenpiercing

Abb. 3.16

Position

Das sogenannte Frog-Eyes-Piercing ist eine eher seltene Variante des Zungenpiercings. Es handelt sich um ein oberflächlich gestochenes Piercing, das quer (horizontal) meist im vorderen Drittel der Zunge verläuft – also von links nach rechts durch das obere Zungengewebe gestochen wird. Der Name leitet sich davon ab, dass die beiden Einstichstellen beim Herausstrecken der Zunge optisch an die Augen eines Frosches erinnern.

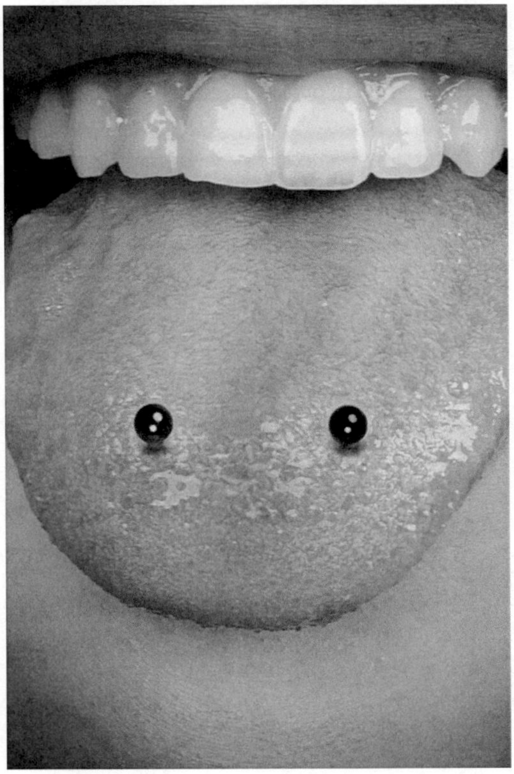

Abb. 3.16 Abgeheiltes Zungen-Oberflächenpiercing mit Surface-Bar. (Eigene Darstellung)

In manchen Fällen wird das Piercing auch längs (anterior – posterior), also von vorne nach hinten, gestochen; diese Variante ist anatomisch jedoch deutlich anspruchsvoller und entsprechend noch seltener. Da der Stich nicht durch die gesamte Zunge hindurch führt, sondern längs unter der Oberfläche verläuft, zählt das Frog-Eyes-Piercing zu den sogenannten Oberflächenpiercings.

Hinweis vorab
Aufgrund der oberflächlichen Platzierung und der starken mechanischen Belastung ist dieses Piercing mit einem erhöhten Risiko für Komplikationen verbunden. Eine besonders sorgfältige Abwägung, umfassende Aufklärung und ein hohes Maß an Erfahrung sind hier unerlässlich. Darüber hinaus sollte im Vorfeld kritisch geprüft werden, ob dieses Piercing überhaupt angeboten wird, da die Wahrscheinlichkeit hierbei erhöht ist, dass es langfristig nicht stabil getragen werden kann.

Stechen
Nach dem Desinfizieren wird die Zunge vorsichtig abgetupft und das Piercing mittig auf der Oberseite der Zunge angezeichnet. Zur Orientierung und exakten Ausrichtung kann hierbei ein sogenannter Brow Mapping String und/oder eine Schieblehre hilfreich sein (siehe Abschn. 19.2).

Zur Fixierung eignet sich ideal eine Duval-Klemme. Wie bei anderen Zungenpiercings kann es durch die Zungenlage (herausgestreckt, offen) rasch zu vermehrtem Speichelfluss kommen – ein untergelegtes Einmaltuch und eines für den Kunden schafft hier problemlos Abhilfe.

Gestochen wird in der Regel mit 1,6 mm, da der größere Durchmesser den Druck im Gewebe besser verteilt und so das Risiko des herauswachsens reduzieren kann.

Schmerz
Der Schmerz ist hierbei mit dem klassischen Zungenpiercing vergleichbar und liegt in der Regel bei **ca. 2–4 von 10**. Mit einer Lidocain-Betäubung wird der Eingriff meist noch „angenehmer".

Heilzeit
Da die Zunge aus Schleimhaut besteht, heilt sie grundsätzlich gut und schnell. Bei sorgfältiger Pflege und guter Mundhygiene kann man mit einer **Heilzeit von 4–8 Wochen** rechnen.

Besonderheiten
Da es sich um ein Oberflächenpiercing handelt und die Zunge dauerhaft in Bewegung ist, besteht ein erhöhtes Risiko des Herauswachsens. Dieser Aspekt macht das Piercing technisch anspruchsvoller.

Hinzu kommt, dass die Zunge aus zwei getrennten Muskelsträngen besteht, die durch das Piercing miteinander verbunden werden können. Abhängig von der Position kann dies zu einer leichten Einschränkung der Beweglichkeit führen.

Auch eine dauerhafte Veränderung der Aussprache, beispielsweise in Form eines Lispelns, ist möglich. Dies hängt sowohl von der exakten Platzierung als auch von der individuellen Reaktion des Gewebes ab.

Zudem kann es durch die Lage des Schmucks – insbesondere bei unpassender Länge oder wiederholter mechanischer Belastung – langfristig zu Zahnschäden oder Reizungen des Zahnfleisches kommen, vergleichbar mit anderen Zungenpiercings.

Vor diesem Hintergrund ist eine sorgfältige Abwägung und umfassende Aufklärung besonders wichtig, da potenzielle Langzeitfolgen berücksichtigt werden sollten.

Erstschmuck
Bei der Wahl des Erstschmucks bestehen unterschiedliche Auffassungen. Teilweise wird ein gerades Barbell eingesetzt; bei Oberflächenpiercings ist dies jedoch kritisch zu bewerten. Durch die gerade Form liegen die Kugeln flach auf, wodurch zusätzlicher Druck auf das Gewebe entstehen kann. Dies kann das Risiko des Herauswachsens erhöhen.

Als Alternative bietet sich idealerweise eine Surfacebar oder zumindest ein Curved Barbell an. Letztere kann in der Heilungsphase aufgrund der notwendigen Überlänge zunächst stärker spürbar sein, passt sich jedoch besser der Zungenform an und kann dadurch das Gewebe entlasten. Insgesamt sind diese Varianten einem geraden Barbell vorzuziehen.

Materialstärke: **1,6 mm**

Länge: individuell, meist zwischen **14–18 mm**, abhängig von Anatomie und Kundenwunsch.

Ein Kürzen ist bei Curved Barbells nach etwa 10–14 Tagen möglich; gegebenenfalls kann nach weiteren zwei Wochen eine erneute Anpassung erfolgen, sofern der Heilungsverlauf unauffällig ist.

Pflegehinweis
Wie bei allen Mundpiercings gilt auch hier:

Die Pflege sollte zweimal täglich mit einem geeigneten Mittel erfolgen, beispielsweise mit einer milden Mundspüllösung oder isotonischer Kochsalzlösung. Nach dem Essen empfiehlt sich ein gründliches Ausspülen des Mundraums.

In den ersten zwei Wochen sollten Alkohol, Rauchen und Milchprodukte vermieden werden. Auch stark gewürzte, sehr saure oder harte Speisen können die Schleimhaut zusätzlich reizen und sollten in der Frühphase möglichst eingeschränkt werden.

Bei konsequenter Pflege bestehen gute Voraussetzungen für einen stabilen Heilungsverlauf, wobei ein gewisses Restrisiko bei diesem Piercing stets berücksichtigt werden sollte.

3.4.3 Snake Eyes Piercing

Abb. 3.17

Position
Das sogenannte Snake-Eyes-Piercing wird horizontal durch die Zungenspitze gestochen. Der Name leitet sich davon ab, dass die beiden sichtbaren Kugeln beim Herausstrecken der Zunge optisch an Schlangenaugen erinnern.

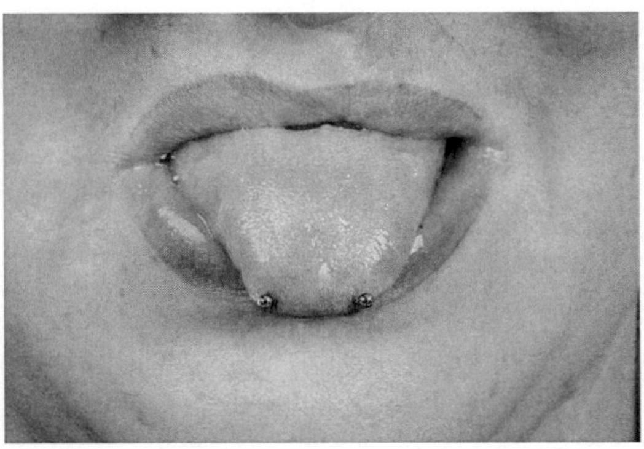

Abb. 3.17 Angeheiltes Snake-Eyes-Piercing an der Zungenspitze mit Curved Barbell. (Eigene Darstellung)

Anatomisch handelt es sich um ein Oberflächenpiercing, das die zwei voneinander getrennten Muskelstränge der Zunge miteinander verbindet.

Aufgrund dieser besonderen anatomischen Situation ist dieses Piercing mit einem erhöhten Risiko für Komplikationen verbunden. Ähnlich wie bei Cheeks-Piercings kann es zu funktionellen Einschränkungen, erhöhter mechanischer Belastung sowie zu Problemen im Heilungsverlauf kommen. Zusätzlich besteht ein nicht zu unterschätzendes Risiko für Zahnschäden und Irritationen des Zahnfleischs, insbesondere durch die permanente Bewegung der Zunge und den Kontakt des Schmucks mit den Zähnen.

Aus fachlicher Sicht erfordert dieses Piercing daher eine besonders kritische Abwägung. Eine umfassende Aufklärung über mögliche Risiken und Langzeitfolgen ist unerlässlich, und nicht jedes ästhetische Interesse rechtfertigt das Eingehen dieser potenziellen Belastungen. Ziel sollte stets sein, Piercings verantwortungsvoll zu setzen und langfristige funktionelle oder gesundheitliche Probleme zu vermeiden.

Stechen
Das Vorgehen entspricht im Grundprinzip dem anderer Zungenpiercings: Desinfektion, sorgfältiges Abtupfen, präzises Anzeichnen (hierbei kann eine Schieblehre hilfreich sein), Fixierung mit der Duval-Klemme und anschließend ein gezielter, sauberer Stich. Danach wird der Schmuck eingesetzt.

Auch bei diesem Piercing ist eine sehr ruhige und kontrollierte Arbeitsweise erforderlich, da bereits geringe Abweichungen oder Asymmetrien deutlich sichtbar sind. Entsprechende Erfahrung ist daher Voraussetzung für eine fachgerechte Durchführung.

Schmerz
Subjektiv – aber allgemein wird es bei **ca. 3–5 von 10** eingeordnet. Mit Lidocain lässt sich der Schmerz beim Stechen gut abfedern.

Heilzeit
Bei optimaler Pflege und Mundhygiene heilt das Snake Eye wie andere Zungenpiercings innerhalb von **4–8 Wochen** vollständig ab.

Besonderheiten
Da dieses Piercing die beiden Muskelstränge der Zungenspitze miteinander verbindet, kann es zu Einschränkungen der Beweglichkeit kommen. Dies kann sich auf die Aussprache auswirken; möglich sind Lispeln, eine verwaschene Artikulation oder Veränderungen bei Lauten wie T, D, N, L, S, Z oder R.

Der Schmuck liegt direkt im Bereich der Schneidezähne, sodass ein wiederholter Kontakt mit der Zahnsubstanz konstruktionsbedingt kaum vermeidbar ist. Daraus können sich verschiedene Langzeitrisiken ergeben:

Zahnschmelzabrieb und Mikrorisse
Metallkugeln können beim Sprechen oder Schlucken unbewusst gegen die Zähne schlagen. Eine wiederholte mechanische Belastung kann langfristig zu irreversiblen Schäden am Zahnschmelz führen.

Zahnfleischrückgang (Rezession)
Eine dauerhafte mechanische Reizung kann zu einem Rückgang des Zahnfleisches führen. In der Folge können Zahnhälse freiliegen, was eine erhöhte Empfindlichkeit und eine gesteigerte Anfälligkeit für Karies begünstigen kann.

Lockerung von Zähnen und Zahnverlust
Eine dauerhafte Reizung kann entzündliche Prozesse im Zahnhalteapparat begünstigen. In schweren Fällen ist ein Verlust betroffener Zähne möglich.

Aufgrund dieser potenziellen Langzeitfolgen wird das Snake-Eye-Piercing in Fachkreisen häufig kritisch beurteilt. Eine umfassende Aufklärung ist daher vor der Durchführung unerlässlich.

Erstschmuck
Verwendet wird ein **Curved Barbell** in **1,6 mm** Stärke, mit einer Länge von etwa **14–20 mm**, abhängig von der individuellen Anatomie. In einzelnen Fällen kann auch ein gerades Barbell eingesetzt werden, insbesondere bei einer eher spitz zulaufenden Zungenform; in der Praxis ist jedoch ein gebogener Stab meist besser geeignet, um Spannung im Gewebe zu reduzieren.

Ein erstes Kürzen des Schmucks kann bei unauffälligem Heilungsverlauf nach etwa 10–14 Tagen erfolgen; gegebenenfalls ist nach weiteren 10–14 Tagen eine erneute Anpassung sinnvoll.

Pflegehinweis
Wie bei allen Mundpiercings gilt auch hier eine sorgfältige Reinigung, der Verzicht auf Milchprodukte in den ersten zwei Wochen sowie eine konsequente Mundhygiene. Mechanische Belastungen durch Spielen am Schmuck sollten vermieden werden.

Optional kann später auf Acrylkugeln umgestiegen werden. Diese sind weniger robust als Metallkugeln, gelten jedoch als zahnfreundlicher.

Fazit Das Snake-Eyes-Piercing wirkt auf den ersten Blick optisch auffällig und wird daher häufig nachgefragt. Anatomisch ist es jedoch langfristig kritisch zu bewerten, da die besondere Platzierung mit einem erhöhten Risiko für funktionelle Einschränkungen, Zahnschäden und möglichen Sprachbeeinträchtigungen einhergehen kann.

Auch wenn es vereinzelt Menschen gibt, die mit diesem Piercing langfristig keine nennenswerten Probleme entwickeln, zeigt die praktische Erfahrung, dass die genannten Komplikationen vergleichsweise häufig auftreten können.

Vor diesem Hintergrund ist eine umfassende und ehrliche Aufklärung unerlässlich. Die Entscheidung zur Durchführung sollte stets nach sorgfältiger Abwägung der Risiken und unter Berücksichtigung der individuellen anatomischen Voraussetzungen getroffen werden.

Wird eine ähnlich auffällige, jedoch anatomisch verträglichere Variante gewünscht, kann eine alternative Platzierung in Betracht gezogen werden, beispielsweise ein Venom-Piercing, das im folgenden Abschnitt näher erläutert wird und in vielen Fällen eine anatomisch schonendere Option darstellen kann.

3.4.4 Venom Piercing

Abb. 3.18

Das Venom-Piercing stellt eine Alternative zum Snake-Eyes-Piercing dar und ist mit deutlich geringeren Risiken verbunden. In der Grundtechnik entspricht es dem klassischen Zungenpiercing; jedoch werden hierbei zwei separate Piercings links und rechts neben der Zungenmitte gesetzt, jeweils durch einen der beiden seitlichen Muskelstränge.

Eine Kombination mit einem zusätzlichen mittigen Zungenpiercing ist grundsätzlich möglich.

Position

Die beiden Piercings werden symmetrisch zueinander durch die Zunge gestochen, jeweils leicht seitlich der Zungenmitte. Dadurch entsteht eine markante Wirkung, die jedoch nur bei präziser Ausrichtung zur Geltung kommt.

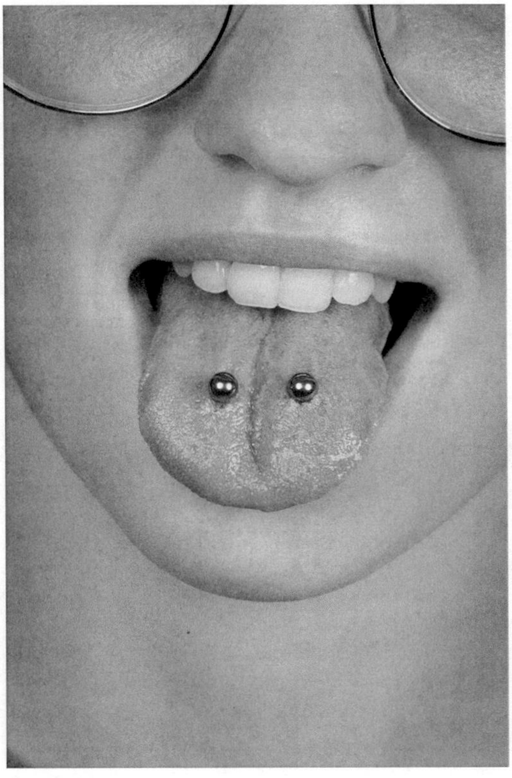

Abb. 3.18 Angeheilte Venom-Piercings (auch „Venom Bites“) mit zwei Barbells. (Eigene Darstellung)

Die exakte Markierung ist anspruchsvoll, da die Zunge kein statischer Untergrund ist und gesetzte Punkte nicht immer problemlos korrigiert werden können.

Empfohlen wird daher die Verwendung eines sogenannten „Brow Mapping String“ oder „Pre-Inked Mapping String“ (siehe Abschn. 19.2). Dabei handelt es sich um fadenähnliches Material, das mit hypoallergener Farbe oder Kreide imprägniert ist. Auf diese Weise lässt sich eine präzise Markierung auf der Zunge anbringen.

Zunächst wird eine gerade horizontale Linie entlang der Zungenmitte gesetzt. Anschließend wird mit einer Schieblehre der gewünschte Abstand bestimmt und die beiden Einstichpunkte sauber auf dieser Linie markiert.

Stechen

Nach der Desinfektion, dem sorgfältigen Abtupfen und dem Anzeichnen erhält die zu piercende Person ein Einmaltuch, um eventuell austretenden Speichel aufzufangen. Zusätzlich wird der Arbeitsbereich entsprechend unterlegt, um den Ablauf strukturiert und kontrolliert zu gestalten.

Zur Fixierung der Zunge eignet sich eine Förster-Klemme. Der Stich kann gut von oben nach unten erfolgen, da sich die Position auf diese Weise häufig besonders präzise kontrollieren lässt und die Ausrichtung zu den seitlich verlaufenden Strukturen gut einschätzbar ist. Wie auch beim klassischen Zungenpiercing ist darauf zu achten, ausreichend Abstand zu den unteren Zungengefäßen einzuhalten.

Das gelegentlich empfohlene „Durchleuchten“ der Zunge ist für eine sichere Platzierung auch hier nicht zwingend erforderlich. Bei fundierten anatomischen Kenntnissen lassen sich die relevanten Gefäßstrukturen in der Regel auch ohne zusätzliche Hilfsmittel zuverlässig erkennen und berücksichtigen.

Schmerz

Durch die zwei Stichkanäle wird der Eingriff in der Regel etwas intensiver wahrgenommen als bei einem einzelnen Stich. Dennoch wird der Schmerz von den meisten als gut aushaltbar beschrieben, insbesondere bei Verwendung einer Lidocain-Betäubung.

Als unangenehmer empfinden viele weniger den Stich selbst als vielmehr das längere Herausstrecken der Zunge sowie den vermehrten Speichelfluss während des Vorgangs.

Insgesamt liegt die Schmerzintensität meist bei **ca. 3–6 von 10**

Heilzeit
Da es sich um zwei Piercings handelt, braucht der Körper auch etwas mehr Zeit zur Regeneration. Im Normalfall liegen wir hier bei **6–12 Wochen bis zur vollständigen Heilung** – bei guter Pflege und konsequenter Mundhygiene.

Der erste Schmuckwechsel (Kürzen) sollte bei guter Heilung, nach etwa **10–14 Tagen** stattfinden, ein zweiter Wechsel ist oft nach weiteren zwei Wochen sinnvoll.

Besonderheiten
Das Venom-Piercing zählt zu den auffälligeren Varianten im Zungenbereich und hebt sich deutlich von Standardplatzierungen ab, bleibt jedoch im Alltag in der Regel gut tragbar.

Die Risiken entsprechen im Wesentlichen denen des klassischen Zungenpiercings. Nach abgeschlossener Heilung lässt sich der Kontakt mit den Zähnen meist gut vermeiden, sofern der Schmuck präzise angepasst ist.

Erstschmuck
Für den Erstschmuck eignen sich Barbells mit **1,6 mm Stärke** und einer **Länge** von etwa **20–22 mm**; abhängig von der individuellen Anatomie kann dies variieren. Entscheidend ist, dass in der Anfangsphase ausreichend Platz für die Schwellung vorhanden ist – im Zweifel sollte der Schmuck stets etwas länger als zu kurz gewählt werden.

Als Kugelgröße haben sich 5 mm bewährt. Zu kleine Kugeln bergen insbesondere in der frühen Heilungsphase das Risiko (aber auch danach), sich durch Schwellung und Gewebedruck teilweise oder vollständig in den Stichkanal einzuziehen, was äußerst unangenehm sein kann.

Nach abgeschlossener Heilung kann gegebenenfalls auf 4-mm-Kugeln gewechselt werden. Diese sind optisch unauffällig und gelten als zahnfreundlicher, sollten jedoch auch nach dem Wechsel weiterhin aufmerksam beobachtet werden.

Pflegehinweis
Wie bei allen Mundpiercings: zweimal täglich reinigen in den ersten 4 Wochen, danach weitere 2 Wochen einmal täglich. Keine Milchprodukte oder Fruchtsäuren in den ersten zwei Wochen, möglichst auf Rauchen und Alkohol verzichten – bei Problemen beginnt der Pflegezyklus von vorne.

Die Kugeln kann man später auch auf **Acryl** wechseln – sie sind zahnfreundlicher, aber Achtung: Sie können durchgebissen werden.

3.4.5 Smiley Piercing

Abb. 3.19

Position
Das sogenannte Smiley-Piercing wird durch das Lippen-Frenulum (Frenulum labii superioris) gestochen – das feine Bändchen, das die Oberlippe mit dem Zahnfleisch verbindet. Seinen Namen verdankt es der Tatsache, dass es beim Lächeln sichtbar wird.

Obwohl das Lippenbändchen sehr filigran wirkt, kann es überraschend stabil sein. Dennoch ist eine sorgfältige anatomische Beurteilung unerlässlich, da das Frenulum nicht bei allen Personen ausreichend ausgeprägt ist. Insbesondere bei wenig vorhandenem Gewebe ist kritisch zu prüfen, ob ein Piercing an dieser Stelle sinnvoll und langfristig tragbar ist. Dies erfordert Erfahrung und eine realistische Einschätzung der individuellen Voraussetzungen.

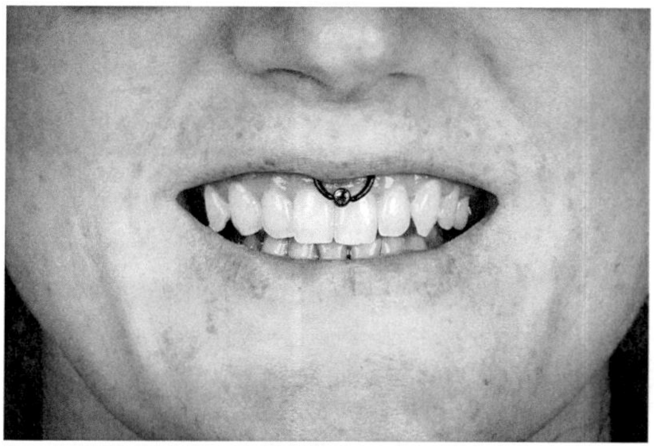

Abb. 3.19 Abgeheiltes Smiley-Piercing mit einem BCR und abgeflachter Kugel. (Eigene Darstellung)

Stechen

Das Stechen erfolgt in der Regel **freihändig** und ist technisch vergleichsweise unkompliziert. Das Lippenfrenulum lässt sich gut erfassen, die Schleimhaut ist dünn und das Gewebe weich, sodass der Stich unter kontrollierten Bedingungen zügig durchgeführt werden kann.

Zur besseren Zugänglichkeit wird die Oberlippe mit einer Hand angehoben, um eine klare Sicht und eine stabile Positionierung zu gewährleisten, während der Stich mit der anderen Hand erfolgt. Eine ruhige Hand, eine sichere Führung und eine präzise Ausrichtung sind dabei entscheidend für einen sauberen Einstich.

Schmerz

Ist natürlich subjektiv, aber da das Gewebe hier äußerst fein ist, zählt das Smiley zu den humansten Piercings überhaupt.

Schmerz: ca. 1–3 von 10 – wenn überhaupt.

Heilzeit

Wenn das Smiley gut gepflegt wird, verläuft die Heilung meist sehr unkompliziert.

Heilzeit: ca. 24 Tage

(Deshalb darf es z. B. in Österreich – wie das Lobe – ab 14 Jahren auch ohne Einverständnis der Eltern gestochen werden)

Besonderheiten

Da das Piercing durch sehr feines Bindegewebe gestochen wird, das sich ständig bewegt, kann es bei manchen Personen mit der Zeit herauswachsen.

Außerdem spielt die Anatomie eine große Rolle:

Ist zu wenig Gewebe vorhanden, steigt die Gefahr, dass das Piercing beim Essen oder durch leichte Reizung herausreißt – beispielsweise beim Abbeißen eines Apfels. Auch wenn sich das zunächst dramatisch anhört, heilt ein eingerissenes Lippenbändchen in der Praxis meist unkompliziert und ohne bleibende Beeinträchtigungen ab.

Ein weiteres Thema sind die Zähne und das Zahnfleisch:

Wenn der Schmuck (Metallkugeln) am Zahnschmelz reibt, kann es auf Dauer zu irreversiblem Abrieb kommen.

Auch das Zahnfleisch kann sich zurückziehen (Rezessionen), was zu freiliegenden Zahnhälsen und erhöhter Empfindlichkeit führt.

Daher gilt: Regelmäßige zahnärztliche Kontrollen sind sinnvoll – und wer schon empfindliches Zahnfleisch oder freiliegende Zahnhälse hat, sollte lieber darauf verzichten.

Erstschmuck

Aufgrund des dünnen, weichen und flexiblen Gewebes in diesem Bereich kann ein Ring hier als Erstschmuck verwendet werden, ohne den Heilungsverlauf negativ zu beeinflussen – wie es bei bestimmten anderen Piercings, etwa im Knorpelbereich, der Fall sein kann.

Für den Ersteinsatz eignet sich ein Ring mit 1,2 mm Stärke, entweder als Hufeisen oder als Ball Closure Ring (BCR), mit einem Durchmesser von etwa 10 mm.

Bei BCRs stehen zudem Varianten mit abgeflachten Kugeln zur Verfügung, die als zahnfreundlicher gelten. Diese können aufgrund ihrer Form und Größe beim Einsetzen etwas anspruchsvoller sein und erfordern eine saubere Technik sowie entsprechende Routine beim Schließen des Rings.

Ein erster Schmuckwechsel kann bei unauffälligem Heilungsverlauf bereits nach etwa vier Wochen erfolgen.

Pflegehinweis

Pflege wie bei anderen Mundpiercings – **zweimal täglich reinigen für 4 Wochen**, danach ist meist keine weitere Nachbehandlung nötig.

3.5 Ohren – Allgemein

Wenn wir von Piercings am Ohr sprechen, denken viele zuerst an das klassische Lobe – also das Ohrläppchen. Doch abgesehen von diesen und seinen Variationen (Second Lobe, High Lobe etc.) sind alle anderen Varianten Knorpelpiercings. Und hier gibt es ein paar wichtige Unterschiede zu beachten:

Knorpelgewebe wird nicht direkt durchblutet, sondern über das umliegende Gewebe mit Nährstoffen versorgt. Das bedeutet: Die Heilung dauert länger und kann deutlich komplexer verlaufen als bei gut durchbluteten Bereichen wie der Zunge oder der Lippe. Knorpel verfügt nur über eine sehr eingeschränkte Regenerationsfähigkeit. Das heißt, wird Knorpel beschädigt, bleibt diese Veränderung häufig dauerhaft bestehen. Zwar kann sich unter Umständen eine dünne Gewebeschicht darüber bilden, eine vollständige Regeneration des Knorpelgewebes ist jedoch in der Regel nicht zu erwarten.

Ein weiterer wichtiger Punkt
Knorpelpiercings gelten im Vergleich zu Weichteilpiercings als anfälliger für die Bildung hypertropher Narben oder Keloide. Dabei kann es im Rahmen der Wundheilung zu einer überschießenden Bindegewebsproliferation kommen, also zu einer vermehrten Neubildung von Bindegewebe im Bereich der verletzten Haut.

Hypertrophe Narben und Keloide sind gutartige Gewebewucherungen, die sich unter anderem als Reaktion auf Entzündungen oder wiederholte mechanische Reizungen entwickeln können. Auch eine genetische Veranlagung kann die Wahrscheinlichkeit ihrer Entstehung erhöhen. In manchen Fällen genügt dafür bereits eine vergleichsweise geringe Belastung. In der Regel sind sie nicht schmerzhaft und verursachen zunächst keine funktionellen Probleme, können jedoch unbehandelt weiter an Größe zunehmen (Amplifon 2026; MedlinePlus 2023).

Wie mit hypertrophen Narben und Keloiden umgegangen werden kann und welche Maßnahmen sinnvoll sind, wird in Abschn. 16.5 sowie Kap. 26 ausführlich behandelt.

Praktischer Hinweis
Reizungen während des Schlafs stellen bei Ohrpiercings – insbesondere bei Knorpelpiercings – eine häufig unterschätzte Belastung dar. Wenn Druck auf die frisch gepiercte Stelle ausgeübt wird, kann dies den Heilungsverlauf negativ beeinflussen oder bestehende Reizungen verstärken.

Eine Möglichkeit, den Druck gezielt zu reduzieren, ist die Verwendung eines sogenannten **Lochkissens**, das den Kontakt zwischen Ohr und Unterlage minimiert. Alternativ kann – insbesondere bei längeren Haaren – das Anbringen von Haarspangen auf der gepiercten Seite hilfreich sein, um ein unbewusstes Liegen auf dieser Seite zu vermeiden. Diese Methode kann das Schlafen zwar etwas unbequemer machen, erfüllt jedoch oft zuverlässig ihren Zweck.

Letztlich gilt: Jede Person sollte für sich eine Lösung finden, die einen möglichst erholsamen Schlaf ermöglicht und gleichzeitig das Piercing schont. Eine bewusste Anpassung der Schlafgewohnheiten kann hier einen wichtigen Beitrag zu einem komplikationsarmen Heilungsverlauf leisten.

3.5.1 Klassisches Lobe

Abb. 3.20

Position
Das klassische Lobe-Piercing ist das wohl am weitesten verbreitete Piercing überhaupt und wird im **Ohrläppchen** getragen. Je nach Anato-

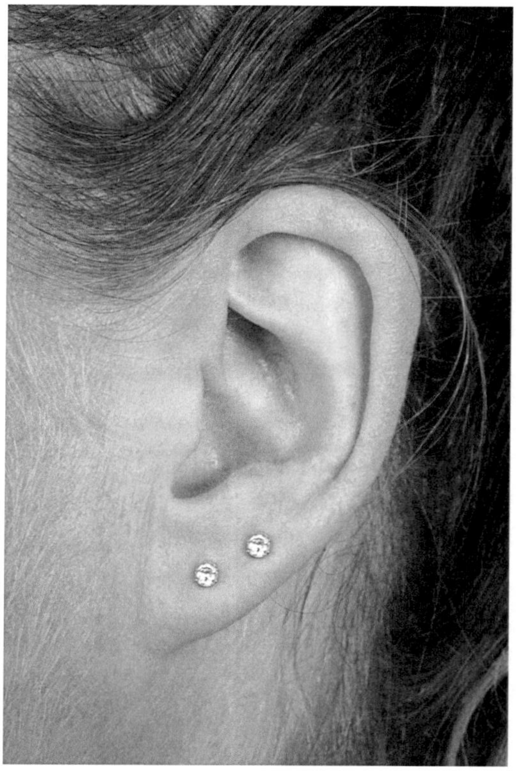

Abb. 3.20 Abgeheilte Lobe-Piercings im Ohrläppchen mit Labret-Studs. (Eigene Darstellung)

mie kann man problemlos mehrere nebeneinander setzen – diese Varianten nennt man unter anderem Second- oder High-Lobe.

Stechen
Das Lobe wird bestenfalls mittels Förster-Klemme fixiert und von vorne nach hinten gestochen. Diese Methode bietet im Vergleich zum freihändigen Stechen eine bessere Kontrolle und Präzision, da das Gewebe sehr weich ist und Fehler so leichter vermieden werden.

Wichtig Haare sollten beim Stechen nicht im Weg sein, um hygienisch und präzise arbeiten zu können.

Schmerz
Sehr human – die meisten empfinden nur **ca. 1–3 von 10** auf der Schmerzskala. Viele sind vorab nervös, aber rund 95 % sind danach positiv überrascht, wie wenig das Piercen eigentlich gespürt wird.

Heilzeit
Bei guter Pflege und einem achtsamen Umgang heilt ein Lobe-Piercing in der Regel innerhalb von etwa drei bis vier Wochen ab. Individuelle Unterschiede in der Wundheilung sind jedoch möglich.

Bestehen nach diesem Zeitraum noch leichte Reizungen, Rötungen oder Druckempfindlichkeiten, sollte der Schmuck weiterhin eingesetzt bleiben und ein Wechsel erst erfolgen, wenn die Stelle vollständig reizfrei ist.

Besonderheiten
Da die zu erwartbare Heilzeit bei ca. 24 Tagen liegt, gehört das klassische Lobe – genau wie das Smiley – zu den wenigen Piercings, die in Österreich ab 14 Jahren auch ohne elterliche Einverständniserklärung erlaubt sind.

Es ist außerdem ein ideales Einsteiger-Piercing, unkompliziert, schlicht – und doch mit vielen Möglichkeiten zur Individualisierung.

Wichtiger Hinweis
Für Piercings – insbesondere außerhalb des Ohrläppchens – sollte keine Schusspistole verwendet werden. Stattdessen ist grundsätzlich die Arbeit mit der Nadel vorzuziehen, da sie eine kontrollierte, hygienische und gewebeschonende Durchführung ermöglicht.

Warum Schusspistolen aus fachlicher, hygienischer und rechtlicher Sicht problematisch sind und weshalb sie für Piercings ungeeignet sind, wird in Abschn. 19.3 ausführlich erläutert.

Erstschmuck
Im Zusammenhang mit dem Lobe wird häufig der Begriff „medizinischer Stecker" verwendet. Dieser Ausdruck stammt ursprünglich aus Juweliergeschäften und Modeketten, in denen Ohrlöcher geschossen werden. Gemeint ist damit in erster Linie die sterile Verpackung des Schmucks, nicht jedoch eine spezifische Aussage zur Materialqualität.

Sterilität allein ist nicht ausreichend – auch das verwendete Material muss für die Erstversorgung geeignet sein. Ungeeignete Materialien können den Heilungsverlauf beeinträchtigen oder zu Komplikationen führen.

Für den Ersteinsatz werden Titan-G23-Labrets mit einer **Stärke** von **1,2 mm** und einer **Länge** von **8 mm** verwendet. Bei stärker ausgeprägten Ohrläppchen kann eine Länge von 10 mm erforderlich sein, um ausreichend Spielraum zu gewährleisten. Eine sorgfältige anatomische Beurteilung vor dem Stechen ist daher unerlässlich.

Bei unauffälligem Heilungsverlauf kann ein erster Schmuckwechsel bereits nach etwa vier Wochen erfolgen. In der frühen Phase sollte dabei besonders sorgfältig gearbeitet werden: Der Stichkanal ist mechanisch zu schonen und die gleichen hygienischen Standards wie bei der regulären Pflege sind einzuhalten. So lassen sich Irritationen vermeiden, die durch einen nicht sachgemäßen Schmuckwechsel entstehen können.

Weiterführende Informationen zum Ersteinsatzschmuck finden sich in Kap. 18.

Hinweis
Wurde ein Lobe-Piercing bei einem Juwelier oder einer vergleichbaren Einrichtung gestochen oder nach der Abheilung auf einen klassischen Ohrstecker gewechselt, sollte darauf geachtet werden, dass der Verschluss auf der Rückseite nicht hauteng anliegt – insbesondere in den ersten 2–4 Wochen.

Reagiert das Ohr in dieser Phase mit einer Schwellung, kann ein zu enger Verschluss rasch zu schmerzhaften Entzündungsreaktionen führen. In ungünstigen Fällen kann sich der Stecker oder der Verschluss in das Gewebe hineinziehen.

Zu Beginn sollte daher stets ausreichend Spielraum für mögliche Gewebereaktionen eingeplant werden. Dieser Aspekt ist für einen komplikationsarmen Heilungsverlauf von Bedeutung.

Treten Schwellungen, ausgeprägte Druckempfindlichkeit oder ein Einziehen des Verschlusses auf, ist eine zeitnahe fachliche Abklärung erforderlich. Eine frühzeitige Kontrolle durch einen Piercer oder einen Arzt kann verhindern, dass sich die Situation weiter verschlechtert.

Pflegehinweis
4 Wochen lang zweimal täglich reinigen – idealerweise mit Prontolind oder einer sterilen Kochsalzlösung.

Die Stelle gut schonen – kein Zerren, kein Drücken, kein Kontakt mit unnötiger Chemie.

In den ersten 2–3 Tagen kein Haarewaschen, da Rückstände von Shampoos und Spülungen die Heilung stören können.

In den ersten 4 Wochen: kein Solarium, keine Sauna, kein Schwimmen – gib deinem Körper die Ruhe, die er braucht.

3.5.2 Helix

Abb. 3.21

Abb. 3.22

Position
Das Helix zählt – neben dem klassischen Lobe – zu den am häufigsten gestochenen Ohrpiercings. Es befindet sich am äußeren Knorpelrand des Ohrs (Helixrand), der sich vom oberen Bereich des Ohrläppchens entlang der Ohrkante bis über den Bereich der Antihelix erstreckt.

Bei der Platzierung ist zu beachten, dass das klassische Helix in der Regel durch den wulstigen Knorpelrand, meist von oben nach unten, gestochen wird. Daneben existieren Varianten mit horizontalem Stichverlauf, bei denen der Stich – ähnlich wie beim Flat-Piercing – von innen nach

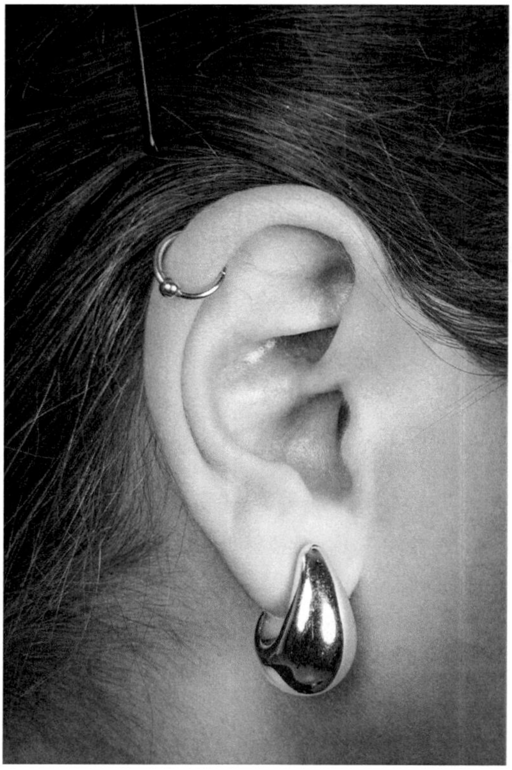

Abb. 3.21 Abgeheiltes klassisches Helix-Piercing im äußeren Knorpelrand, getragen mit einem BCR. (Eigene Darstellung)

außen erfolgt. Beide Techniken sind etabliert; die Ausrichtung sollte vorab entsprechend der gewünschten Wirkung abgestimmt werden.

Der Unterschied zwischen diesen beiden Platzierungsarten liegt hauptsächlich im visuellen Erscheinungsbild des Ergebnisses. Die klassische Technik ist eher auf das Tragen eines Rings ausgelegt, da dieser dort besonders gut zur Geltung kommt. Bei der moderneren Interpretation können sowohl Stecker als auch Ringe optisch überzeugend wirken. Aus diesem Grund sollte die gewünschte Schmuckform im Vorfeld berücksichtigt und entsprechend eingeplant werden.

Stechen
Abhängig von der gewünschten Platzierung kann das Helix-Piercing freihändig oder unter Verwendung einer Förster-Klemme gestochen werden. Alternativ kann auch eine Receiving Tube zum Einsatz kommen, sofern dies die Kontrolle und Präzision des Einstichs unterstützt.

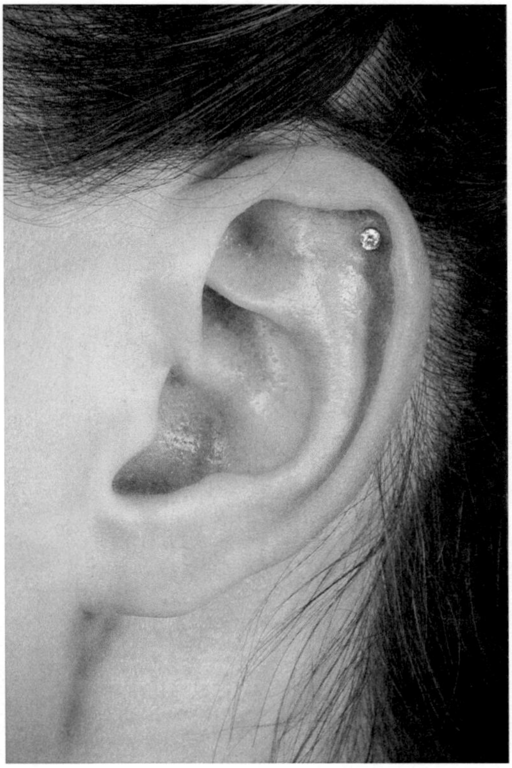

Abb. 3.22 Frisch gestochenes Helix-Piercing im oberen Knorpelbereich (moderne Interpretation), eingesetzt mit einem Labret-Stud. (Eigene Darstellung)

Unabhängig von der gewählten Technik ist darauf zu achten, dass die Haut im Arbeitsbereich frei zugänglich ist. Insbesondere bei längeren Haaren sollten diese sorgfältig zur Seite fixiert werden, um einen hygienisch einwandfreien und störungsfreien Ablauf zu gewährleisten.

Schmerz

Ca. 3–5 von 10, abhängig von persönlicher Schmerzempfindlichkeit und Tagesverfassung.

Heilzeit

Die Heilzeit beträgt in der Regel etwa **3 bis 6 Monate**, vorausgesetzt, das Piercing wird sorgfältig gepflegt. Bei nachlässigem Umgang kann sich der Heilungsverlauf jedoch deutlich verlängern.

Knorpelpiercings erfordern grundsätzlich mehr Geduld, da Knorpelgewebe nicht direkt durchblutet wird, sondern überwiegend über das umliegende Gewebe mit Nährstoffen versorgt wird. Entsprechend sollte dieser Piercing-Typ nicht unterschätzt werden. Ein achtsamer Umgang und eine konsequente Pflege sind entscheidend, um ein möglichst komplikationsfreies und ästhetisch zufriedenstellendes Ergebnis zu erreichen.

Besonderheiten

Das Helix zählt trotz seiner Beliebtheit zu den anspruchsvolleren Piercings im Ohrbereich. Die anatomische Lage ist ungünstig: Haare, Kleidung oder Hauben usw. können leicht daran hängen bleiben, zudem wird im Alltag häufig Druck durch Schlafen auf der Seite oder unbewusstes Anstoßen ausgeübt. Diese mechanischen Reize können den Heilungsverlauf deutlich beeinträchtigen.

Reizungen sowie überschießende Narbenbildungen (hypertrophe Narben bzw. Keloide) treten in diesem Bereich vergleichsweise häufiger auf. Insbesondere bei längeren Haaren oder unbewusster Manipulation des Schmucks ist erhöhte Aufmerksamkeit erforderlich.

Zur Druckentlastung kann beim Schlafen ein Lochkissen oder eine seitliche Hochlagerung des Kopfes sinnvoll sein. Auch wenn das Piercing nach einigen Wochen beschwerdefrei erscheint, ist die Abheilung des Knorpelgewebes zu diesem Zeitpunkt in der Regel noch nicht abgeschlossen. Der Knorpel benötigt eine längere Regenerationszeit; eine zu frühe Vernachlässigung der Pflege oder mechanische Belastung kann zu Komplikationen führen.

Erstschmuck

Als Erstschmuck eignen sich in der Regel **Labret-Studs mit 1,2 mm Stärke** und einer Länge von etwa **8 mm**. Je nach persönlicher Vorliebe kann alternativ auch eine Stärke von 1,6 mm gewählt werden; aktuell geht der Trend jedoch eindeutig zu filigranem Schmuck.

Von der Verwendung von **Barbells** ist in diesem Bereich eher abzuraten, da sie insbesondere beim Liegen auf der Innenseite unangenehm gegen den Kopf drücken können. Dies kann zu zusätzlichem Druck auf das umliegende Gewebe führen und den Heilungsverlauf ungünstig beeinflussen. Labret-Studs sitzen in der Regel ruhiger, sind angenehmer zu tragen und reduzieren die mechanische Belastung des Stichkanals.

Ein Wechsel auf einen **Ring** ist – abhängig vom individuellen Heilungsverlauf – frühestens nach etwa **3 bis 5 Monaten** möglich. Empfehlenswert ist jedoch, rund **6 Monate** abzuwarten, um das Risiko von Reizungen durch einen zu frühen Schmuckwechsel möglichst gering zu halten.

Unabhängig vom Zeitpunkt gilt: Bestehen noch Schmerzen oder erfolgt der Wechsel unsauber beziehungsweise unter unnötiger mechanischer Belastung, können auch zu diesem Zeitpunkt Reaktionen auftreten.

Pflegehinweis
Wie bei den meisten Piercings:

4 Wochen lang zweimal täglich, anschließend 2 Wochen einmal täglich – am besten mit Prontolind oder einer sterilen Kochsalzlösung.

Beobachte dein Ohr regelmäßig auf Rötungen, Schwellungen oder Keloidbildung – so kannst du schnell reagieren.

Wichtig Nicht häufiger als zweimal täglich pflegen! Auch wenn es gut gemeint ist – zu viel Pflege kann das Gewebe reizen und kann die Heilung sogar verzögern.

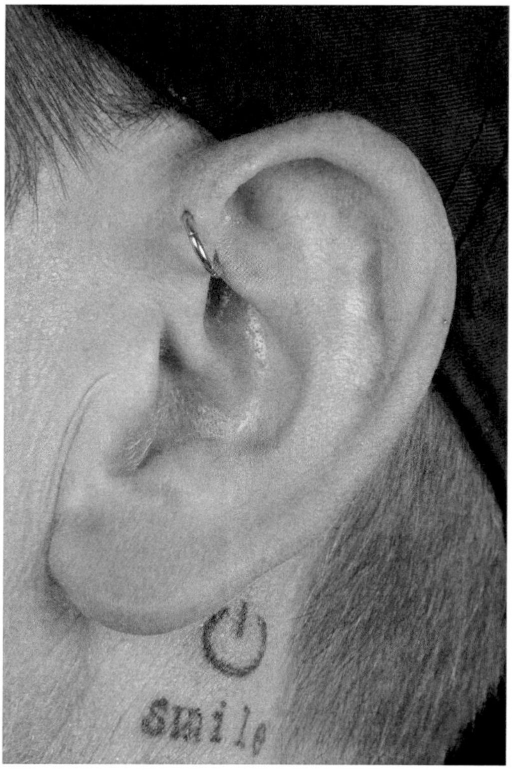

Abb. 3.23 Abgeheiltes Antihelix-Piercing im inneren Ohrknorpelbereich, getragen mit einem Segmentring. (Eigene Darstellung)

3.5.3 Anti-Helix (Forward Helix)

Abb. 3.23

Position
Das Anti-Helix-Piercing – auch Forward-Helix-Piercing genannt – sitzt am vorderen Rand der Ohrkante, direkt über dem Tragus. Es markiert den Anfang der Helixfalte und liegt dem klassischen Helix-Piercing quasi gegenüber.

Es ist eine besonders elegante Variante für alle, die etwas Individuelleres als das klassische Helix suchen.

Bei der Platzierung sollte zudem auf ausreichenden Abstand zu angrenzenden Strukturen, insbesondere zum Rook-Bereich, geachtet werden. Befindet sich das Piercing zu nah über dem Rook, kann der Ersteinsatzschmuck auf dem darunterliegenden Knorpel aufliegen und dadurch zusätzlichen Druck oder Reizungen verursachen. Wenn es die Anatomie zulässt, ist daher eine Positionierung leicht darüber oder darunter meist günstiger, um genügend Platz für den Ersteinsatzschmuck zu gewährleisten.

Stechen
Abhängig von der individuellen Anatomie kann das Anti-Helix-Piercing entweder unter Verwendung einer Receiving Tube oder einer Duval-Klemme gestochen werden.

Auf den Einsatz einer Förster-Klemme wird in diesem Bereich in der Regel verzichtet, da ihre abgerundete Spitze für enge oder geradlinige Platzierungen weniger vorteilhaft ist. Für Piercings wie das Anti Helix, bei denen eine präzise Fixierung auf engem Raum erforderlich ist, ermöglichen gerade Klemmen eine kontrolliertere und exaktere Ausrichtung des Einstichs.

Schmerz
Ähnlich wie beim Helix – **ca. 3–5 von 10**, je nach Empfindlichkeit.

Heilzeit
Auch hier liegt die Heilzeit bei **ca. 3 bis 6 Monaten**, abhängig von Pflege, Anatomie und Alltagsbelastung.

Besonderheiten
Das Anti Helix ist eine attraktive Alternative zum klassischen Helix, wenn eine etwas ungewöhnliche, dabei aber dennoch dezente Platzierung gewünscht ist. Es fällt ins Auge, ohne überladen zu wirken, und eignet sich gut, um ein gezieltes Highlight zu setzen. Bei gut ausgeprägter Anatomie können in diesem Bereich auch mehrere Piercings nebeneinander realisiert werden – in manchen Fällen sind sogar bis zu drei Anti-Helix-Piercings möglich.

Erstschmuck
Als Erstschmuck kommen in diesem Bereich in der Regel Labret-Studs mit einer Länge von 7–8 mm und einer Stärke von 1,2 mm oder auch 1,6 mm zum Einsatz; die genaue Länge richtet sich nach der individuellen Anatomie und dem verfügbaren Platzverhältnis.

Der Schmuck sollte dabei so gewählt werden, dass mögliche Schwellungen ausreichend berücksichtigt werden. Ein geringfügig längerer Stecker ist in der Anfangsphase meist unproblematischer als ein zu kurzer, ohne jedoch unnötig viel Spielraum zu lassen.

Ein erster Schmuckwechsel ist üblicherweise nach etwa 3 Monaten sinnvoll. Bei unauffälligem Heilungsverlauf kann – sofern der längere Stecker im Alltag stört – auch bereits nach rund 6 Wochen auf eine kürzere Variante gewechselt werden.

Besonders geeignet sind Stecker mit Innengewinde, da diese sich beim Einsetzen nicht in das Gewebe eindrehen und dadurch als reizärmer und angenehmer im Handling gelten.

Pflegehinweis
Wie auch bei den anderen Knorpelpiercings:

4 Wochen zweimal täglich, danach 2 Wochen einmal täglich mit Prontolind oder steriler Kochsalzlösung pflegen.

Bitte nicht überpflegen – auch hier gilt: Weniger ist mehr. Beobachte dein Ohr gut – bei Rötung oder beginnender Wucherung kann man rechtzeitig gegensteuern.

3.5.4 Flat (She-Man oder Outer Conch)

Abb. 3.24

Position
Das Flat-Piercing sitzt auf der flachen Fläche im oberen Bereich der Ohrmuschel, zwischen Helixrand und innerem Ohrbereich. Je nach Anatomie kann es mehr **zur Mitte hin oder weiter außen** platziert werden – daher auch die alternativen Bezeichnungen She-Man oder Outer Conch. Gerade diese Fläche bietet viel kreativen Spielraum für individuelle Piercing Kombinationen und verleiht dem Ohr oft eine moderne, elegante Note.

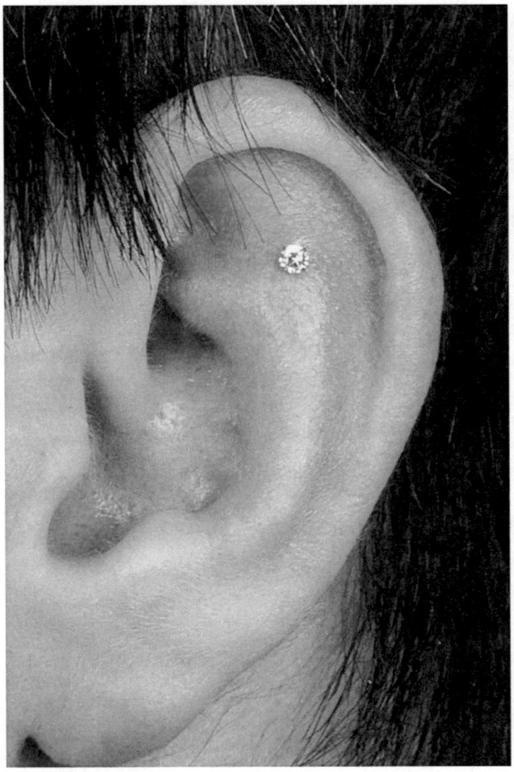

Abb. 3.24 Frisch gestochenes Flat-Piercing im flachen Knorpelbereich der Ohrmuschel, eingesetzt mit einem Labret-Stud. (Eigene Darstellung)

Wichtig Die Bezeichnung She-Man-Piercing wird in manchen Kontexten mit einem sogenannten Akupunktur-Piercing in Verbindung gebracht, dem eine mögliche Linderung von Depressionen, Angstzuständen oder Stimmungsschwankungen zugeschrieben wird. Da diese Annahmen fachlich umstritten und wissenschaftlich bislang nicht ausreichend belegt sind, wird dieses Thema in Kap. 29 gesondert und ausführlich behandelt.

Stechen
Das Piercing kann entweder freihändig von vorne nach hinten oder unter Verwendung einer Förster-Klemme gestochen werden. Die Wahl der Technik richtet sich danach, welche Vorgehensweise eine bessere Kontrolle über Einstichwinkel und Platzierung ermöglicht. Insbesondere zu Beginn empfiehlt sich die Arbeit mit einer Klemme, da sie zusätzliche Stabilität bietet und hilft, ein sicheres Gefühl für Gewebe, Druck und Stichführung zu entwickeln.

Optional kann beim Stechen auch eine Receiving Tube eingesetzt werden, um zusätzliche Stabilität und Kontrolle zu gewährleisten.

Besonderer Wert ist auf eine präzise Anzeichnung zu legen, da in diesem Bereich ein vergleichsweise großer gestalterischer Spielraum besteht. Die Platzierung sollte vor dem Stechen sorgfältig überprüft und mit dem Kunden abgestimmt werden.

Schmerz
Der Schmerz wird subjektiv häufig als etwas geringer empfunden als beim klassischen Helix und liegt in der Regel bei etwa **3–5 von 10**.

Heilzeit
Je nach Anatomie und Festigkeit des Knorpels etwa **6–8 Monate**. Besonders in dickeren oder festeren Knorpel Bereichen kann sich die Heilung verzögern, da hier der Stoffwechsel träger ist und mehr Gewebe regeneriert werden muss. Zusätzlich ist das Flat-Piercing eher Druck und äußeren Reizen ausgesetzt – etwa durch Schlafen auf der Seite, Kopfbedeckungen oder Kopfhörer. Diese Belastungen können die Abheilung zusätzlich erschweren. Achte deshalb besonders in der Anfangszeit darauf, die Stelle so gut wie möglich zu entlasten.

Besonderheiten
Das Flat-Piercing eignet sich besonders für Personen, die eine etwas außergewöhnlichere, dabei aber dennoch harmonische Platzierung suchen. Nicht jede Ohrform bietet hierfür die passenden anatomischen Voraussetzungen; bei geeigneter Anatomie kann das Flat jedoch sehr wirkungsvoll zur Geltung kommen.

Durch seine Position betont es die natürliche Form des Ohrs auf dezente Weise und kann zugleich als markanter Akzent wirken. Besonders in Kombination mit weiteren Ohrpiercings bietet das Flat vielfältige gestalterische Möglichkeiten und eignet sich daher gut für umfangreichere Ear-Projekte.

Erstschmuck
Als Erstschmuck kommt in der Regel ein **Labret-Stud mit 1,2 mm Stärke** und einer Länge von etwa **8 mm** zum Einsatz. Die genaue Länge richtet sich nach der individuellen Anatomie.

Bei stärker ausgeprägtem Knorpel oder erhöhtem Gewebeanteil kann eine Länge von 10 mm sinnvoll sein, um ausreichend Spielraum für mögliche Schwellungen einzuplanen.

Alternativ ist auch eine Stärke von 1,6 mm möglich; unabhängig davon zeigt sich aktuell ein klarer Trend hin zu filigranerem Schmuck.

Pflegehinweis
Wie gewohnt:

4 Wochen zweimal täglich, dann 2 Wochen einmal täglich mit Prontolind oder steriler Kochsalzlösung reinigen.

Reizungen unbedingt vermeiden – achte z. B. auf Kopfbedeckungen, Kopfhörer oder Kissen. Wenn es im Schlaf unangenehm wird, kannst du dir so ein Lochkissen oder einen „Donut" organisieren und drauf liegen. Durch diesen kann man den Druck gut reduzieren.

Und ganz wichtig: Dein Piercing spricht mit dir. Wenn es zieht, pocht oder unangenehm ist, hör auf dieses Signal – und gib ihm die Ruhe, die es braucht.

3.5.5 Conch

Abb. 3.25

Abb. 3.26

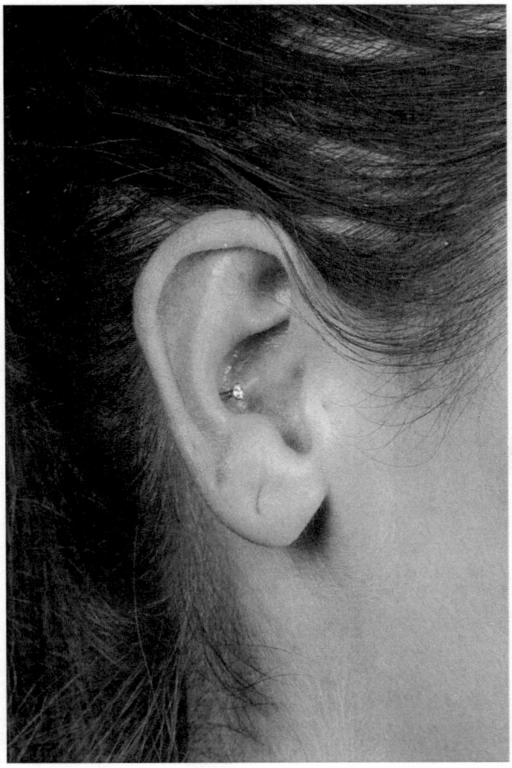

Abb. 3.25 Frisch gestochenes Conch-Piercing im inneren Knorpelbereich der Ohrmuschel, eingesetzt mit einem Labret-Stud. (Eigene Darstellung)

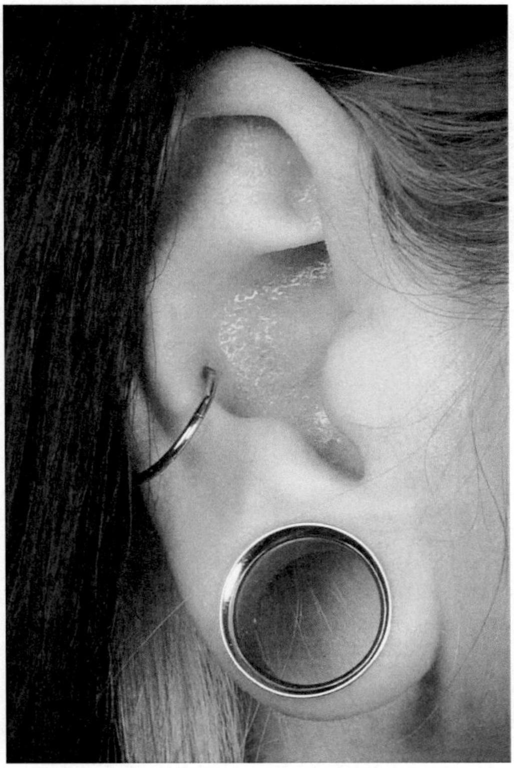

Abb. 3.26 Abgeheiltes Conch-Piercing im inneren Ohrknorpelbereich, getragen mit einem Segmentring. (Eigene Darstellung)

Position

Beim Conch unterscheidet man zwischen dem **Inner Conch** und dem **Outer Conch** (auch Flat genannt). Wenn allgemein vom „Conch" die Rede ist, ist in den meisten Fällen das Inner Conch gemeint. Genau deshalb ist es bei der Beratung besonders wichtig, klar zu besprechen, welches Piercing eigentlich gewünscht ist – denn vielleicht denkt man an zwei völlig unterschiedliche Stellen.

Das Inner Conch wird in der inneren Ohrmuschel gestochen – also dem runden Bereich zwischen Tragus, Snug, Helix und Antihelix. Nach der Abheilung wird dort gerne ein Ring getragen, das Piercing ist aber auch mit einem Stecker sehr stilvoll.

Stechen

Das Conch wird in der Regel freihändig von vorne nach hinten gestochen. Wichtig ist dabei der korrekte Stichwinkel, damit der Austrittspunkt nicht zu nah am Kopf liegt. Dies verbessert den Tragekomfort und verhindert, dass ein später eingesetzter Ring beim Liegen direkt gegen den Kopf drückt.

Da diese Technik eine sichere Führung durch das Knorpelgewebe erfordert, ist es von Vorteil, bereits Erfahrung mit anderen Piercings in diesem Bereich zu haben, um ein gutes Gefühl für Gewebebeschaffenheit, Widerstand und Stichführung zu entwickeln. Alternativ kann zur zusätzlichen Kontrolle auch mit einer Receiving Tube gearbeitet werden.

Schmerz

Die Schmerzintensität wird häufig als geringer empfunden als beim klassischen Helix und liegt in der Regel bei etwa **3–5 von 10**.

Heilzeit

Durch die vergleichsweise geschützte Lage heilt das Conch in der Regel etwas komplikationsärmer und häufig auch schneller ab als beispielsweise ein Helix, sofern zusätzliche mechanische Reize vermieden werden. Die Heilungsdauer beträgt meist etwa **3–5 Monate**.

Besonderheiten

Während der Heilungsphase sollten In-Ear-Kopfhörer, Mützen, Hauben oder Helme möglichst vermieden werden, da sie in diesem Bereich zu dauerhafter mechanischer Reizung führen können. Eine solche Belastung kann den Heilungsverlauf negativ beeinflussen und das Risiko für Komplikationen erhöhen.

Als Alternative zum klassischen Stechen besteht die Möglichkeit, das Conch-Piercing mittels Dermal Punch (ca. 1,2–2 mm) zu setzen. Dabei wird das Gewebe vollständig entfernt, wodurch der Druck des Schmucks auf das umliegende Gewebe reduziert wird. Dies kann zu einer verkürzten Heilungszeit führen, die in vielen Fällen bei etwa 4–6 Wochen liegt. Zudem erlaubt ein größerer Punch häufig das direkte Einsetzen eines Rings, da kein klassischer Stichkanal entsteht.

Zu beachten ist, dass das Punchen mit einem Dermal Punch in der Regel mit einer stärkeren Blutung und einer intensiveren Wahrnehmung des Eingriffs einhergehen kann. Aufgrund der kurzen Dauer des Eingriffs wird dies jedoch von vielen als gut handhabbar empfunden.

Erstschmuck

Da der Knorpel in diesem Bereich häufig etwas kräftiger ausgeprägt ist, wird in der Regel ein Labret-Stud mit 1,2 mm Stärke und einer Länge von etwa 10 mm verwendet. Alternativ ist auch eine Stärke von 1,6 mm möglich. Diese Wahl bietet in der Anfangsphase ausreichend Stabilität und Spielraum.

Ein erstes Kürzen des Schmucks ist frühestens nach etwa 6 Wochen möglich. Empfehlenswert ist ein früher Wechsel jedoch nur dann, wenn die Überlänge im Alltag als störend empfunden wird. Jeder Schmuckwechsel während der frühen Heilungsphase kann eine Reizung auslösen; daher ist es in vielen Fällen sinnvoller, 3 Monate abzuwarten.

Beim Wechsel auf einen **Ring** sollte zur Sicherheit eine Heilzeit von **mindestens 5 Monaten** eingehalten werden; bei schwieriger Heilung entsprechend länger.

Von der Verwendung von Barbells wird in diesem Bereich eher abgeraten, da die rückseitige Kugel häufig unangenehm aufliegt. Labret-Studs gelten hier in der Regel als komfortablere und ruhigere Lösung.

Pflegehinweis

Wie im allgemeinen Teil beschrieben – auch hier gilt: schonen, nicht überpflegen, beobachten.

3.5.6 Tragus

Abb. 3.27

Position

Das Tragus-Piercing wird im Tragus, dem kleinen Knorpel am Eingang des Gehörgangs, platziert. Sofern die Anatomie mitspielt, sind auch

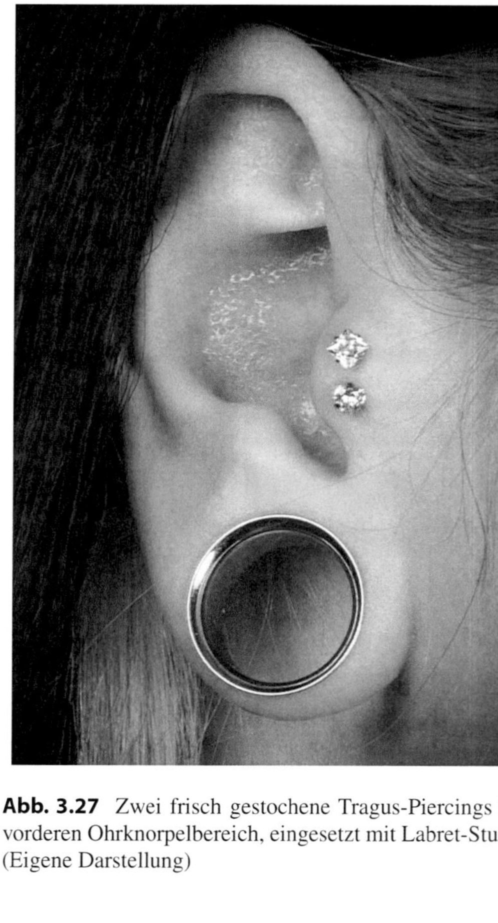

Abb. 3.27 Zwei frisch gestochene Tragus-Piercings im vorderen Ohrknorpelbereich, eingesetzt mit Labret-Studs. (Eigene Darstellung)

zwei oder sogar drei übereinander möglich, was ebenfalls ein besonderes Gesamtbild mit sich bringt.

Stechen

Das Tragus-Piercing wird in der Regel von außen nach innen gestochen und dabei häufig mit einer Förster-Klemme fixiert. Eine präzise Kontrolle von Tiefe und Einstichwinkel ist hierbei entscheidend, da ein zu weit nach innen gesetzter Stich zu unangenehmen Druckgefühl und einem ungünstigen Sitz des Schmucks führen kann. Eine zu randnahe Platzierung ist hingegen sowohl optisch als auch funktionell problematisch.

Insbesondere bei geringerer Erfahrung empfiehlt es sich, auf eine Receiving Tube, eine dafür geeignete geschlossene Spezialklemme oder vergleichbare Hilfsmittel zurückzugreifen, die den Bereich sicher fixieren, ohne ein Verletzungsrisiko von innen darzustellen. Das erforderliche Gefühl, um in diesem Bereich ausschließlich mit einer Förster-Klemme zu arbeiten, entwickelt sich mit zunehmender Übung.

Schmerz

Das Tragus-Piercing wird häufig als eines der weniger schmerz intensiven Knorpel Piercings am Ohr wahrgenommen. Wie bei allen Piercings ist die Schmerzempfindung individuell unterschiedlich; in der Regel liegt sie jedoch bei **ca. 3–4 von 10**.

Heilzeit

Das Tragus sitzt sogar noch geschützter als ein Conch, weshalb es bei guter Pflege eher selten Probleme bereitet. In der Regel liegt die Heilzeit bei **3–4 Monaten** bis zur vollständigen Abheilung.

Ein erster Schmuckwechsel ist in der Regel nach 2–3 Monaten möglich; für den Umstieg auf einen Ring empfiehlt es sich, etwa 4 Monate abzuwarten.

Besonderheiten

Das Tragus-Piercing ist nicht nur aufgrund seiner häufig als gering empfundenen Schmerzintensität beliebt, sondern auch, weil es in vielen Fällen unkompliziert abheilt. Voraussetzung dafür ist jedoch eine geeignete Anatomie. Ist der Tragus nur schwach ausgeprägt oder sehr klein, lässt sich dieses Piercing nicht sinnvoll oder dauerhaft stabil platzieren. Bei günstigen anatomischen Voraussetzungen sind auch mehrere Tragus-Piercings an einem Ohr möglich.

Eine fehlerhafte Platzierung kann langfristig zu Problemen führen, etwa zu unangenehmem Druckgefühl, funktionellen Einschränkungen oder einem erhöhten Risiko für Wandern oder Herauswachsen des Schmucks. Eine sorgfältige Planung und präzise Umsetzung sind daher entscheidend für ein dauerhaft gutes Ergebnis.

Nach dem Stechen kann es vereinzelt zu einem leichten Zieh- oder Spannungsgefühl im umliegenden Bereich kommen, das gelegentlich bis in Richtung Kinn ausstrahlt. Dieses Empfinden ist in der Regel harmlos und klingt meist innerhalb weniger Minuten ab, in seltenen Fällen innerhalb von ein bis zwei Tagen. Ursache hierfür ist eine vorübergehende Reizung oberflächlicher Nervenstrukturen durch den Einstich.

Durch den Tragus verläuft kein relevanter Nerv, dessen Verletzung zu bleibenden neurologischen Schäden führen würde. Tiefere Strukturen wie der Nervus facialis liegen deutlich weiter unten und sind bei sachgerechter Durchführung nicht betroffen.

Erstschmuck

Als Erstschmuck wird in der Regel ein **Labret-Stud** mit **1,2 mm Stärke** und einer **Länge** von **8 mm** verwendet. Diese Länge wird in den meisten Fällen auch durch die bestehende Überlänge nicht als unangenehm empfunden, sodass der Schmuck – sofern gewünscht – problemlos bis zu einem späteren Wechsel, etwa auf einen Ring, getragen werden kann.

Pflegehinweis

Wie bei den anderen Piercings am Ohr – siehe allgemeine Pflegeanleitung.

3.5.7 Anti-Tragus

Abb. 3.28

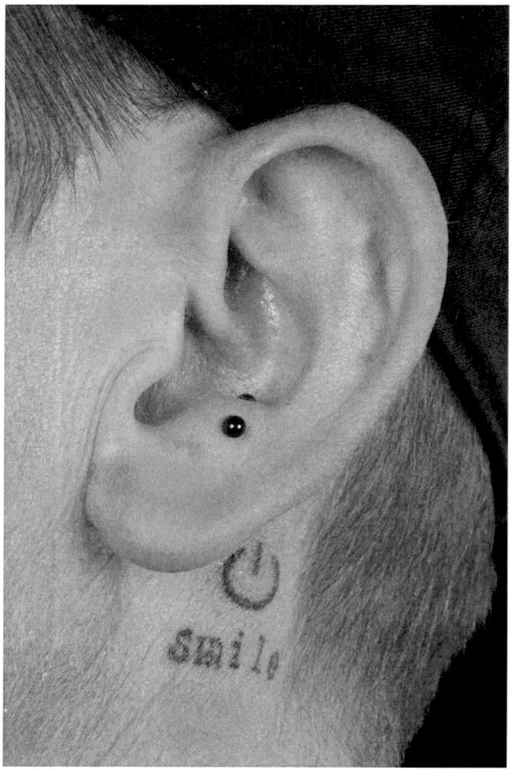

Abb. 3.28 Abgeheiltes Anti-Tragus-Piercing im unteren Ohrknorpelbereich, getragen mit einem Curved Barbell. (Eigene Darstellung)

Position

Das Anti-Tragus-Piercing sitzt im kleinen Knorpelwulst schräg gegenüber vom Tragus, oberhalb des Ohrläppchens, an der unteren inneren Kante der Ohrmuschel.

Es handelt sich um ein eher seltenes Piercing, das oft dazu dient, bestehende Ohrpiercings stilvoll zu ergänzen.

Stechen

Das Anti-Tragus-Piercing wird in der Regel freihändig von außen nach innen gestochen. Je nach anatomischen Voraussetzungen kann dabei eine Receiving Tube zur zusätzlichen Stabilisierung (Gegendruck) eingesetzt werden. Eine Fixierung mit einer Klemme ist in diesem Bereich häufig nur eingeschränkt möglich oder unpraktisch, da sich die Struktur oft schwer stabil greifen lässt.

Wie bei anderen Knorpelpiercings sind ein korrekter Einstichwinkel sowie eine klar ausgeprägte Knorpelstruktur entscheidend, damit das Piercing sicher sitzt und langfristig stabil bleibt.

Ist der Anti-Tragus nur schwach ausgeprägt oder anatomisch kaum vorhanden, lässt sich kein stabiler Stich setzen; in solchen Fällen ist von einem Piercing an dieser Stelle abzuraten.

Schmerz

Das Anti-Tragus gilt als etwas unangenehmer als andere Ohrpiercings, ist aber dennoch gut aushaltbar. Der Schmerz liegt in der Regel bei ca. **3–5 von 10**.

Heilzeit

Bei sorgfältiger Pflege und achtsamen Umgang liegt die **Heilzeit bei ca. 3–4 Monaten** bis zur vollständigen Abheilung.

Besonderheiten

Ein Anti-Tragus ist eine tolle Option für alle, die bereits mehrere Ohrpiercings haben und noch ein besonderes, seltenes Detail suchen.

Es fällt auf, ist aber nicht aufdringlich – und gerade deshalb ein echter Hingucker.

Wie immer gilt: Das Piercing ist nur möglich, wenn die Anatomie es zulässt.

Erstschmuck

In der Regel kommt ein Curved Barbell mit **1,2 mm Stärke** und einer **Länge** von **8 mm** zum Einsatz. Durch die leichte Biegung passt sich dieser Schmuck bei korrekter Platzierung gut an die natürliche Form des Bereichs an und kann die Platzierung des Piercings optisch harmonisch betonen.

Ein erster Schmuckwechsel (Kürzen) kann frühestens nach etwa sechs Wochen erfolgen. Empfehlenswert ist dies jedoch nur dann, wenn die Überlänge als störend empfunden wird und der Heilungsverlauf bereits unauffällig ist. In der Praxis hat es sich bewährt, nach Möglichkeit etwa drei Monate abzuwarten, da jeder frühe Schmuckwechsel mit einem gewissen Risiko für Reizungen verbunden ist.

Soll später ein Ring getragen werden, empfiehlt es sich aus Sicherheitsgründen, etwa vier Monate zu warten.

Pflegehinweis
Siehe allgemeine Pflegeanleitung – Stelle schonen, Reizungen vermeiden.

3.5.8 Daith

Abb. 3.29

Position
Das Daith-Piercing wird in der inneren Knorpelfalte oberhalb des Gehörgangs platziert. Da diese Struktur anatomisch sehr unterschiedlich ausgeprägt sein kann, ist dieses Piercing nicht immer optisch ansprechend realisierbar. Ob eine geeignete Anatomie vorliegt, sollte im Rahmen einer individuellen Beurteilung vor Ort sorgfältig geprüft werden.

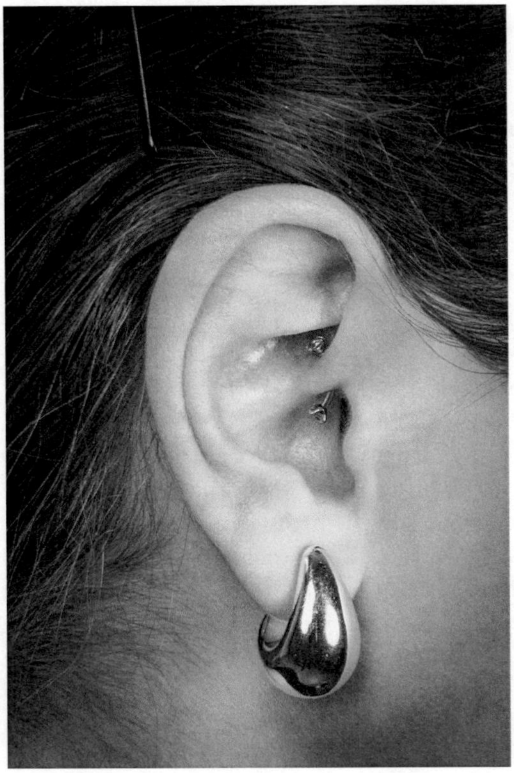

Abb. 3.29 Frisch gestochenes Daith-Piercing in der inneren Ohrfalte (Crus helicis), eingesetzt mit einem Curved Barbell. (Eigene Darstellung)

Stechen
Beim Daith-Piercing bietet sich der Einsatz einer Receiving Tube besonders gut an, wobei der Stich bestenfalls **von oben nach unten durch den Knorpel** erfolgt. Diese Vorgehensweise ermöglicht eine gute Kontrolle über Einstichwinkel und Platzierung und unterstützt ein präzises Arbeiten in diesem anatomisch anspruchsvollen Bereich.

Schmerz
Der Schmerz hängt stark von der individuellen Anatomie ab, liegt aber erfahrungsgemäß bei **ca. 3–6 von 10**.

Heilzeit
Die Position macht das Daith-Piercing zu einem der Pflege intensiveren Ohrpiercings.

6–8 Monate bis zur vollständigen Abheilung sind keine Seltenheit. In dieser Zeit sollte der Schmuck nicht zu früh gewechselt und die Stelle möglichst wenig belastet werden.

Besonderheiten
Das Daith-Piercing wird manchmal als sogenanntes „**Migräne Piercing**" vermarktet oder als gesundheitsfördernd angepriesen.

Fakt ist Diese Wirkung ist **nicht belegt**, und die Stelle, die dabei getroffen werden müsste, entspricht nicht einmal exakt dem Punkt, der in der Akupunktur verwendet wird.

Entsprechende Aussagen sollten daher kritisch hinterfragt werden, insbesondere wenn sie mit höheren Kosten begründet werden.

Eine ausführlichere Auseinandersetzung mit diesem Thema erfolgt in Kap. 29. Aufgrund der langen Heilungszeit gilt: Ruhe bewahren, Reizungen vermeiden und nicht hingreifen – das reduziert das Risiko für Komplikationen deutlich.

Erstschmuck
Als Erstschmuck wird kein Ring empfohlen, da dieser aufgrund seiner Form mehr Bewegung in den Stichkanal bringt und dadurch den Heilungsverlauf ungünstig beeinflussen kann. Stattdessen

eignet sich ein **Curved Barbell** mit **1,2 mm Stärke** und einer **Länge** von **8–10** mm, angepasst an die individuelle Anatomie. Dieser liegt in der Regel ruhiger im Gewebe und bietet während der Heilphase bessere Voraussetzungen für einen stabilen Verlauf.

Dem Daith-Piercing sollte ausreichend Zeit zur Heilung gegeben werden. Ein erster Schmuckwechsel ist frühestens nach etwa 3 Monaten in Erwägung zu ziehen und sollte auch dann nur erfolgen, wenn er wirklich notwendig ist. Für einen Wechsel auf einen Ring empfiehlt es sich, mindestens 8 Monate abzuwarten, um sicherzustellen, dass das Piercing vollständig und stabil abgeheilt ist.

In der Praxis zeigt sich zudem, dass bei zu frühem Einsatz von Ringen in diesem Bereich vermehrt hypertrophe Narben oder Keloide auftreten können. Diese werden gelegentlich mit sogenannten Keloid-Disks behandelt. Dabei ist zu beachten, dass solche Druckelemente langsam wirken und ihren Effekt über gezielten, konstanten Druck entfalten. Dieser notwendige Druck lässt sich bei der Verwendung eines Rings nicht ausreichend erzeugen, da ein Ring konstruktionsbedingt keine definierte Druckfläche bietet. Entsprechend ist der Einsatz von Keloid-Disks in Kombination mit Ringen in der Regel nicht zielführend.

Ein guter Tipp am Rande Beim Einsetzen des Schmucks kann es hilfreich sein, diesen von oben nach unten einzufädeln, da der Platz im oberen Bereich häufig begrenzt ist und das Aufschrauben der Kugel von unten in der Regel einfacher gelingt.

Pflegehinweis
Siehe allgemeine Pflegeanleitung – Stelle konsequent schonen und auf mechanische Reize verzichten.

3.5.9 Rook

Abb. 3.30

Position
Das Rook-Piercing wird in der obersten Knorpelfalte zwischen Helix und innerer Ohrmuschel platziert. Typischerweise wird hier ein Curved Barbell getragen. Nach der vollständigen Heilung sind auch Ringe oder offene Ringe möglich – sofern sie zur Anatomie passen.

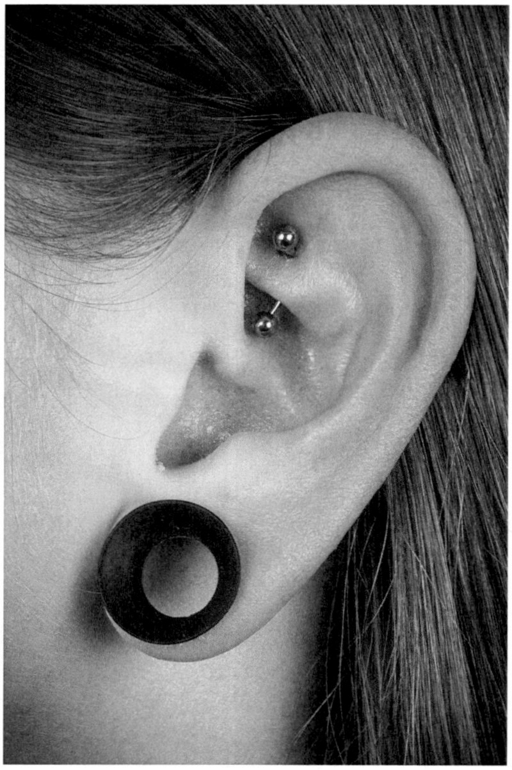

Abb. 3.30 Frisch gestochenes Rook-Piercing im Bereich des oberen Crus der Antihelix, eingesetzt mit einem Curved Barbell. (Eigene Darstellung)

Stechen
Das Rook-Piercing wird in der Regel von oben nach unten gestochen, wobei häufig eine Receiving Tube zur Stabilisierung eingesetzt wird. Die konkrete Vorgehensweise kann je nach Arbeitsweise und Technik variieren; grundsätzlich existieren mehrere etablierte Methoden, um dieses Piercing fachgerecht zu setzen.

Die beschriebene Technik ermöglicht eine kontrollierte Platzierung und unterstützt ein präzises und sauberes Arbeiten in diesem anatomisch anspruchsvollen Bereich.

Schmerz
Der Schmerz ist vergleichbar mit dem Daith und hängt stark von der Knorpel Dichte ab. Erfahrungsgemäß liegt dieser bei **ca. 3–6 von 10**.

Heilzeit
Aufgrund der eingeschlossenen Lage innerhalb der Knorpelfalte kann das Rook etwas langwieriger abheilen.

Man sollte daher **6–8 Monate** für die vollständige Heilung einplanen – Geduld ist hier besonders wichtig.

Besonderheiten
Das Rook ist ein relativ seltenes Piercing, das meist nicht als erstes gestochen wird, sondern eher den gewissen Extra-Touch bei einem bereits gut aufgebauten Ohrbild verleiht.

Natürlich ist das Geschmackssache – und wer sich als erstes ein Rook wünscht, für den ist das genauso richtig.

Wichtig ist: Den Schmuck nicht zu früh wechseln und dem Piercing die nötige Ruhe und Zeit zur Abheilung geben.

Erstschmuck
Empfehlenswert ist hier einen **Curved Barbell** mit **1,2 mm Stärke** und **8 mm Länge**.

Ein Schmuckwechsel sollte frühestens nach 2–3 Monaten erfolgen.

Für den Wechsel auf einen Ring empfiehlt es sich, etwa acht Monate abzuwarten, um eine vollständige Abheilung des Stichkanals sicherzustellen.

Pflegehinweis
Wie in der allgemeinen Pflegeanleitung beschrieben.

Zusätzlich sollte man auf Kopfhörer, Haarspray, Mützen und Ähnliches besonders achten.

Je konsequenter man Reize vermeidet, desto ruhiger und komplikationsfreier heilt das Rook ab.

3.5.10 Snug

Abb. 3.31

Position
Das Snug-Piercing wird horizontal in den markanten Knorpel zwischen Ohrmuschel (auf Höhe vom Conch) und Helix gestochen.

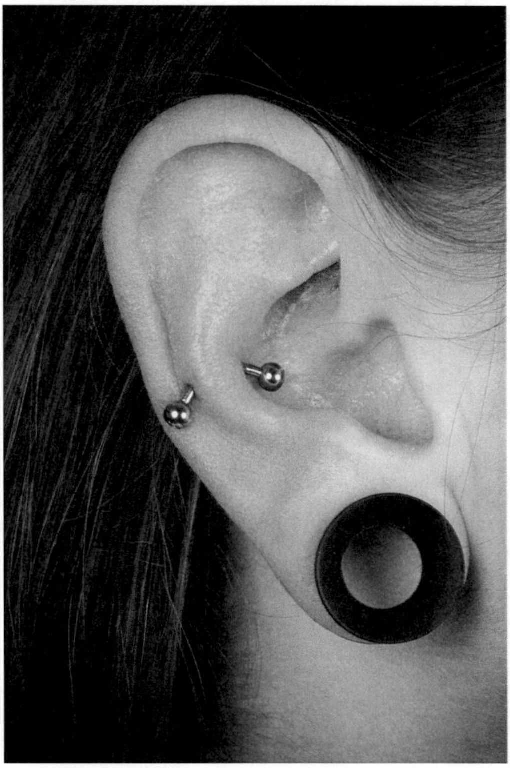

Abb. 3.31 Frisch gestochenes Snug-Piercing im Knorpelbereich der Antihelix, eingesetzt mit einem Curved Barbell. (Eigene Darstellung)

Da dieser Bereich sehr ausgeprägt sein muss, ist ein Snug-Piercing nicht immer sinnvoll bzw. möglich.

Stechen
Das Snug-Piercing wird in der Regel freihändig von außen nach innen gestochen, wobei das Ohr manuell fixiert wird. Insbesondere zu Beginn kann der Einsatz einer Receiving Tube sinnvoll sein, um zusätzliche Stabilität zu gewährleisten und ein besseres Gefühl für Tiefe und Winkel zu entwickeln.

Der Einstichwinkel wird individuell an die jeweilige Anatomie angepasst. Häufig erfolgt der Stich nicht exakt linear, sondern orientiert sich leicht an der natürlichen Krümmung des Gewebes. Dies trägt dazu bei, dass ein Curved Barbell später anatomisch passend sitzt und auch optisch harmonisch zur Geltung kommt.

Schmerz
Wie bei vergleichbaren Knorpelpiercings liegt das Schmerzempfinden in der Regel bei **ca. 3–6 von 10**, abhängig von individuellen Faktoren wie Gewebedichte und Tagesverfassung.

Heilzeit
Erfahrungsgemäß liegt die Heilzeit bei einem Snug zwischen **3 und 5 Monaten**, wenn es gut gepflegt und geschont wird.

Bei starker Belastung oder mangelhafter Pflege kann es jedoch auch **8 Monate** und noch länger dauern, bis es vollständig verheilt ist.

Besonderheiten
Die passende Anatomie ist hier entscheidend – ist der Knorpel zu flach oder zu weich, steigt das Risiko, dass das Piercing nicht stabil sitzt oder auswächst.

In solchen Fällen sollte man ehrlich abwägen, ob ein Snug wirklich sinnvoll ist.

Richtig gestochen und gut verheilt, ist es jedoch ein auffälliger Hingucker, den man nicht alle Tage sieht.

Erstschmuck
Je nach Anatomie eignet sich hierbei ein **Curved Barbell mit 1,2 mm Stärke und 8–10 mm Länge**.

Ein Schmuckwechsel kann **nach etwa 2–3 Monaten** erfolgen – allerdings nur bei komplikationsfreier Heilung.

Für einen Wechsel auf einen Ring sollte eine Heilzeit von mindestens 5 Monaten eingehalten werden. Abhängig vom individuellen Heilungsverlauf – insbesondere bei verzögerter oder komplikationsreicher Heilung – ist es empfehlenswert, entsprechend länger zu warten, um zusätzliche Risiken durch einen zu frühen Schmuckwechsel zu minimieren.

Pflegehinweis
Siehe allgemeine Pflegeanleitung.

Wichtig ist hier vor allem mechanische Belastung und Druck (z. B. durch Schlafen auf der Seite oder Mützen) konsequent zu vermeiden.

3.5.11 Industrial

Abb. 3.32

Abb. 3.33

Position
Beim Industrial-Piercing werden im Grunde zwei separate Piercings durch einen gemeinsamen Stab miteinander verbunden.

Die bekannteste Variante – und jene, die meist gemeint ist, wenn von einem „Industrial" gesprochen wird – verläuft schräg über den oberen Rand der Ohrmuschel. Dabei wird ein Stichkanal im Bereich der Forward Helix nahe am Kopf gesetzt, während der zweite Stichkanal weiter außen an der Helix platziert wird.

Technisch betrachtet handelt es sich hierbei um zwei Helix-Piercings, die so positioniert wer-

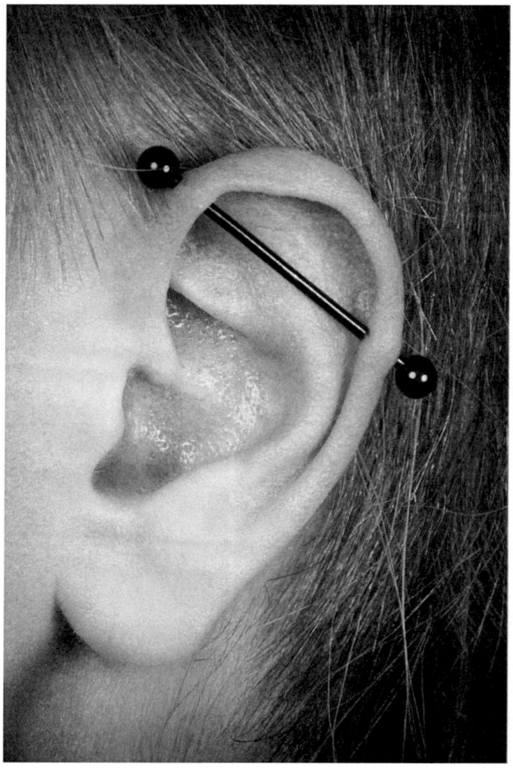

Abb. 3.32 Frisch gestochenes klassisches Industrial-Piercing (Scaffold) durch den oberen Ohrknorpel, eingesetzt mit einem Barbell. (Eigene Darstellung)

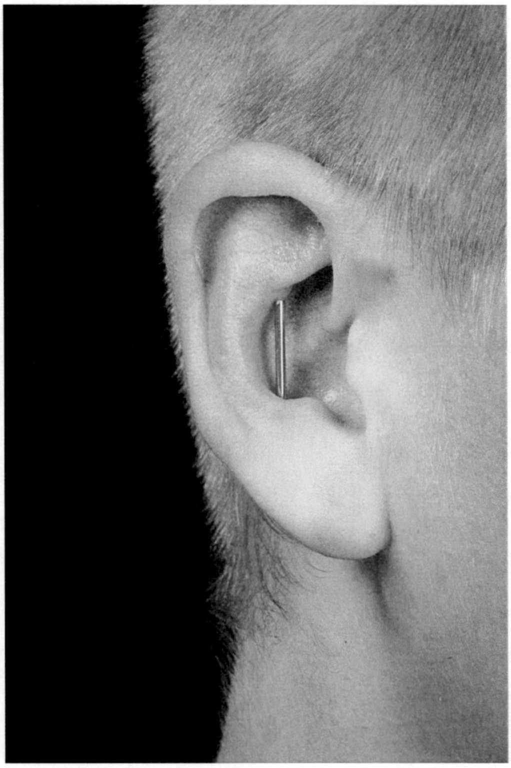

Abb. 3.33 Frisch gestochenes vertikales Industrial-Piercing durch den Ohrknorpel, eingesetzt mit einem Barbell. (Eigene Darstellung)

den, dass ein längeres Barbell durch beide Stichkanäle geführt werden kann.

Neben dieser klassischen Variante existieren auch alternative Anordnungen. Eine davon ist das vertikale Industrial, bei dem der Schmuck senkrecht durch den Knorpel der Ohrmuschel geführt wird. Bei dieser Variante sollte besonders auf die genaue Platzierung geachtet werden. Wird das Piercing zu nah am Tragus gesetzt, kann dies im Alltag – etwa beim Tragen von In-Ear-Kopfhörern – zu Einschränkungen führen. Aus diesem Grund wird das vertikale Industrial häufig etwas weiter außen am Knorpelrand der Ohrmuschel positioniert.

Stechen

Das Anzeichnen erfolgt so, dass die spätere Ausrichtung des Schmucks bereits vor dem Stechen realistisch beurteilt werden kann. Hierfür kann es hilfreich sein, einen separaten Stab an die vorgesehenen Einstichpunkte anzuhalten, um einen Eindruck von Winkel, Verlauf und Gesamtwirkung zu gewinnen. Mit zunehmender Erfahrung lässt sich diese Einschätzung immer sicherer und routinierter durchführen.

Gestochen wird das Industrial-Piercing in der Regel freihändig, da eine Fixierung mit Klemmen in diesem Bereich häufig unpraktisch ist und die präzise Platzierung der Einstichpunkte erschweren kann. Der Stich erfolgt dabei üblicherweise von vorne nach hinten, also in Richtung Kopf. Aufgrund der besonderen Anforderungen an Winkel, Ausrichtung und gleichmäßige Führung der Nadel empfiehlt es sich, vor dem Stechen eines Industrial-Piercings bereits ausreichend Erfahrung mit anderen Ohrpiercings gesammelt zu haben, um ein sicheres Gefühl für die Beschaffenheit des Knorpelgewebes und die notwendige Stichführung zu entwickeln.

Entscheidend ist, dass das Industrial in einem durchgehenden Arbeitsgang gestochen wird. Nach dem Setzen des ersten Einstichs wird die Nadel weitergeführt und unmittelbar der zweite Stich gesetzt. Dabei ist es besonders wichtig, den einmal gewählten Einstichwinkel konsequent beizubehalten. Eine nachträgliche Winkeländerung beim zweiten Stich würde Spannung auf den ersten Stichkanal ausüben, was den Sitz des Schmucks beeinträchtigen und den Heilungsverlauf deutlich erschweren kann.

Werden die beiden Löcher getrennt oder mit abweichenden Winkeln gestochen, besteht ein erhöhtes Risiko, dass der Stab später nicht spannungsfrei sitzt, Druck auf das Gewebe ausübt und es dadurch eher zu einer langwierigen oder problematischen Heilung kommt.

Bei der vertikalen Variante des Industrial kann sich – abhängig von der Anatomie der Ohrmuschel – ein Stichverlauf von oben nach unten als praktikabel erweisen. Wie bei allen Piercings gilt jedoch auch hier, dass sich die konkrete Vorgehensweise nach den individuellen anatomischen Gegebenheiten sowie der bevorzugten Arbeitsweise der durchführenden Person richtet. Entscheidend ist in jedem Fall eine präzise Ausrichtung des Stichkanals, damit der eingesetzte Schmuck später spannungsfrei sitzt.

Schmerz

Die Schmerzempfindung kann bei diesem Piercing deutlich variieren und wird sehr unterschiedlich wahrgenommen. In der Regel liegt sie – abhängig vom individuellen Schmerzempfinden und von situativen Faktoren – bei **ca. 4–7 von 10**.

Heilzeit

Das Industrial-Piercing weist aufgrund der zwei Stichkanäle und des durchgehenden Stabs eine vergleichsweise längere Heilzeit auf. Bewegungen an einem der beiden Stichkanäle übertragen sich unmittelbar auf den anderen, was den Heilungsprozess verzögern kann. In der Regel ist daher von einer Heilzeit von **ca. 4–8 Monaten** auszugehen, bis das Piercing vollständig geheilt ist. Voraussetzung dafür sind eine sorgfältige Pflege sowie ein achtsamer Umgang während der gesamten Heilphase.

Die Schmerzempfindung wird bei diesem Piercing sehr unterschiedlich wahrgenommen. Während es von manchen als deutlich intensiv empfunden wird – insbesondere in den ersten Tagen nach dem Stechen –, berichten andere von einer vergleichsweise geringen Belastung. Das Industrial-Piercing verdeutlicht damit besonders anschaulich, wie individuell und subjektiv das Schmerzempfinden sein kann.

Besonderheiten

Das Industrial-Piercing zählt zu den auffälligeren Ohrpiercings und wird aufgrund seiner markanten Erscheinung häufig als besonders wirkungsvoll wahrgenommen. Dennoch entscheiden sich viele Interessierte zunächst zögerlich dafür, da zwei miteinander verbundene Stichkanäle erforderlich sind.

In der Praxis zeigt sich jedoch, dass der eigentliche Stich nur einen kurzen Moment dauert. Ist der Schmuck eingesetzt, ist der wichtigste Teil des Eingriffs bereits abgeschlossen. Anschließend stehen eine sorgfältige Pflege sowie ein achtsamer Umgang mit dem Piercing im Vordergrund, um einen möglichst unkomplizierten Heilungsverlauf zu unterstützen.

Abhängig von der individuellen Anatomie des Ohrs sind neben der klassischen Variante auch weitere Anordnungen möglich, wodurch sich unterschiedliche gestalterische Varianten realisieren lassen.

Erstschmuck

Als Erstschmuck kommt in der Regel ein Barbell mit **1,6 mm Stärke** und einer Länge von **35 mm** zum Einsatz. Diese Stärke bietet eine höhere Stabilität und verteilt den Druck gleichmäßiger auf das umliegende Gewebe. Bei geringerer Materialstärke (z. B. 1,2 mm) kann es eher zu Migration des Stichkanals (abwandern) oder im ungünstigsten Fall zu einem Herauswachsen des Piercings kommen.

Die Länge des Schmucks wird grundsätzlich an die individuelle Anatomie angepasst. Bei besonderen anatomischen Voraussetzungen kann eine abweichende Länge erforderlich sein; die genannte Standardlänge hat sich jedoch in der Praxis häufig als gut geeignet erwiesen und ermöglicht in vielen Fällen ein harmonisches und stabiles Ergebnis.

Die Platzierung sollte so gewählt werden, dass der Stab nicht zu nah am Rand sitzt, um sowohl funktionell als auch optisch ein ausgewogenes Resultat zu erzielen. Ein erster Schmuckwechsel ist hier bei guter Heilung nach vier Monaten möglich.

Pflegehinweis

Die Pflege erfolgt grundsätzlich nach den üblichen Grundsätzen: regelmäßig und sorgfältig, jedoch ohne übermäßige Manipulation des Piercings.

Wenn möglich, sollte das Piercing auf der Seite gestochen werden, auf der während des Schlafens kein Druck entsteht. Ist dies nicht umsetzbar, können Hilfsmittel wie ein Donut-Kissen oder ein Nackenkissen dazu beitragen, die betroffene Stelle während der Nacht zu entlasten.

Darüber hinaus sollte darauf geachtet werden, unnötige Reibung, Druckbelastung oder mechanische Irritationen – beispielsweise durch Spielen am Schmuck oder Hängenbleiben – möglichst zu vermeiden. Eine regelmäßige Kontrolle der Einstichstellen ist empfehlenswert, um frühzeitig mögliche Veränderungen wie etwa die Bildung von hypertrophen Gewebereaktionen zu erkennen und entsprechend reagieren zu können.

3.6 Körper Piercing

3.6.1 Bauchnabelpiercing

Abb. 3.34

Position

Das Bauchnabelpiercing zählt zu den beliebtesten Körperpiercings, ist jedoch zugleich für einen mitunter anspruchsvollen Heilungsverlauf bekannt. Grundsätzlich bestehen verschiedene Möglichkeiten der Platzierung, abhängig von individueller Anatomie und ästhetischen Vorlieben.

In der Praxis wird das Bauchnabelpiercing meist vertikal durch die obere Hautfalte gestochen. Daneben existieren auch alternative Varianten, etwa eine seitliche oder horizontale Platzierung sowie Kombinationen mehrerer Piercings im Nabelbereich. Dennoch wird in den meisten Fällen die klassische vertikale Platzierung bevorzugt, da sie sich anatomisch bewährt hat und optisch ausgewogen wirkt.

Stechen

Bei der Vorbereitung ist darauf zu achten, dass das Anzeichnen im Stehen bei aufrechter Körperhaltung erfolgt, da dies der natürlichen Haltung im Alltag entspricht. Wird das Piercing im Sitzen oder Liegen angezeichnet, kann es durch veränderte Hautspannung und Körperhaltung zu Winkelabweichungen kommen, die im aufrechten Stand später als schief wahrgenommen werden.

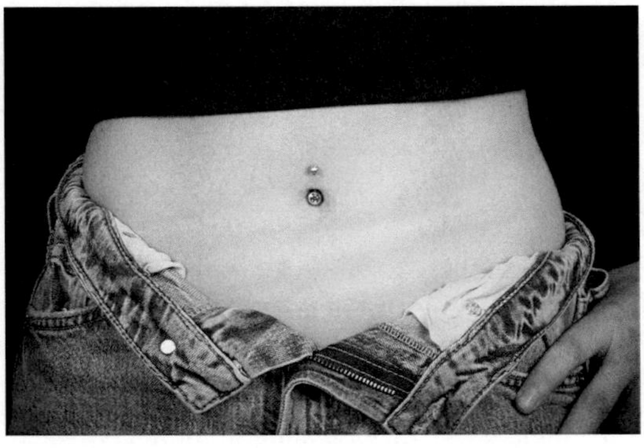

Abb. 3.34 Frisch gestochenes Bauchnabelpiercing mit Curved Barbell. (Eigene Darstellung)

Das Stechen selbst erfolgt im Liegen, da diese Position für die zu piercende Person komfortabler ist und im Falle einer kreislaufbedingten Reaktion die größtmögliche Sicherheit bietet.

Zur Fixierung der Haut empfiehlt sich besonders gut eine Duval-Klemme mit flach ausgeformter Spitz. Diese ermöglicht eine gerade und kontrollierte Fixierung der Hautfalte. Im Vergleich zu rund geformten Klemmen verringert dies das Risiko, die Haut ungleichmäßig zu erfassen und dadurch die angezeichnete Markierung unbeabsichtigt zu verschieben.

Die konkrete Stichrichtung kann je nach Arbeitsweise variieren. Während manche von innen aus dem Bauchnabel heraus stechen, erfolgt der Stich alternativ von oben in Richtung Bauchnabel. Diese Vorgehensweise erlaubt eine präzise Kontrolle des oberen Einstichpunkts und eine exakte Ausrichtung des Stichkanals.

Beim eigentlichen Einstich ist ein kontrolliertes, gefühlvolles Vorgehen entscheidend. Statt mit abruptem Druck zu arbeiten, sollte die Nadel langsam und gleichmäßig vorgeschoben werden. Anhand der leichten Vorwölbung des Gewebes lässt sich der Austrittspunkt erkennen und gezielt ausrichten, sodass Ein- und Austrittspunkt exakt getroffen werden. Der Stich selbst ist dabei in der Regel innerhalb weniger Sekunden abgeschlossen, anschließend wird der Schmuck eingesetzt.

In der Praxis wird das Einsetzen des Schmucks von manchen Personen subjektiv als unangenehmer empfunden als der eigentliche Einstich. Diese Wahrnehmung ist individuell unterschiedlich und in der Regel nur von kurzer Dauer.

Auch die verwendeten Nadeln können hierbei eine Rolle spielen. Selbst bei korrekter Nadelstärke können sich je nach Hersteller oder Ausführung geringfügige Unterschiede im Innendurchmesser des Nadelschlauchs ergeben. Ist der Schlauch relativ eng, lässt sich der Schmuck unter Umständen weniger leicht einführen, was sich beim Durchziehen kurzfristig unangenehmer bemerkbar machen kann.

In der Kommunikation mit Kunden sollte dieser Aspekt jedoch zurückhaltend behandelt werden, da ein übermäßiger Fokus darauf unnötige Erwartungsangst erzeugen kann, ohne einen praktischen Mehrwert zu bieten.

Schmerz

Wie üblich natürlich subjektiv, aber meistens wird er zwischen **3–5 von 10** wahrgenommen. Zu berücksichtigen ist jedoch, dass nicht nur der Stich selbst relevant ist, sondern auch die anschließende Heilungsphase, die bei diesem Piercing mitunter etwas anspruchsvoller verlaufen kann.

Heilzeit

Die Heilung eines Bauchnabelpiercings kann vergleichsweise anspruchsvoll verlaufen. Der betroffene Bereich ist im Alltag ständiger Bewegung, Druck und Reibung ausgesetzt. Dies lässt sich leicht nachvollziehen, wenn man die Region des Bauchnabels ertastet und den Oberkörper langsam in verschiedene Richtungen bewegt: Bereits dabei entsteht spürbare Spannung und Druck auf das umliegende Gewebe.

Diese permanente mechanische Belastung erklärt, warum Bauchnabelpiercings häufig langsamer und komplikationsanfälliger abheilen als viele andere Piercings.

Die vollständige Heilzeit kann stark variieren und liegt in der Regel zwischen **ca. 3 Monaten und über einem Jahr**. Ausschlaggebend sind unter anderem die individuelle Wundheilung, eine konsequente Pflege, der achtsame Umgang im Alltag sowie das Vermeiden zusätzlicher mechanischer Reize. Komplikationen wie Entzündungen, hypertrophe Narben, Keloide oder auch Gefäßerweiterungen (näheres unter Kap. 16) treten in diesem Bereich vergleichsweise häufig auf. Begünstigt werden sie insbesondere durch eng anliegende Kleidung, High-Waist-Hosen, reibende Gürtel oder einen ungünstigen Zeitpunkt des Stechens, etwa unmittelbar vor einer Urlaubsreise.

Im Zusammenhang mit geplanten Urlaubsaktivitäten sollte die Entscheidung für ein Bauchnabelpiercing daher besonders sorgfältig getroffen werden. Faktoren wie Baden, intensive Sonneneinstrahlung, Sand oder vermehrtes Schwitzen können den Heilungsverlauf in der frühen Phase erheblich beeinträchtigen. In solchen Fällen ist es fachlich sinnvoll, das Piercing auf einen späteren Zeitpunkt zu verschieben, um unnötige Komplikationen zu vermeiden.

Gerade bei jüngeren Personen ist eine umfassende und realistische Aufklärung über Heilungsdauer und mögliche Risiken unerlässlich. Bei Minderjährigen sollte daher stets ein Erziehungsberechtigter anwesend sein, um gemeinsam eine fundierte Entscheidung treffen zu können. Eine verantwortungsvolle Beratung schließt auch ein, ein Piercing gegebenenfalls abzulehnen oder zu verschieben, wenn die Rahmenbedingungen für eine komplikationsarme Heilung nicht gegeben sind.

Besonderheiten

Eine ausreichend ausgeprägte Hautfalte im Bereich des Bauchnabels stellt für ein Bauchnabelpiercing einen wichtigen anatomischen Vorteil dar. Sie bietet dem Schmuck zusätzlichen Halt und wirkt funktionell wie ein natürlicher Stabilisierungs- bzw. Ankerpunkt. Auch ohne ausgeprägte Hautfalte ist ein Bauchnabelpiercing grundsätzlich möglich; das Risiko für Komplikationen ist in solchen Fällen jedoch erhöht.

Da es sich beim Bauchnabelpiercing um ein Oberflächenpiercing handelt, besteht grundsätzlich die Möglichkeit einer Migration oder Abstoßung. Diese zeigt sich typischerweise dadurch, dass sich die Wundränder allmählich zurückziehen, verkrusten oder der Schmuck zunehmend durch das Gewebe hindurch sichtbar wird. Schreitet dieser Prozess fort, ist eine Entfernung des Schmucks erforderlich, da sich eine Abstoßung nicht zuverlässig aufhalten lässt. Andernfalls kann es zu einem vollständigen Herauswachsen des Piercings mit entsprechender Narbenbildung kommen.

Auch bei günstiger Anatomie kann eine Migration nicht vollständig ausgeschlossen werden; eine ausgeprägte Hautfalte reduziert das Risiko, verhindert es jedoch nicht.

Neben lokalen Entzündungen und Infektionen können in diesem Bereich auch hypertrophe Narben oder Keloide auftreten. Darüber hinaus kann eine anhaltende mechanische Reizung zu einer Erweiterung oberflächlicher Blutgefäße im Bereich der Ein- und Austrittsstellen führen. Dies äußert sich häufig in einer dauerhaft geröteten Umgebung durch erhöhte Durchblutung. Ob sich diese Veränderungen vollständig zurückbilden, hängt maßgeblich von der Dauer der Reizung ab.

Wird der auslösende Reiz frühzeitig beseitigt – etwa durch Entfernen des Schmucks – kann sich das Gewebe in vielen Fällen über Wochen bis Monate wieder beruhigen. Besteht die Reizung jedoch über einen längeren Zeitraum hinweg, kann sich ein chronischer Zustand entwickeln, bei dem eine vollständige Rückbildung weniger wahrscheinlich ist.

Bei Unsicherheiten oder auffälligen Veränderungen sollte eine fachkundige Beurteilung erfolgen, entweder durch eine erfahrene Piercingfachperson oder – bei medizinisch relevanten Fragestellungen – durch ärztliches Fachpersonal.

Erstschmuck

Als Erstschmuck kommt in der Regel ein klassisches Bauchnabelpiercing in Form eines **Curved Barbells** aus Titan G23 mit **1,6 mm Stärke** und einer **Länge** von **12 mm** zum Einsatz.

Ein erster Schmuckwechsel sollte frühestens nach etwa 6 Wochen erfolgen. Empfehlenswert ist jedoch, 3 Monate abzuwarten, da ein zu früher oder unsachgemäßer Wechsel den Stichkanal reizen und den Heilungsverlauf negativ beeinflussen kann.

Unabhängig vom Zeitpunkt gilt grundsätzlich: Ein Bauchnabelpiercing sollte **niemals** exakt auf Spannung angepasst werden. Es ist stets sinnvoll, einen leichten Überschuss von etwa 1–2 mm einzuplanen, um auf Bewegung, Reibung und mögliche Reizzustände reagieren zu können. Aufgrund der konstanten mechanischen Belastung im Bauchnabelbereich ist dieses Piercing anfälliger für Irritationen als viele andere. Ein zu kurzer Schmuck kann bereits bei geringfügigen Reizungen zu erhöhtem Druck, Schmerzen und entzündlichen Reaktionen führen und sollte daher konsequent vermieden werden.

Pflegehinweis

Grundsätzlich wie bei den anderen – 4 Wochen zweimal täglich und 2 Wochen einmal täglich pflegen. Wenn Probleme auftauchen, dann kümmert man sich um das Problem, und dann beginnt diese ursprüngliche Frist wieder von vorne.

Nach dem Stechen kann es sinnvoll sein, ein Bauchnabelpiercing für etwa zwei Tage mit einem Pflaster abzudecken. Dies gibt dem Gewebe Zeit, sich zu beruhigen und kann dazu beitragen, das Piercing zunächst in der gewünschten Position zu stabilisieren.

Dabei ist zu beachten, dass diese Maßnahme nicht der eigentlichen Wundheilung dient, da frische Wunden für eine optimale Heilung Sauerstoff benötigen. Das kurzfristige Abdecken soll vielmehr dazu beitragen, dass sich das Piercing zunächst etwas setzen kann und mechanische Reizung, etwa durch Kleidung oder unbeabsichtigtes Hängenbleiben, reduziert wird.

3.6.2 Brustwarzenpiercing

Abb. 3.35

Abb. 3.36

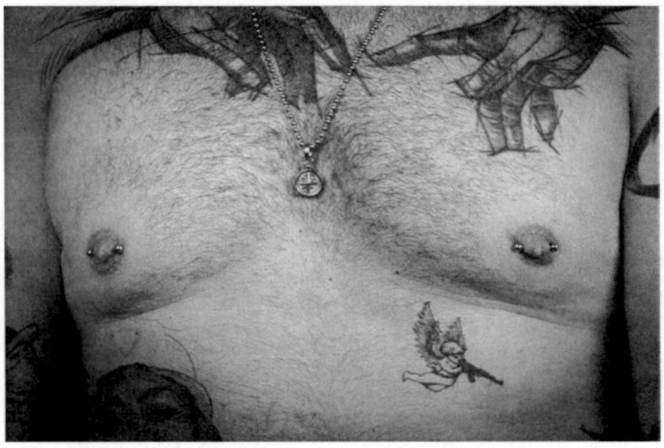

Abb. 3.35 Frisch gestochenes Brustwarzenpiercing mit Barbell bei gering ausgeprägter Mamille (Brustwarze), Stichführung im Bereich des Warzenvorhofs. (Eigene Darstellung)

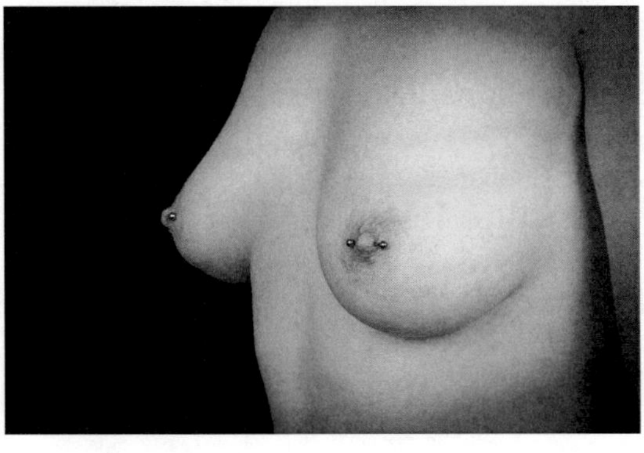

Abb. 3.36 Frisch gestochenes Brustwarzenpiercing mit Barbell durch die Brustwarze (Mamille). (Eigene Darstellung)

Position

Wie der Name schon vermuten lässt, wird hier die Brustwarze durchstochen.

Allerdings ist das nicht bei allen Menschen direkt möglich – wenn die Warze zu klein ist, geht man teilweise durch den Warzenvorhof, damit das Piercing gut sitzt und auch langfristig hält.

Die meisten entscheiden sich für die horizontale Variante, aber es gibt auch vertikale oder – seltener – schräg gesetzte Piercings (z. B. im 45°-Winkel).

Letzteres kann aber schnell so wirken, als wäre es einfach schief gestochen – daher sollte man sich gut überlegen, was man will und was wirklich gut aussieht.

Stechen

Zunächst wird die vorgesehene Stelle, wie üblich, gründlich desinfiziert. Anschließend erfolgt das Markieren der Stichpunkte. Dies sollte grundsätzlich im Stehen und bei entspannter, natürlicher Körperhaltung vorgenommen werden, da dies der Position entspricht, in der das Piercing später getragen wird. Erfolgt das Markieren im Liegen, kann das Piercing im Stehen unter Umständen leicht schief wirken.

Nach dem Markieren nimmt die zu piercende Person eine Liegeposition ein. Das Stechen selbst sollte ebenfalls im Liegen durchgeführt werden, da diese Position im Falle einer möglichen kreislaufbedingten Reaktion die größtmögliche Sicherheit bietet.

Zur Fixierung des Gewebes wird eine Duval-Klemme verwendet, die eine gerade und kontrollierte Erfassung der Haut ermöglicht. Rund geformte Klemmen, wie beispielsweise die Förster-Klemme, sind in diesem Bereich weniger geeignet, da sie das Gewebe nicht ausreichend linear fixieren und sich die Haut dadurch verziehen kann, was die Platzierung negativ beeinflusst. Von einer freihändigen Durchführung ist ebenfalls eher abzuraten, da sie das Risiko einer ungenauen Platzierung erhöht und nur erfahrenen Piercern vorbehalten sein sollte.

Die Stichrichtung kann situationsabhängig variieren. Häufig erfolgt der Stich von posterior nach anterior (von hinten nach vorne), wobei die ausführende Person seitlich positioniert ist. Auf diese Weise lässt sich der Austrittspunkt der Nadel direkt kontrollieren. Sollte dieser geringfügig von der Anzeichnung abweichen, kann der Einstichwinkel noch fein korrigiert werden, bevor die Nadel vollständig vorgeschoben wird. Dieses Vorgehen kann den Arbeitsprozess minimal verlängern, trägt jedoch wesentlich zu einer präzisen und symmetrischen Platzierung bei.

Kleiner Profi-Tipp Weicht der Austrittspunkt dennoch ab, kann die Nadel vorsichtig ein Stück zurückgezogen, der Winkel angepasst und der Stich erneut kontrolliert durchgeführt werden. Dabei entsteht lediglich eine sehr kleine zusätzliche Gewebeverletzung, die im Rahmen der regulären Heilung in der Regel unkompliziert abheilt.

In der Praxis wird das Einsetzen des Schmucks in diesem Bereich von vielen Personen als unangenehmer empfunden als der eigentliche Einstich. Diese Wahrnehmung ist individuell unterschiedlich und in der Regel nur von kurzer Dauer. Auch technische Faktoren, etwa Unterschiede im verwendeten Nadelsystem oder im Zusammenspiel von Nadel und Schmuck, können das subjektive Empfinden beim Einführen des Schmucks beeinflussen.

In der Kommunikation mit Kunden sollte dieser Aspekt jedoch zurückhaltend dargestellt werden, um unnötige Erwartungsängste zu vermeiden.

Schmerz

Der Schmerz hängt stark davon ab, ob man durch die **Brustwarze** oder den **Warzenvorhof** sticht.

Frauen haben in der Regel etwas mehr „Material“ und damit oft bessere Voraussetzungen.

Wenn durch die Brustwarze gestochen wird:	**ca. 4–7 von 10.**
Wenn durch den Warzenvorhof: – also nichts für schwache Nerven.	**ca. 5–8 von 10**

Aber wie immer gilt: Schmerz ist subjektiv – viele sind im Nachhinein überrascht, **wie gut es** dann doch ging.

Heilzeit

Brustwarzenpiercings heilen in der Regel relativ zuverlässig und sofern die Pflege stimmt, heilen sie meistens auch komplikationslos.

3–5 Monate sind realistisch – aber nur, wenn du ordentlich aufpasst:

Kein zu enger BH, keine Reibung, Vorsicht beim An- und Ausziehen, Hängenbleiben an Taschen oder Gurten etc. vermeiden usw.

Achte auch unbedingt darauf, dass der Schmuck nicht zu kurz oder zu eng ist – das ist einer der häufigsten Fehler bei diesem Piercing und führt schnell zu Entzündungen oder Druckstellen.

Besonderheiten

Während der Heilung kann sich das Piercing **um bis zu 1–1,5 mm nach vorne verschieben**. Deshalb muss man beim Stechen immer etwas „Puffer" nach hinten einrechnen – sonst riskiert man, dass das Piercing rauswächst oder sogar die Brustwarze spaltet.

Es kann vorkommen, dass etwas weißliches Sekret austritt – meist ein paar Tropfen Lymphe und/oder Wundflüssigkeit. Kein Grund zur Sorge, solange es nicht stark gerötet, dick geschwollen oder eitrig ist.

Das wird mit der Zeit immer weniger und hört meist von selbst auf.

Bei Frauen kann im Rahmen des Stichs theoretisch auch ein Milchgang der Brustdrüse verletzt werden. Dies hat in der Regel jedoch keine relevanten Auswirkungen auf eine spätere Stillfähigkeit, da die Brust über mehrere Milchgänge verfügt (etwa 15–20 pro Brust).

Während der Stillzeit ist es empfehlenswert, **das Piercing vorübergehend zu entfernen**, um jegliches Risiko – etwa ein versehentliches Verschlucken von Schmuckteilen – auszuschließen. Bei vollständig und stabil abgeheilten Piercings ist das zeitweise Entfernen unproblematisch. Ein Brustwarzenpiercing wird in diesem Zusammenhang gelegentlich auch bei Schlupf- oder Hohlwarzen diskutiert. Durch den eingesetzten Schmuck kann es in einzelnen Fällen zu einer mechanischen Stabilisierung und einem Hervortreten der Brustwarze kommen.

Nach einer gewissen Tragedauer kann sich das Gewebe entsprechend anpassen, sodass die veränderte Form teilweise auch nach dem Entfernen des Schmucks bestehen bleibt. Dies ist jedoch individuell unterschiedlich und nicht garantiert (vgl. Infomedizin.at n. d.).

Erstschmuck

Es wird eine Materialstärke von mindestens **1,6 mm** empfohlen, da geringere Durchmesser eine unzureichende Stabilität aufweisen und das Risiko für Einschneiden, Migration oder Herauswachsen erhöhen können.

Abhängig von den anatomischen Gegebenheiten kommen in der Praxis Barbells mit einer Länge von **16–20 mm** bei **1,6 mm Stärke** zum Einsatz. Dabei ist darauf zu achten, ausreichend Spielraum für Schwellungen einzuplanen (ca. 2 mm pro Seite).

Ein erster Schmuckwechsel sollte frühestens nach etwa 6 Wochen erfolgen und auch dann nur, wenn die bestehende Überlänge als störend empfunden wird. Ist dies nicht der Fall, empfiehlt es sich, bis zu 3 Monate abzuwarten, da jeder Schmuckwechsel während der Heilphase eine zusätzliche Reizung des Stichkanals darstellen kann.

Pflegehinweis

Wie bei den anderen Piercings gilt auch hier das Standard Pflegeschema: Zweimal täglich reinigen in den ersten vier Wochen, danach zwei Wochen lang einmal täglich – sofern keine Probleme auftreten. Wichtig: Auch wenn das Piercing abgeheilt ist, solltest du keine zu engen Stecker, Nippleshields oder Ähnliches dauerhaft tragen, da dies selbst im abgeheilten Zustand zu Reizungen oder Komplikationen führen kann.

Nach dem Stechen ist es sinnvoll, das Piercing vorübergehend mit einem Pflaster abzudecken. In der Fachwelt bestehen hierzu unterschiedliche Ansichten, da Wunden grundsätzlich von einer ausreichenden Sauerstoffzufuhr profitieren. Das Pflaster dient in diesem Zusammenhang jedoch nicht der Förderung der Wundheilung, sondern dem mechanischen Schutz in den ersten zwei Tagen nach dem Stechen.

Gerade in dieser frühen Phase ist das Gewebe besonders empfindlich, das Piercing setzt sich noch, und das Risiko für äußere Reize oder ein versehentliches Hängenbleiben ist erhöht. Eine temporäre Abdeckung kann hier unterstützend wirken.

Löst sich das Pflaster von selbst, stellt dies kein Problem dar. Wenn es aktiv entfernt wird, dann bestenfalls unter der Dusche, nachdem es gut eingeweicht wurde, um Zug am Piercing zu vermeiden. Dabei ist zu beachten, dass sich das Wundsekret am Pflaster verkrusten kann. Ein zu schnelles oder ruckartiges Ablösen kann unangenehm sein und sollte daher vorsichtig und kontrolliert erfolgen.

3.6.3 Surface Piercing

Abb. 3.37

Position

Als Surface-Piercing wird jedes Piercing bezeichnet, bei dem Einstich- und Austrittsstelle auf einer ebenen Fläche der Haut liegen – also im Gegensatz zu klassischen Piercings nicht durch ein Gewebe (z. B. eine Lippe oder Ohr), sondern unter die Haut gestochen wird. Diese Piercings haben keinen natürlichen Haltepunkt im Gewebe und sind daher besonderen Belastungen ausgesetzt. Der Heilungsprozess ist meist deutlich langwieriger, und da Surface Piercings oft unter Spannung stehen, ist das Risiko des Herauswachsens bzw. Abstoßens durch den Körper höher als bei anderen Piercingarten.

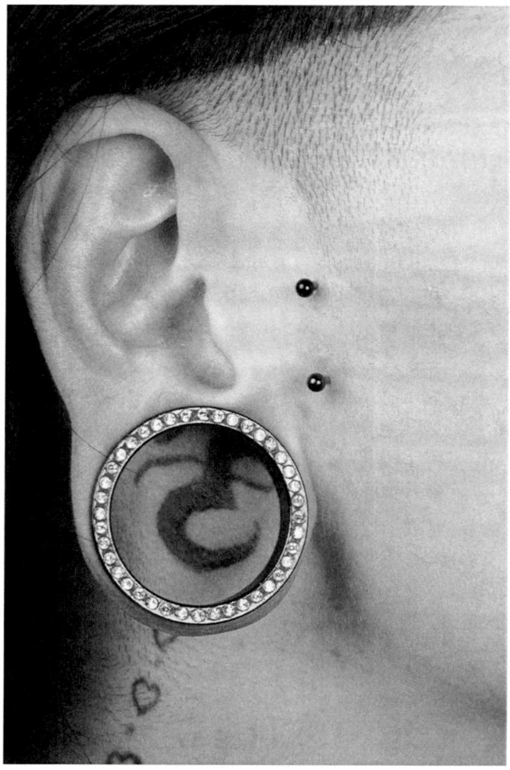

Abb. 3.37 Abgeheiltes Surface-Piercing im Bereich vor dem Tragus mit Surface Bar. (Eigene Darstellung)

Typische Vertreter sind z. B. das Nape (im Nacken), das Bridge-Piercing (am Nasenrücken) oder das Augenbrauenpiercing. Auch das Bauchnabelpiercing zählt zu den Surface-Piercings – obwohl es eine Sonderstellung einnimmt: Wer anatomisch über eine kleine Hautfalte über dem Nabel verfügt, hat hier einen gewissen Vorteil, da diese Falte einen Haltepunkt bildet und das Piercing damit etwas besser eingebettet ist. Das bedeutet aber nicht, dass es nicht trotzdem herauswachsen kann – auch das Bauchnabelpiercing hat ein erhöhtes Risiko für eine Abstoßung, besonders wenn Bewegung, Spannung oder mechanische Reize (wie Kleidung oder Gürtel) dazukommen.

Grundsätzlich gilt: Je mehr Bewegung an der jeweiligen Stelle vorhanden ist, desto höher ist die Wahrscheinlichkeit, dass ein Surface-Piercing langfristig Probleme macht oder vom Körper abgestoßen wird.

Stechen

Beim Stechen kommt es zunächst darauf an, um welche Körperstelle es sich handelt – doch gehen wir von einem klassischen Surface-Piercing mit Surfacebar aus. Hier ist es besonders wichtig, dass die Platzierung der Einstich- und Austrittspunkte exakt zur Länge des Schmucks passt.

Je nach Stelle und Präferenz kann das Piercing freihändig oder mit einer Duval-Klemme gesetzt werden – wichtig ist, dass das Gewebe möglichst gleichmäßig erfasst wird, um Spannungen zu vermeiden. Nach dem Einstechen wird der Schmuck sauber eingefädelt und verschlossen – fertig. Näheres bezüglich der optimalen Stichtechnik findest du unter Abschn. 3.1.3 Third Eye & Anti Eybrow.

Schmerz

Der Schmerz wird bei Surface-Piercings in der Praxis meist als moderat beschrieben, da der Stich lediglich durch die oberflächlichen Hautschichten erfolgt. In vielen Fällen liegt die subjektive Schmerzangabe etwa im Bereich zwischen **2 bis 4 von 10**. Wie bei allen Piercings gilt jedoch auch hier, dass das individuelle Schmerzempfinden unterschiedlich sein kann.

Heilzeit
Auch die Heilung variiert je nach Körperstelle, Bewegung und Pflege. Bei einem klassischen Surface-Piercing (z. B. am Nacken) liegt die durchschnittliche **Heilzeit zwischen 3 und 8 Monaten**. Da bei Surface Bars meist nur die Aufsätze gewechselt werden, kann ein erster Wechsel – **bei komplikationsfreier Abheilung** – oft schon nach etwa 6 Wochen erfolgen. Auch hier sollte der Schmuckwechsel sehr vorsichtig erfolgen, um keinen Druck auf die frische Wunde auszuüben, da dies den Heilungsverlauf negativ beeinflussen kann.

Besonderheiten
Surface-Piercings müssen regelmäßig kontrolliert werden, da sie grundsätzlich ein erhöhtes Risiko für eine Abstoßung aufweisen, ohne dass dies zwangsläufig bedeutet, dass der Schmuck tatsächlich herauswächst. Anzeichen für eine mögliche Abstoßung sind etwa:

- dauerhaft raue oder krustige Wundränder
- das allmähliche Zurückziehen der Haut um den Schmuck
- oder das Sichtbarwerden des Stegers in der Mitte des Stichkanals (wenn sich die Haut dort immer weiter verdünnt).

Sollten diese Anzeichen auftreten, ist es ratsam, das Piercing frühzeitig zu entfernen. Versucht man, es „auszusitzen", fällt es irgendwann von selbst heraus – meist begleitet von einer deutlich sichtbaren Narbe.

Dieses Risiko besteht bei allen Surface-Piercings. Auch das Bauchnabelpiercing ist davon nicht ausgenommen.

Erstschmuck
Je nach Körperstelle kommen unterschiedliche Schmuckformen zum Einsatz. Bei klassischen Surface-Piercings sind Surfacebars der Standard, welche individuell an die Anatomie und Position angepasst werden.

Die Materialstärke variiert je nach Wunsch und Stelle zwischen **1,2 mm und 1,6 mm**.

Wichtig Barbells oder Curved Barbells sollten hierbei nicht verwendet werden, da diese mit den Kugeln auf der Haut aufliegen und dadurch zusätzlichen Druck ausüben – was den Abstoßungsprozess deutlich beschleunigen kann.

Beim Bauchnabelpiercing hingegen ist das etwas anderes, da sich der Schmuck der natürlichen Wölbung der Stelle anpasst – aber auch hier gilt: hochwertiger, passender Schmuck ist entscheidend für eine gute Heilung.

Pflegehinweis
Wie bei allen anderen Piercings auch: In den ersten **vier Wochen** zweimal täglich reinigen, danach für weitere **zwei Wochen** einmal täglich – **außer es treten Komplikationen auf**, dann beginnt der Pflegezyklus erneut. Reibung, Druck, ständiges Bewegen oder unsaubere Hände sind der größte Feind eines frisch gestochenen (Surface) Piercings. Geduld, Vorsicht und konsequente Pflege sind hier besonders wichtig, um dem Piercing eine echte Chance auf gute Abheilung zu geben. Auch hier kann das Abkleben mittels Pflaster für die ersten zwei Tage sinnvoll sein.

3.6.4 Dermal Anchor/Skin Diver

Abb. 3.38

Position
Im Gegensatz zu klassischen Piercings handelt es sich hier um sogenannte Single-Point-Piercings – das bedeutet, es gibt nur einen Zugangspunkt und keinen Ein- und Austritt wie bei Kanal Piercings.

Grundsätzlich ist dieses Piercing an jeder flachen Körperstelle möglich. Ideal sind Stellen mit wenig Bewegung und möglichst geringer Reibung. Je mehr Bewegung oder Druck auf die Stelle wirkt, desto höher ist das Risiko einer Abstoßung. Beliebt sind z. B. Dekolleté, Schlüsselbein oder Gesicht.

Stechen
Nach der Desinfektion und dem Markieren wird die Haut mit einem Biopsie Punch (in der Regel 2 mm) gestanzt. Dabei wird das Gewebe mit zwei

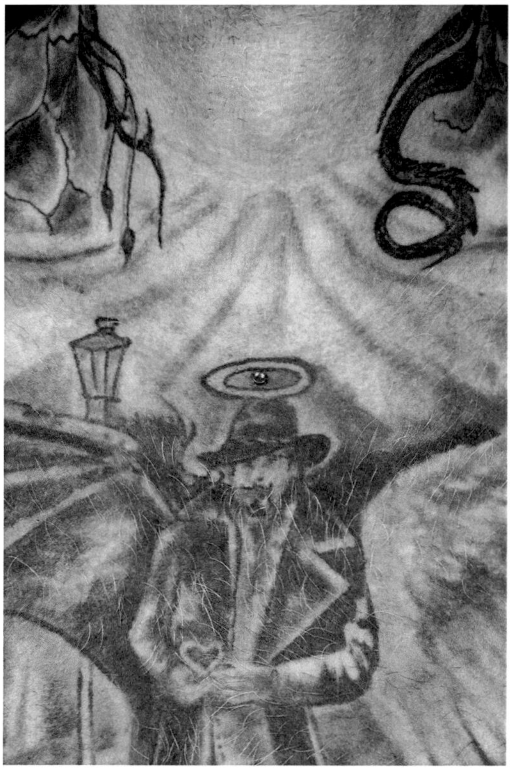

Abb. 3.38 Frisch gestochener Dermal Anchor mit Dermal Top. (Eigene Darstellung)

Fingern leicht zusammengedrückt und dann sachte ausgestanzt. Durch langsames Drehen des Punches entsteht eine Hauttasche.

Wichtig Das entfernte Gewebe muss komplett heraus – eventuell mithilfe eines sterilen Wattestäbchens nachhelfen. Außerdem blutet die Stelle meist etwas.

Der Schmuck wird anschließend mit einer speziellen Klemme am Aufsatz gehalten und vorsichtig unter die Haut geschoben. Das erfordert etwas Gefühl.

Schmerz

Ca. 3–5 von 10

Das Stanzen selbst wird häufig als weniger belastend wahrgenommen, als im Vorfeld erwartet, und von vielen als angenehmer beschrieben als beispielsweise ein klassisches Nostril-Piercing.

Heilzeit

Etwa 4 Wochen

Vorausgesetzt, die Pflege wird konsequent eingehalten, heilt der Anker in der Regel gut und komplikationsfrei.

Besonderheiten

Da hier kein klassischer Stichkanal entsteht, sondern eine Hauttasche, ist das Risiko einer Einkapselung oder Infektion höher – besonders durch Rückstände wie Sonnencreme, Make-up oder Schweiß.

Daher ist saubere und regelmäßige Pflege besonders wichtig.

Skin Diver gelten als einfacher zu setzen und auch leichter zu entfernen, haben aber keinen wechselbaren Aufsatz und sitzen oft nicht ganz so stabil wie Dermal Anchor.

Das Entfernen eines abgeheilten Ankers erfolgt durch einen kleinen, kaum spürbaren Schnitt – die Narbe ist in der Regel minimal und verblasst in vielen Fällen sogar komplett.

Grundsätzlich ist bei beiden Varianten Achtsamkeit im Alltag wichtig – durch das oberflächliche Einsetzen kann man sich diese Piercings relativ leicht ausreißen. Skin Diver sitzen flacher und lassen sich deutlich leichter herausziehen als ein verankerter Dermal Anchor.

Erstschmuck

Verwendet wird Titan G23. Bei Dermal Anchors besteht der Schmuck aus einer Trägerplatte mit Innengewinde und einem flachen, schraubbaren Aufsatz.

Skin Diver sind einteilig mit fester Kugel oder Platte und verfügen über eine spitz zulaufende Basis. Wechselaufsätze sind hier nicht möglich. Bei guter Heilung kann man den Aufsatz bvon einem Dermal Anchor nach frühestens 4 Wochen Wechseln.

Pflegehinweise

Unmittelbar nach dem Stechen sollte das Piercing abgedeckt werden. Das erste Pflaster wird durchgehend für etwa 48 h getragen. In dieser Zeit ist keine zusätzliche Pflege erforderlich.

Nach dem Entfernen des ersten Pflasters – idealerweise unter der Dusche, nachdem es gut eingeweicht wurde – beginnt die reguläre Pflegephase:

- **Tag 3 bis Tag 10:**
  Morgens und abends mit sauberen und desinfizierten Händen pflegen.
  Dabei das Piercing mit Prontolind oder einem vergleichbaren Präparat beträufeln, an der Luft trocknen lassen und anschließend wieder mit einem frischen Pflaster abdecken.
  Das Pflaster wird in diesem Zeitraum zweimal täglich gewechselt.
- **Tag 11 bis Tag 20:**
  Ein Abkleben ist nur noch nachts und bei erhöhter mechanischer Belastung (z. B. Sport, körperlich anstrengende Tätigkeiten) erforderlich.

Auch abgeheilte Dermal Anchors sollten ein- bis zweimal pro Woche gereinigt werden, um Ablagerungen und Verstopfungen durch Rückstände zu vermeiden.

Auch wenn die beschriebenen Pflegeschritte auf den ersten Blick umfangreich erscheinen mögen, ist festzuhalten, dass Dermal Anchors und Skin Diver bei sachgerechter Durchführung und guter Pflege häufig gut und komplikationsarm abheilen. Eine strukturierte Nachsorge reduziert das Risiko von Reizungen und begünstigt einen stabilen Heilungsverlauf, auch wenn ein späteres Herauswachsen nie vollständig ausgeschlossen werden kann.

Normale Hautreaktionen in den ersten Tagen können sein:

leichte Rötung, Wundsekret, Brennen, Ziehen sowie eine geringe Schwellung.

3.7 Intimbereich – weiblich

Allgemeines zu weiblichen Intimpiercings

Intimpiercings werden im Grunde vor allem für einen selbst gestochen; sie sind kein Schmuck, den man zur Schau trägt, sondern oft ein ganz persönliches Geheimnis – etwas Intimes, das man nur mit ausgewählten Menschen teilt und das dadurch eine besondere, beinahe private Bedeutung erhält.

Die folgenden Intimpiercings werden zur besseren Übersicht und aus Gründen der Zurückhaltung ausschließlich in schematischer Form dargestellt.

Bei weiblichen Intimpiercings spielen die anatomischen Voraussetzungen eine besonders wichtige Rolle. Da jede Frau unterschiedlich gebaut ist, sind nicht alle Piercingarten für jede Person gleichermaßen geeignet. Nur die wenigsten Varianten lassen sich pauschal bei allen umsetzen.

Aus diesem Grund sollte vor der Durchführung stets zunächst eine Beurteilung der individuellen anatomischen Voraussetzungen erfolgen. Nicht selten zeigt sich dabei, dass ein ursprünglich gewünschtes Piercing in der vorgesehenen Form nicht ideal umsetzbar ist. In solchen Fällen kann eine fachliche Empfehlung ausgesprochen und transparent erläutert werden, welche Varianten anatomisch sinnvoll und realisierbar sind.

Dabei empfiehlt es sich, zunächst zu klären, ob ausdrücklich das gewünschte Piercing umgesetzt werden soll oder ob auch eine Beratung zu möglichen Alternativen gewünscht ist. So kann gemeinsam eine Lösung gefunden werden, die sowohl den anatomischen Gegebenheiten als auch den persönlichen Vorstellungen möglichst gut entspricht.

Ein Intimpiercing kann jedoch eine schöne Möglichkeit sein, diesen sehr persönlichen Bereich ästhetisch zu betonen. Wichtig ist, dass man sich dafür aus eigener Überzeugung entscheidet – nicht, weil jemand anderes es erwartet oder vorschlägt. Viele empfinden ihr Intimpiercing als persönliches Geheimnis, das ihnen sogar zu einem stärkeren Selbstbewusstsein verhelfen kann.

Wenn du dich für ein solches Piercing interessierst, lass dich am besten professionell beraten. Ein erfahrener Piercer kann dir genau erklären, welche Varianten für dich anatomisch möglich sind und gemeinsam mit dir die ideale Lösung finden. Achte unbedingt darauf, dass du dich in dem Studio wohl und gut aufgehoben fühlst – Vertrauen ist hier besonders wichtig.

Weitere Informationen dazu, was einen guten Piercer ausmacht, findest du unter Kap. 5.

Wichtig Bitte keine alkoholhaltigen Desinfektionsmittel verwenden – weder bei der täglichen Pflege noch zur Vorbereitung vor dem Eingriff. Alkoholhaltige Mittel können brennen und die empfindlichen Schleimhäute reizen.

Für die Desinfektion der Haut vor dem Eingriff eignet sich Octenisept zum Beispiel optimal. Dabei sollte zunächst grob desinfiziert und anschließend die Haut erneut befeuchtet werden. Achte darauf, die Einwirkzeit (in der Regel 1–2 min) einzuhalten, damit das Mittel seine volle Wirkung entfalten kann.

Nach dem Stechen eines Intimpiercings ist besonders sorgfältige Hygiene und Zurückhaltung im Alltag gefragt. Um eine reibungslose Abheilung zu fördern und Komplikationen zu vermeiden, sollten folgende Punkte beachtet werden:

- In den ersten **72 h** auf alles verzichten, was blutverdünnend wirkt – insbesondere **Alkohol, Drogen und Medikamente wie Aspirin**.
- In den ersten **vier Wochen** wird generell von jeglicher sexuellen Aktivität abgeraten, um mechanische Reizung und das Eindringen von Keimen zu vermeiden, da in dieser Zeit die Infektionsgefahr besonders hoch ist.
- Kein Sonnenbaden, keine Sauna oder Solarium für mindestens vier Wochen.
- Kein Baden in Seen, im Meer oder Badewannen für mindestens vier Wochen.
- Für etwa 72 h sollte auf Sport und starke körperliche Betätigung verzichtet werden, da Schweiß die frische Wunde reizen kann. Über den Schweiß können zudem auf der Haut vorhandene Keime – einschließlich Bestandteilen der natürlichen Hautflora – in den Stichkanal gelangen, was das Risiko für Reizungen oder entzündliche Reaktionen erhöht.
- Bei der Körperpflege auf **pH-neutrale Seifen** zurückgreifen, aber dennoch vermeiden, dass diese direkt mit der frischen Wunde in Kontakt kommen.
- Beim **Rasieren** die gepiercte Stelle großzügig aussparen. Falls notwendig, vorsichtig mit einem **Augenbrauen-Rasierer** arbeiten.

  Erst nach vollständiger Abheilung kann der Schmuck für die Rasur **kurzzeitig entfernt** werden.
- Fahrradfahren, Reiten und vergleichbare Aktivitäten, die den Bereich mechanisch beanspruchen, sollten für mindestens zwei Wochen, bestenfalls aber auch 4 Wochen vermieden werden.

Wenn du deinen Termin planst, bedenke bitte auch deine nächste Menstruation. Die ersten Tage nach dem Stechen sind empfindlich – zusätzliche Reizung durch Tampons oder Binden sind da eher ungünstig. Pflege wie oben beschrieben – sanft, regelmäßig und mit Geduld.

Hinweis zu Ringen als Schmuck Option
Wenn bei einem weiblichen Intimpiercing die Möglichkeit besteht, einen Ring als Schmuck zu tragen, sollte man gut überlegen, zu welcher Variante man greift. Von sogenannten Hufeisen (Circular Barbells) ist in diesem Bereich eher abzuraten – auch wenn sie auf den ersten Blick praktisch erscheinen.

Durch Bewegung, Reibung und alltägliche Belastung können sich die Kugeln an den Enden nämlich leichter lösen – was nicht nur lästig, sondern auch schmerzhaft oder sogar problematisch werden kann.

Für diesen Bereich empfehlen sich stattdessen entweder klassische **Ball Closure Ringe (BCRs)** oder **Segmentringe** – beide Varianten schließen zuverlässig, halten auch bei mehr Bewegung gut durch und sitzen zudem auch besser in sensiblen Zonen.

Allgemeiner Hinweis
In diesem Bereich sollte man bei der Schmuckwahl grundsätzlich zu einer Stärke von **1,6 mm** tendieren, da bei **1,2 mm** das Risiko des **Einschneidens** deutlich höher ist.

Pflegehinweis
Die Pflege von Intimpiercings erfolgt im Grundsatz wie bei allen anderen Piercings:

In den ersten 4 Wochen idealerweise zweimal täglich reinigen, danach für weitere 2 Wochen einmal täglich – bei Problemen beginnt der Pflegezyklus nach der Problemlösung erneut.

Als Pflegemittel hat sich beispielsweise Prontolind Spray bewährt. Alternativ kann eine gekaufte oder sogar selbst hergestellte isotonische Kochsalzlösung (NaCl 0,9 %) verwendet werden.

3.7.1 Christina-Piercing

Abb. 3.39

Position

Dieses Piercing verläuft elegant vertikal vom Punkt, an dem die äußeren Schamlippen zusammentreffen, hinauf zum Venushügel. Es liegt vollständig außerhalb der Schleimhäute und zählt zu den oberflächlichen Intimpiercings – wirkt dezent, feminin und ist vor allem optisch ein echter Hingucker.

Stechen

Im Intimbereich gilt es besonders sanft zu arbeiten – alkoholhaltige Desinfektionsmittel sind hier tabu, da sie die Schleimhäute reizen können. Stattdessen gilt es, reizfreie Wunddesinfektionsmittel wie Octenisept zu verwenden.

Wichtig ist, dass das Anzeichnen im Stehen erfolgt oder die Position zumindest im Stehen kontrolliert wird, da sich nur so die natürliche Körperhaltung und Gewebespannung zuverlässig beurteilen lassen.

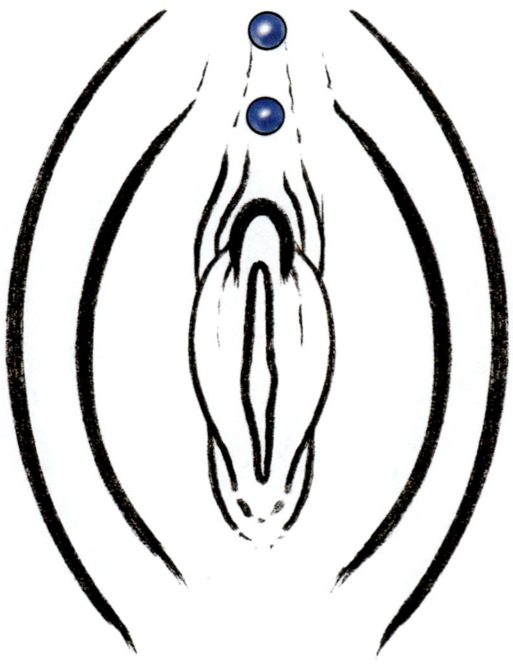

Abb. 3.39 Schematische Darstellung eines Christina-Piercings. (Illustration: Sevilla Corazza Leitner)

Die bevorzugte Stichrichtung verläuft von Superior nach Inferior (vom Venushügel in Richtung Ansatz). Diese Vorgehensweise ermöglicht eine optimale Kontrolle über den sichtbaren Eintrittspunkt und erlaubt eine besonders präzise Platzierung. Die konkrete Umsetzung orientiert sich stets an den individuellen anatomischen Gegebenheiten. Zur Fixierung des Gewebes kann hierbei eine Duval-Klemme sinnvoll eingesetzt werden.

Ähnlich wie beim Bauchnabelpiercing ist eine kleine, klar definierte Hautfalte anatomisch vorteilhaft, da sie dem Schmuck zusätzlichen Halt verleiht und das Risiko einer Migration reduziert. Ist diese Falte nur schwach ausgeprägt, kann eine leicht tiefere Platzierung erwogen werden, um die Spannung auf das Gewebe zu verringern und einem Herauswachsen vorzubeugen.

Fehlt eine geeignete Hautfalte vollständig, sollte kritisch geprüft werden, ob das Piercing unter diesen Voraussetzungen sinnvoll ist. Eine unzureichende Hautreserve kann nicht nur die ästhetische Wirkung beeinträchtigen, sondern auch das Risiko für mechanische Reizungen und heilungsbedingte Komplikationen deutlich erhöhen.

Schmerz

Auch wenn es zunächst nach einer empfindlichen Stelle klingt: Der eigentliche Stich wird meist gut weggesteckt. Viele erschrecken sich eher im Kopf – das Gefühl selbst ist in der Regel halb so wild.

Schmerzempfinden: ca. 3–5 von 10

Heilzeit

Da dieses Piercing nicht durch Schleimhaut, sondern durch normale Haut verläuft und zusätzlich durch Kleidung oder Bewegung oft gereizt wird, dauert die Heilung meist etwas länger als bei anderen weiblichen Intimpiercings.

Hierbei bewegen wir uns in einem Zeitraum von **ca. 3–4 Monaten**.

Besonderheiten

Das Christina gehört zu den beliebtesten Intimpiercings – und das nicht ohne Grund. Es hat Stil, ist dezent und sorgt für ein selbstbewusstes Körpergefühl.

Damit es langfristig Freude macht, sollte die Anatomie passen – idealerweise eben mit einer kleinen Hautfalte an der Einstichstelle, die für natürlichen Halt sorgt.

Wichtig ist außerdem der richtige Schmuck:

- **Stabstärke**: mindestens 1,6 mm – zu dünn schneidet leicht ein und begünstigt ein herauswachsen.
- **Kugelgröße**: mindestens 4 mm – zu klein kann sich in den Stichkanal einziehen.
- **Gewicht**: bitte nicht zu schwer – Druck von oben kann die Haut reizen oder den Schmuck wandern lassen.

Erstschmuck
Als Erstschmuck wäre eine sogenannte Christina-Bar – ein L-förmiger Stecker, der sich gut an die anatomischen Gegebenheiten anpasst – besonders geeignet. Hochwertige Ausführungen sind aktuell jedoch nur eingeschränkt verfügbar.

Alternativ hat sich ein Curved Barbell (Bauchnabelpiercing) mit 1,6 mm Stärke und einer Länge von 12–16 mm bewährt. Die genaue Länge sollte an die individuelle Anatomie angepasst werden und ausreichend Spielraum für mögliche Schwellungen bieten.

Ein erster Schmuckwechsel wird nach etwa drei Monaten empfohlen. Ein früherer Wechsel wäre zwar theoretisch bereits nach 6 Wochen möglich, jedoch ist zu berücksichtigen, dass jeder Schmuckwechsel – insbesondere während der aktiven Heilphase – eine zusätzliche Reizung des Stichkanals darstellen kann. Ein unnötiges Manipulieren des Stichkanals sollte daher vermieden werden.

Nach rund drei Monaten ist die Heilung in der Regel deutlich fortgeschritten, wodurch der Stichkanal weniger empfindlich reagiert und das Risiko für irritative Reaktionen beim Schmuckwechsel reduziert ist, vorausgesetzt, die Pflege erfolgte konsequent und sachgerecht.

Pflegehinweis
Die Pflege erfolgt, wie im allgemeinen Teil zu den Intimpiercings beschrieben.

Zweimal täglich für 4 Wochen, danach einmal täglich für weitere 2 Wochen – z. B. mit Prontolind oder steriler Kochsalzlösung.

Tipp zur Rasur Um die frisch gestochene Stelle zu schonen, bietet sich ein kleiner Nasen- oder Augenbrauentrimmer ideal an – damit lässt sich der Bereich gezielt und sanft freihalten, ohne das Piercing zu gefährden.

3.7.2 Vertikales Klitorisvorhautpiercing (KVV)

Abb. 3.40

Position
Wie der Name schon andeutet, wird dieses Piercing vertikal durch die Klitorisvorhaut gestochen – genauer gesagt, oberhalb der Klitoris entlang des natürlichen Verlaufs der Vorhaut. Damit dieses Piercing überhaupt möglich ist, braucht es allerdings eine geeignete Anatomie: Es sollte ausreichend Gewebe oberhalb der Klitoris vorhanden sein und die Klitoris selbst nicht komplett von den äußeren Schamlippen bedeckt sein. Auch Form und Symmetrie der Vorhaut

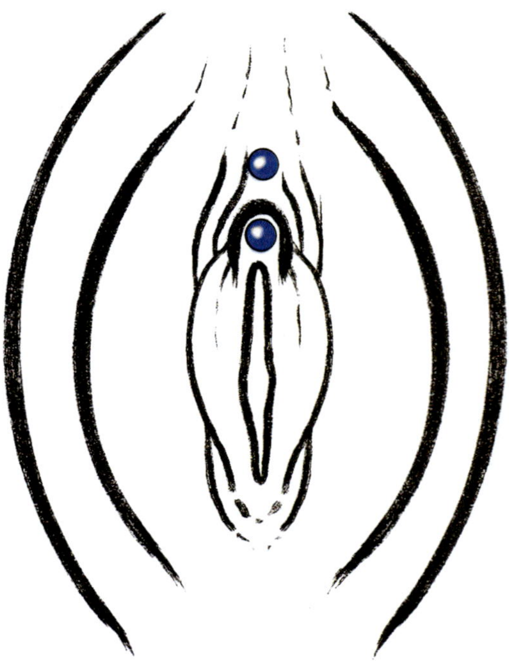

Abb. 3.40 Schematische Darstellung eines vertikalen Klitorisvorhautpiercings (KVV). (Illustration: Sevilla Corazza Leitner)

spielen eine wichtige Rolle – denn ist diese schief oder zu knapp, kann das Piercing sich später verdrehen, einklemmen oder generell unangenehm im Tragekomfort werden.

Stechen
Das Setzen dieses Piercings erfordert nicht nur Erfahrung, sondern vor allem ein sensibles Händchen – also definitiv keine Anfänger Disziplin. Nach sorgfältiger Desinfektion und Markierung wird mit einer zurückgezogenen Piercingnadel gearbeitet: Der Schlauch der Kanüle wird vorsichtig in die Vorhautöffnung eingeführt, also wird hierbei von innen nach außen gestochen, sodass er sich über der Klitoris positioniert. Dieser Schlauch ist stumpf und dient lediglich der Orientierung. Bei sachgerechter Anwendung kann er keine Verletzungen verursachen, sondern hilft dabei, Position und Winkel exakt zu bestimmen. Unsachgemäßer Umgang oder unnötiges Manipulieren im Gewebe sollte jedoch selbstverständlich vermieden werden. Mit Daumen und Zeigefinger wird das flexible Gewebe gut fixiert, damit nichts verrutscht – dann wird mit einer gezielten Bewegung die Nadel durchgeschoben, der Schmuck eingesetzt und fertig. Klingt einfach, ist aber definitiv eine Sache für Profis.

Schmerz
Wie immer subjektiv – aber die meisten berichten eher vom „Kopf Schreck“, da die Region sehr sensibel ist. Das Gewebe selbst ist dünn, wodurch der eigentliche Stich oft weniger schlimm ist als befürchtet. Wer es angenehmer möchte, kann es mit Lidocain leicht betäuben. Im Durchschnitt liegt der Schmerz bei **ca. 3–5 von 10**.

Heilzeit
Dank der guten Durchblutung und der natürlichen Regenerationsfähigkeit der Schleimhaut heilt dieses Piercing meist unkompliziert ab – natürlich bei entsprechender Pflege. In der Regel dauert es etwa 4–6 Wochen bis zur vollständigen Abheilung.

Besonderheiten
Dieses Piercing ist nicht nur optisch ein Hingucker – bei passender Anatomie kann es auch sexuell stimulierend wirken, insbesondere wenn die untere Kugel leicht auf der Klitoris aufliegt.

Aber Achtung Zu viel Reibung, ständiges Bewegen oder zu enger Schmuck können zu Schwellungen, Reizungen oder unangenehmen Druck führen. Deshalb ist es wichtig auf die richtige Schmuckwahl achten.

Zu dünn kann einschneiden, zu schwer belastet das Gewebe unnötig.

Erstschmuck
Als Erstschmuck eignet sich ein Curved Barbell in 10–14 mm Länge – je nach Anatomie. Bei feinerem Gewebe reicht meist 1,2 mm Materialstärke, bei kräftigem Gewebe oder häufiger Stimulation empfiehlt sich eher 1,6 mm, da dieser den Druck besser verteilt. Wer sich unsicher ist, kann auch erst mit 1,2 mm starten und nach 4 Wochen auf 1,6 mm wechseln.

Bei komplikationsloser Heilung kann ein erster Schmuckwechsel in vielen Fällen bereits nach etwa vier Wochen erfolgen.

Pflegehinweis
Wie oben beschrieben.

3.7.3 Horizontales Klitorisvorhautpiercing (KVH)

Abb. 3.41

Position
Wie der Name vermuten lässt, verläuft dieses Piercing waagerecht durch die Klitorisvorhaut – also quer über die Spitze, knapp oberhalb der Klitoris. Grundsätzlich gelten hier ähnliche Voraussetzungen wie beim vertikalen Pendant: Es braucht genügend Gewebe, eine saubere anatomische Ausprägung und keine vollständige Bedeckung durch die äußeren Schamlippen. Wenn all das gegeben ist, steht dem Schmuckstück nichts im Weg.

Stechen
Nach Desinfektion und sorgfältiger Markierung wird das Piercing entweder freihändig oder mithilfe einer Duval-Klemme gesetzt, abhängig davon, wie gut sich das Gewebe sicher fixieren lässt. Da das Gewebe in diesem Bereich häufig

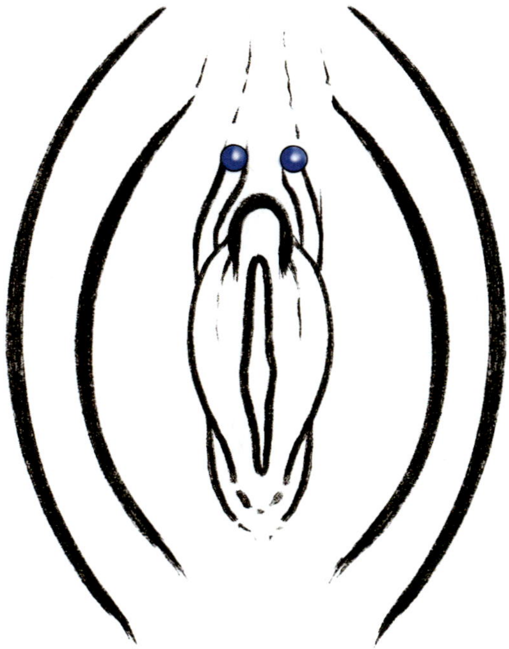

Abb. 3.41 Schematische Darstellung eines horizontalen Klitorisvorhautpiercings (KVH). (Illustration: Sevilla Corazza Leitner)

sehr weich und beweglich ist, ist eine stabile und kontrollierte Fixierung – unabhängig von der gewählten Technik – entscheidend für eine präzise Platzierung und einen sauberen Stichkanal.

Bei kräftiger ausgeprägtem Gewebe kann eine freihändige Technik ausreichend Kontrolle bieten, während bei zarteren oder weniger stabilen Strukturen eine Fixierung mit der Klemme zusätzliche Sicherheit gewährleistet. Der Stich erfolgt in horizontal und anschließend wird der Schmuck eingesetzt.

Wichtig ist, das Piercing nicht zu tief zu setzen! Sitzt es zu nah an der Klitoris, besteht die Gefahr, dass diese verletzt wird oder später beim Zurückschieben der Vorhaut blockiert wird. Sorgfalt und Erfahrung sind hier also wie immer das A und O.

Schmerz

Gilt wie beim Vertikalen: Die Stelle ist sensibel, das Gewebe jedoch dünn. Die meisten empfinden den Moment eher als ungewohnt denn als schmerzhaft – **ca. 3–5 von 10** auf der persönlichen Skala. Bei Bedarf ist eine lokale Betäubung mit Lidocain möglich bzw. Sinnvoll.

Heilzeit

Da es sich auch hier um gut durchblutetes Schleimhautgewebe handelt, verläuft die Heilung in der Regel unkompliziert – gute Pflege vorausgesetzt. Die vollständige Abheilung dauert etwa 4–6 Wochen.

Besonderheiten

Das horizontale Piercing kann, je nach Position, eine dezente bis leicht spürbare Stimulation bieten – ist aber eher ein ästhetisches Highlight als ein funktionales Lustverstärker.

Spannend wird es in Kombination mit dem vertikalen Klitorisvorhautpiercing: Zusammen bilden sie die weibliche Variante des sogenannten Magic Cross, was nicht nur optisch einiges hermacht, sondern auch für das ein oder andere neue Gefühl sorgen kann.

Wie immer gilt: Schmuck bitte nicht zu dünn (Verletzungsgefahr), aber auch nicht zu schwer (Reizungen, Druckstellen). Die Balance macht es.

Erstschmuck

Hier hat man etwas mehr Spielraum als beim Vertikalen. Möglich sind Curved Barbells, gerade Barbells oder auch Ringe.

Die ideale Materialstärke liegt bei 1,6 mm, größere Stärken sind ebenfalls möglich. Grundsätzlich kann auch Schmuck mit 1,2 mm verwendet werden, allerdings besteht hierbei ein erhöhtes Risiko des Einschneidens, weshalb der Heilungsverlauf entsprechend beobachtet werden sollte. Gegebenenfalls empfiehlt sich nach vollständiger Abheilung ein Wechsel auf 1,6 mm, was in der Regel problemlos möglich ist. Die Länge beziehungsweise der Durchmesser liegt meist zwischen 10 und 14 mm.

Der erste Schmuckwechsel ist in der Regel nach etwa 4–6 Wochen möglich – abhängig vom individuellen Heilungsverlauf.

Pflegehinweis

Wie bei den anderen Intimpiercings beschrieben – konsequent, sanft und mit Geduld.

3.7.4 Äußere + Innere Schamlippenpiercings

Abb. 3.42
Abb. 3.43

Position

Schamlippenpiercings sind kleine Allrounder in der Welt der Intim Kunst – sie lassen sich sowohl in den inneren als auch in den äußeren Schamlippen setzen. Besonders reizvoll ist, dass du hier ganz individuell gestalten kannst: einseitig, beidseitig, versetzt oder sogar in kreativen Kombinationen miteinander. Wichtig ist dabei nur, dass bei den inneren Schamlippen genügend Gewebe vorhanden ist – sonst fehlt einfach das Fundament.

Gerade bei diesen Piercings gilt: Erlaubt ist, was gefällt und passt. Wer will, kann sie später auch dehnen und in deutlich größeren Größen tragen (2 mm+ sind keine Seltenheit). Dazu aber mehr in Kap. 28 ‚Stretching und große Kaliber – Alles rund ums Dehnen'.

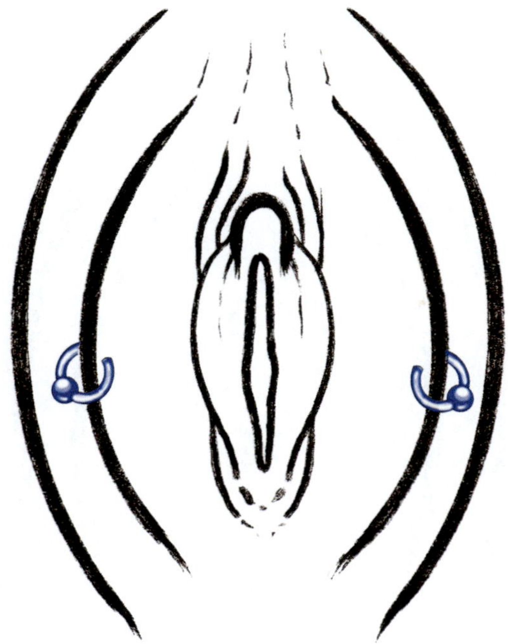

Abb. 3.42 Schematische Darstellung eines Piercings der äußeren Labien (Labia majora). (Illustration: Sevilla Corazza Leitner)

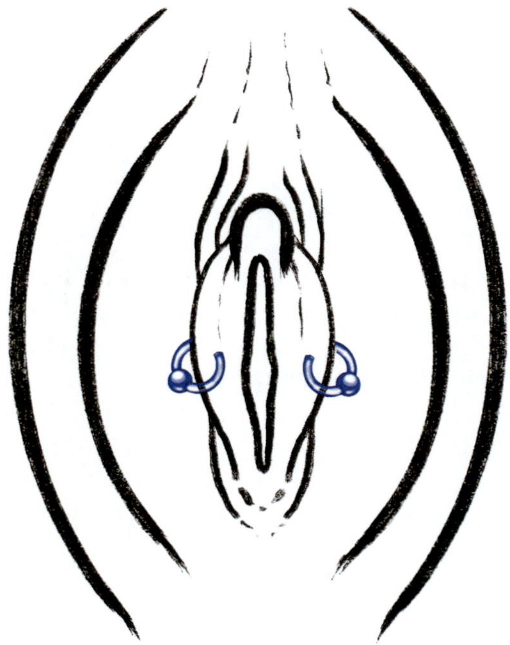

Abb. 3.43 Schematische Darstellung eines Piercings der inneren Labien (Labia minora). (Illustration: Sevilla Corazza Leitner)

Stechen

Für eine präzise Platzierung und einen stabilen Stichkanal wird in diesem Bereich in der Regel eine Duval-Klemme verwendet. Sie verleiht dem weichen, flexiblen Gewebe die notwendige Stabilität, um das Piercing kontrolliert und exakt setzen zu können.

Eine freihändige Technik ist ebenfalls möglich, erfordert jedoch ein entsprechend hohes Maß an Erfahrung und ein sehr gutes Gefühl für Gewebe, Tiefe und Einstichwinkel.

Schmerz

Wie bei den meisten Intimpiercings ist auch hier das Empfinden sehr subjektiv. Generell lässt sich sagen: Die inneren Schamlippen sind meist dünner und lassen sich bei Bedarf gut mit Lidocain betäuben. Bei den äußeren ist das eher schwierig, da das Gewebe dichter und robuster ist. Alles in allem liegen wir aber auch hier bei einem gut aushaltbaren Bereich von **ca. 3–5 von 10**.

Heilzeit

Auch hier gibt es einen kleinen Unterschied: Die inneren Schamlippen liegen geschützter, sind meist zarter und verheilen bei guter Pflege meist in **4–6 Wochen**. Die äußeren Schamlippen sind hingegen mehr Reibung durch Kleidung und Bewegung ausgesetzt – hier kann es also durchaus **6–8 Wochen** dauern, bis alles komplett abgeheilt ist. In den ersten zwei Wochen nach dem Stechen am besten auf enge Kleidung verzichten – das hilft den Piercings, sich gut zu setzen und unnötige Reizungen zu vermeiden.

Besonderheiten

Geduld ist auch hier wieder Gold wert – vor allem beim Thema Sex. Die frischen Piercings sollten mindestens zwei Wochen (4 Wochen wären ideal) Zeit zum Heilen bekommen, bevor du dich wieder liebevolleren Aktivitäten widmest. Sonst riskierst du nicht nur Entzündungen und Wundheilungsstörungen, sondern auch Blutungen, die in diesem sensiblen Bereich besonders unangenehm und langwierig sein können. Und das wäre wirklich schade – sowohl fürs Piercing als auch für den Spaß.

Aufgrund der weichen und flexiblen Struktur der inneren Schamlippen kann es im Laufe der Zeit – besonders bei mehreren Piercings oder bei größeren, schwereren Schmuck – zu einer leichten Längenzunahme kommen. Das ist kein Grund zur Sorge, sondern eine natürliche Reaktion des Gewebes auf die dauerhafte Belastung. Dieser Effekt kann auch bei äußeren Schamlippen auftreten, fällt dort aber meist deutlich geringer aus. Wer sich dieser möglichen Veränderung bewusst ist, kann das bei der Wahl des Schmucks gut mitbedenken.

Erstschmuck

Als Ersteinsatz kommen meist klassische Ball Closure Ringe (BCRs) oder Segmentringe zum Einsatz – in **1,6 mm oder 2 mm Stärke**, je nach Vorliebe und Anatomie. Der Durchmesser liegt meistens bei **10–14 mm**, kann aber je nach Anatomie und positionierung variieren. Alternativ ist auch ein **Curved Barbell** sowie ein klassisches **Barbell** möglich, vor allem wenn ein dezenter Look gewünscht ist.

Bei sachgerechter Pflege und komplikationsloser Heilung kann ein erster Schmuckwechsel bei Piercings der inneren Labien häufig bereits nach etwa vier Wochen erfolgen, während bei Piercings der äußeren Labien in der Regel ein Zeitraum von etwa sechs Wochen abgewartet werden sollte. Treten während der Heilungsphase Reizungen oder andere Komplikationen auf, kann sich dieser Zeitpunkt entsprechend nach hinten verschieben.

Pflegehinweis

Wie bereits im allgemeinen Teil beschrieben, sollte bei der Terminplanung auch die nächste Menstruation berücksichtigt werden. Die ersten Tage nach dem Stechen sind besonders empfindlich, weshalb zusätzliche Reizung durch Tampons oder Binden möglichst vermieden werden sollte. Ansonsten erfolgt die Pflege wie zuvor beschrieben: sanft, regelmäßig und mit ausreichend Geduld.

3.7.5 Fourchette Piercing

Abb. 3.44

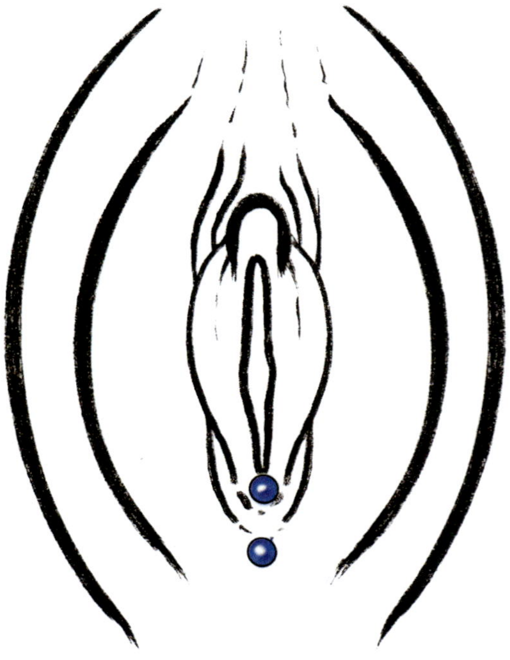

Abb. 3.44 Schematische Darstellung eines Fourchette-Piercings. (Illustration: Sevilla Corazza Leitner)

Position
Das Fourchette ist sozusagen das Gegenstück zum Christina-Piercing – nur eben an der unteren Seite. Gestochen wird es dort, wo die inneren Schamlippen am hinteren Ende zusammenlaufen, also direkt unterhalb des Scheideneingangs.

Wichtig Es geht **nicht** durch den Damm und auch nicht in die Vagina, sondern lediglich durch das dortige Hautgewebe.

Damit das Piercing überhaupt sinnvoll umgesetzt werden kann, muss in diesem Bereich ausreichend Gewebe vorhanden sein. Ist das Areal sehr straff oder nur gering ausgeprägt, ist eine Durchführung meist nicht empfehlenswert. Daher sollte im Vorfeld stets eine kurze anatomische Beurteilung erfolgen, um zu klären, ob dieses Piercing in der gewünschten Form umsetzbar ist.

Stechen
Sofern die anatomischen Voraussetzungen geeignet sind, lässt sich das Fourchette-Piercing technisch vergleichsweise unkompliziert durchführen. Aufgrund der hohen Flexibilität und Verschiebbarkeit des Gewebes ist eine sichere Fixierung jedoch besonders wichtig. Je nach individueller Anatomie eignet sich hierfür entweder eine Förster-Klemme oder eine Duval-Klemme, da beide eine stabile Kontrolle über Hautspannung, Tiefe und Einstichwinkel ermöglichen.

Nach dem sanften Fixieren und leichten Ausrichten des Gewebes erfolgt der Stich aus derjenigen Richtung, die eine ergonomisch optimale Führung der Nadel erlaubt. Dieses Vorgehen gewährleistet eine präzise Platzierung, eine gleichmäßige Gewebespannung und eine kontrollierte, sichere Durchführung.

Schmerz
Die Haut ist in diesem Bereich ziemlich dünn, was prinzipiell angenehm für das Stechen ist. Viele empfinden den Schmerz eher mental als körperlich – die Vorstellung ist oft schlimmer als die Realität. Zusätzlich kann man die Stelle lokal mit Lidocain betäuben. Alles in allem liegt das Schmerzempfinden meist im Bereich von **ca. 3–5 von 10**.

Heilzeit
Dank der guten Durchblutung und des feinen Gewebes heilt das Fourchette in der Regel zügig – **etwa 4 bis 6 Wochen**, sofern du achtsam bist und auf gute Pflege sowie passende Kleidung achtest. Natürlich ist die Stelle durch Reibung (z. B. beim Sitzen, Gehen oder Tragen enger Kleidung) stärker belastet als andere Intimpiercings, aber das ist bei sorgsamen Umgang gut in den Griff zu bekommen.

Besonderheiten
Das Fourchette gehört zu den seltener gestochenen Intimpiercings – was es aber umso spannender macht. In Kombination mit einem Christina-Piercing kann es optisch richtig schön harmonieren.

Da es sehr nahe am Scheideneingang sitzt, kann es beim Geschlechtsverkehr zu verstärkter Reibung kommen – was manche als besonders reizvoll, andere aber als störend empfinden. Außerdem besteht ein gewisses Risiko, dass das Piercing mit der Zeit herauswächst. Um diese Risiken möglichst gering zu halten, sollte die individuelle Anatomie gemeinsam mit einem erfahrenen Piercer sorgfältig beurteilt werden. Auf dieser Grundlage lässt sich fundiert entscheiden, ob ein Fourchette-Piercing langfristig sinnvoll und stabil umsetzbar ist.

Erstschmuck
Als Ersteinsatz eignen sich ein **Curved Barbell**, ein **Segmentring** oder ein klassischer **Ball Closure Ring (BCR)** – jeweils in einer Materialstärke von **1,6 mm bis 2 mm** und einer Länge bzw. einem Durchmesser von **ca. 10 bis 14 mm**, individuell an die persönliche Anatomi angepasst.

Von einer Materialstärke von 1,2 mm ist bei diesen Piercings grundsätzlich eher abzuraten, da ein geringerer Durchmesser das Risiko von Einschnüren des Gewebes sowie von Migration oder Herauswachsen erhöht.

Bei komplikationsloser Heilung und sachgerechter Pflege kann ein erster Schmuckwechsel in diesem Bereich häufig bereits nach etwa vier Wochen erfolgen.

Pflegehinweis
Auch hier gilt die empfohlene Pflege wie bei den anderen Intimpiercings: **4 Wochen lang 2× täglich reinigen**, danach **weitere 2 Wochen 1× täglich** – bei Problemen startet der Pflegezyklus erneut.

3.7.6 Prinzessin Albertina

Abb. 3.45

Position
Hier kommen wir zu einem der mit Abstand anspruchsvollsten Intimpiercings für Frauen – vielleicht sogar dem kompliziertesten überhaupt. Das Prinzessin-Albertina-Piercing verläuft vertikal von der Harnröhrenöffnung (Urethra) zur Vaginalöffnung – sie verbindet also zwei sensible Körperöffnungen miteinander. Entsprechend selten wird sie gestochen, und das ist auch gut so – denn nicht jede Anatomie bringt die nötigen Voraussetzungen mit.

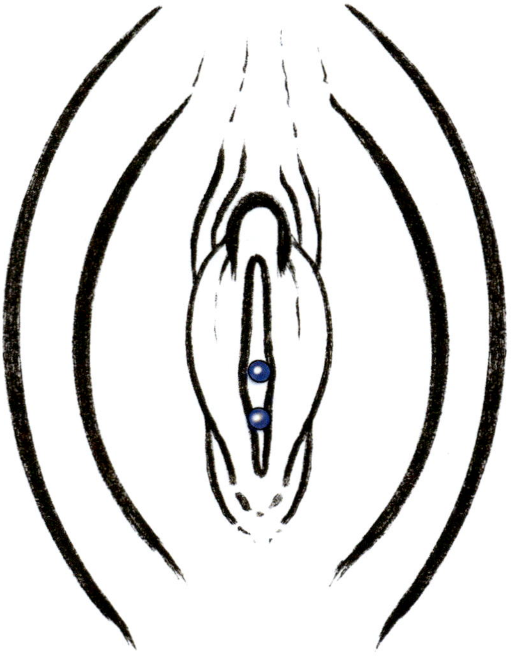

Abb. 3.45 Schematische Darstellung eines Prinzessin-Albertina-Piercings. (Illustration: Sevilla Corazza Leitner)

Stechen
Dieses Piercing gehört zu den technisch anspruchsvolleren Eingriffen und erfordert sowohl ausgeprägte praktische Erfahrung als auch ein sehr gutes anatomisches Verständnis. Eine sorgfältige Beurteilung der individuellen Voraussetzungen ist unerlässlich, da nicht jede Anatomie eine sichere und stabile Umsetzung erlaubt. Entscheidend ist insbesondere, dass Harnröhrenöffnung und Vaginaleingang in einem geeigneten räumlichen Verhältnis zueinander liegen und beide Strukturen gut zugänglich sind.

Bei geeigneter Anatomie kann die Durchführung – vergleichbar mit dem vertikalen Klitorisvorhautpiercing – unter Verwendung einer Piercinkanüle erfolgen. Hierbei wird die Metallnadel etwas zurückgezogen, sodass der flexible Kunststoffkatheter frei liegt und vorsichtig in die Harnröhre eingeführt werden kann. Anschließend wird der Winkel angepasst und ein leichter Druck nach unten ausgeübt. Gleichzeitig kann von unten nach oben vorsichtig getastet werden, um ein besseres Gefühl für den möglichen Austrittspunkt zu erhalten.

Zur Durchführung kann anschließend mit einer Receiving Tube gearbeitet werden, in die hineingestochen wird, um das umliegende Gewebe zu schützen und eine kontrollierte Stichführung zu ermöglichen. Aufgrund der festen Kantenstruktur kann diese Methode in sensiblen anatomischen Regionen von einzelnen Personen als etwas unangenehmer empfunden werden.

Alternativ ist es in einigen Fällen auch möglich, das Gewebe vorsichtig manuell zu führen. Dabei werden die Strukturen mit den Fingern leicht positioniert, um den Stichkanal auszurichten. Diese Variante erfordert jedoch ein besonders gutes anatomisches Verständnis sowie viel Erfahrung und sollte entsprechend umsichtig durchgeführt werden.

In beiden Fällen ist ein präzise geführter Einstich mit ruhiger, kontrollierter Technik entscheidend, um Verletzungen zu vermeiden und eine korrekte Platzierung zu gewährleisten. Anschließend kann der vorgesehene Ring eingesetzt werden.

Schmerz
Da nur durch Schleimhaut gestochen wird, ist das eigentliche Schmerzempfinden überraschend moderat – vor allem, wenn Lidocain zur örtlichen Betäubung eingesetzt wird, was bei diesem Piercing auch absolut empfehlenswert ist. Dennoch spielt sich bei so einem ungewöhnlichen Eingriff viel im Kopf ab. Deshalb liegt der Schmerz je nach Empfindlichkeit bei **ca. 4–7 von 10**.

Heilzeit
Das Prinzessin-Albertina Piercing heilt meist, innerhalb von **2 bis 4 Wochen**, schnell und unkompliziert, weil der Intimbereich sehr gut durchblutet ist und das Piercing durch regenerationsfähige Schleimhaut verläuft. Diese heilt deutlich schneller als normale Haut. Beim Wasserlassen wird die Stelle zudem regelmäßig sanft ausgespült, was die Wunde sauber hält – nicht, weil Urin antiseptisch wäre, sondern weil er mechanisch reinigt (näheres dazu in Kap. 23). Die geschützte Lage des Piercings sorgt zusätzlich für wenig Reibung und begünstigt so eine ruhige Heilung.

Besonderheiten
Das Piercing wird mit einem Ring getragen, der zwischen den Schamlippen vertikal sichtbar ist – was optisch durchaus ein Hingucker ist. Viel interessanter ist aber sein Potenzial zur Luststeigerung: Für viele Träger ist die zusätzliche Stimulation im Urethra-Bereich sehr intensiv und sinnlich. Wer diesen Bereich ohnehin als besonders empfindsam empfindet, wird dieses Piercing mit großer Wahrscheinlichkeit lieben.

Wichtig Wer sich mit dem Gedanken nicht anfreunden kann, dass die Harnröhre bei geschlechtlichen Handlungen immer ein wenig mit stimuliert wird, sollte besser davon Abstand nehmen. Für alle anderen gilt: Dieses Piercing ist nicht nur aufregend – sondern auch absolut alltagstauglich. Urinieren funktioniert ganz normal, und auch ein erhöhtes Risiko für Blasenentzündungen wurde bisher nicht festgestellt.

Erstschmuck
Als Erstschmuck eignen sich ein Ball Closure Ring (BCR) oder ein Segmentring mit einer Stärke von 1,6–2,0 mm und einem Durchmesser von etwa 10–14 mm, abhängig von den individuellen anatomischen Gegebenheiten.

In vielen Fällen erweist sich ein Segmentring als besonders praktikabel: Er lässt sich vollständig rotieren, was die hygienische Reinigung erleichtert, und erfordert beim Einsetzen kein präzises Einrasten einer Kugel – ein nicht zu unterschätzender Vorteil in diesem sensiblen Bereich.

Ein erster Schmuckwechsel sollte frühestens nach etwa vier Wochen erfolgen und idealerweise nur bei unauffälligem Heilungsverlauf sowie mit entsprechender Sorgfalt und Erfahrung vorgenommen werden.

Pflegehinweis
Die Pflege sollte für **4 Wochen lang 2× täglich** erfolgen – da dieses Piercing besonders schnell heilt, kann man es danach langsam ausklingen lassen. Eine verlängerte Pflege über weitere zwei Wochen ist in der Regel nicht nötig, solange keine Probleme auftreten. Ansonsten wie im allgemeinen Teil beschrieben.

3.8 Intimbereich männlich – Allgemeines

Männliche Intimpiercings sind oft deutlich robuster als ihr Ruf – und auch wenn der Bereich sensibel wirkt, ist vieles davon anatomisch erstaunlich unkompliziert möglich.

Tatsächlich ist – mit Ausnahme der Vorhautpiercings (wie z. B. das Oetang) oder dem Frenulum, sofern man beschnitten ist – fast jedes Piercing in diesem Bereich machbar, da die anatomische Grundstruktur meist sehr ähnlich ist.

Wenn ein Bereich nicht mehr vorhanden ist, ist natürlich klar, dass er auch nicht mehr gepierct werden kann – trotzdem gilt: Eine gute Beratung ist immer der erste und wichtigste Schritt. Hier lässt sich gemeinsam einschätzen, welche Varianten für dich individuell sinnvoll, umsetzbar und ästhetisch stimmig sind.

Hinweis zu Ringen als Schmuckoption
Wie bei den weiblichen Intimpiercings gilt hier ebenfalls: Wenn die Möglichkeit besteht, einen Ring als Schmuck zu tragen, sollte man genau überlegen, zu welcher Variante man greift. Von sogenannten Hufeisen (Circular Barbells) ist in diesem Bereich eher abzuraten – auch wenn sie auf den ersten Blick praktisch erscheinen.

Durch Bewegung, Reibung und alltägliche Belastung können sich die Kugeln an den Enden relativ leicht lösen – was nicht nur lästig, sondern auch schmerzhaft oder im schlimmsten Fall problematisch bzw. zum Verlust des Piercings führen kann.

In diesen Zonen bieten sich stattdessen klassische **Ball Closure Ringe (BCRs)** oder **Segmentringe** an. Beide Varianten schließen zuverlässig, halten auch bei viel Bewegung gut durch und sitzen angenehmer.

Falls du dein Piercing später dehnen möchtest oder es gleich in größerer Stärke gesetzt wird, sind **Segmentringe** fast immer die bessere Wahl. Bei BCRs ab etwa 8 mm Durchmesser (vor allem bei den Geschraubten) kann sich die Haut – besonders bei weichem Gewebe wie am Skrotum – zwischen Kugel und Ring hindurchwinden, was ziemlich unangenehm werden kann. Segmentringe schließen hier einfach sauberer ab und vermeiden dieses Problem von vornherein.

Pflegehinweis
Die Pflege von männlichen Intimpiercings folgt grundsätzlich denselben Regeln wie bei anderen Körperstellen:

In den ersten 4 Wochen sollte zweimal täglich gereinigt werden, danach für weitere **2 Wochen einmal täglich** – bei Problemen beginnt man den Pflegezyklus einfach wieder von vorn.

Als Pflegemittel hat sich beispielsweise **Prontolind Spray** bewährt, aber auch eine sterile Kochsalzlösung – selbst hergestellt oder gekauft – ist eine gute Wahl.

3.8.1 Frenum/Frenulum-Piercing

Abb. 3.46

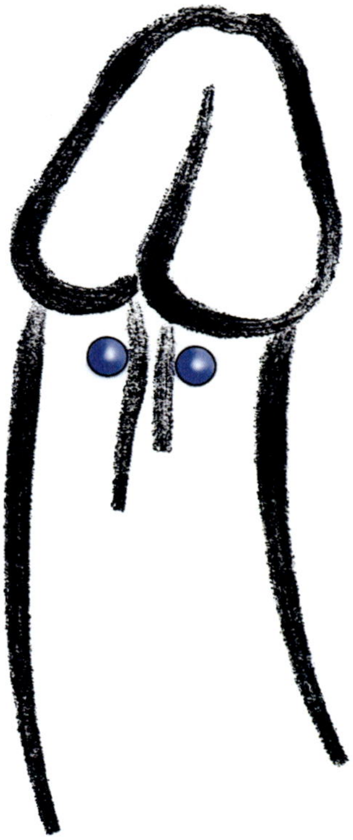

Abb. 3.46 Schematische Darstellung eines Frenum-/Frenulum-Piercings. (Illustration: Sevilla Corazza Leitner)

Position
Als Frenum oder auch Frenulum bezeichnet man feine Gewebefalten, die zwei Körperstrukturen miteinander verbindet – im Fall dieses Piercings handelt es sich um das klassische Vorhautbändchen, das die Vorhaut mit der Eichel verbindet. Genau durch diese zarte, aber erstaunlich stabile und empfindliche Haut wird das Frenum-Piercing gestochen. Natürlich muss dieses Bändchen noch vorhanden sein – andernfalls könnte man im umliegenden Bereich nur ein Oberflächenpiercing setzen.

Die ideale Platzierung wird individuell festgelegt, denn nicht jedes Frenulum ist gleich ausgeprägt. Wichtig ist, nicht dort zu stechen, wo am wenigsten Gewebe vorhanden ist. Wenn die Anatomie es hergibt, sind auch mehrere Piercings untereinander möglich. Von einem sogenannten Orbital (zwei Piercings, die mit einem Ring verbunden sind) ist hierbei allerdings abzuraten – gerade beim Zurückziehen der Vorhaut kann das auf dauer unangenehm werden.

Stechen

Das Frenulum liegt in sehr weichem, flexiblem Gewebe, was eine präzise Kontrolle für den Einstichwinkel besonders wichtig macht. Das Piercing kann freihändig gestochen werden; alternativ kann eine Duval-Klemme oder eine Receiving Tube zur Fixierung des Gewebes eingesetzt werden, um die Platzierung sicher und kontrolliert umzusetzen. Insbesondere bei den ersten Anwendungen empfiehlt sich eine solche Fixierung, um ein sicheres Gefühl für diese sensible Region und ihre Gewebespannung zu entwickeln.

Schmerz

Obwohl das Frenulum ein Bereich mit vielen empfindlichen Nervenenden ist, handelt es sich um ein dünnes und weiches Gewebe, wodurch der Eingriff insgesamt als vergleichsweise gut tolerierbar wahrgenommen wird. Der Schmerz wird in der Praxis meist im Bereich von **ca. 2–4 von 10** angegeben, wobei individuelle Unterschiede zu berücksichtigen sind.

Heilzeit

Der Stichkanal ist kurz, und bei etwas Achtsamkeit heilt das Piercing in der Regel schnell und unkompliziert. Die Heilzeit liegt etwa bei **4 bis 8 Wochen**, bis zur vollständigen Abheilung.

Besonderheiten

Dieses Piercing wird häufig als ästhetisch empfunden und gilt aufgrund der vergleichsweise unkomplizierten Heilung als gut geeignet für den Einstieg in den Intimbereich. In Erfahrungsberichten wird teilweise von einer erhöhten Sensibilität berichtet; hierfür liegen jedoch keine gesicherten wissenschaftlichen Belege vor, und die individuelle Wahrnehmung kann stark variieren.

Aufgrund der Gewebestruktur besteht bei zu großem oder zu schwerem Schmuck sowie bei anhaltender mechanischer Belastung ein erhöhtes Risiko für Einrisse mit entsprechend stärkeren Blutungen. Besonders Kugeln mit großem Durchmesser (z. B. ab etwa 5 mm) erhöhen dabei die Hebelwirkung und damit die Belastung des Gewebes. In solchen Fällen ist eine lokale Kompression über mehrere Minuten meist ausreichend, um die Blutung zu stillen. Das betroffene Gewebe weist eine gute Regenerationsfähigkeit auf und heilt in vielen Fällen innerhalb weniger Wochen ab.

Ein Dehnen des Piercings ist technisch möglich, geht jedoch mit einem erhöhten Risiko für Migration oder Einrisse einher und wird von vielen Betroffenen als deutlich unangenehmer empfunden.

Erstschmuck

Als Erstschmuck kommen ein gerades **Barbell**, ein **Ball Closure Ring (BCR)** oder ein **Segmentring** in Betracht, abhängig von individueller Anatomie und persönlicher Präferenz. Üblich sind Stärken zwischen **1,2 mm** und **1,6 mm** sowie eine **Länge** bzw. ein **Durchmesser** von etwa **10 mm**.

Ein erster Schmuckwechsel sollte frühestens nach vier Wochen erfolgen. Für Personen mit wenig Piercing Erfahrung ist ein gerades Barbell in der Anfangsphase häufig die geeignetere Wahl, da es ruhiger im Stichkanal liegt und das Risiko des Hängenbleibens oder mechanischer Belastungen geringer ist als bei ringförmigen Schmuck.

Pflegehinweis

Wie oben beschrieben – die übliche Pflegeformel: zweimal täglich Reinigung in den ersten vier Wochen, danach einmal täglich für zwei weitere Wochen.

3.8.2 Hafada/Scrotal-Piercing

Abb. 3.47

Position

Das Hafada-Piercing, auch als Scrotal-Piercing bezeichnet, wird durch die **oberflächliche Haut des Hodensacks** gestochen und betrifft ausschließlich das kutane Gewebe (die äußeren Hautschichten), nicht die darunterliegenden Strukturen. Die Platzierung ist anatomisch relativ flexibel, da der Hodensack in verschiedenen Bereichen ausreichend bewegliche Haut bietet. Entsprechend kann das Piercing – je nach indivi-

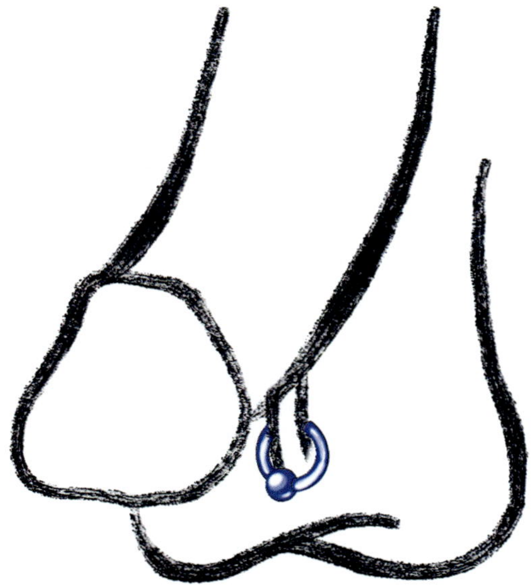

Abb. 3.47 Schematische Darstellung eines Hafada-Piercings. (Illustration: Sevilla Corazza Leitner)

dueller Anatomie und gewünschter Ästhetik – in unterschiedlichen Richtungen und Anordnungen gesetzt werden.

Häufig erfolgt die Platzierung horizontal entlang der Skrotalraphe, also der natürlichen Mittellinie des Skrotums. Wird ein Hafada-Piercing sehr weit oben am Übergang zwischen Hodensack und Penisschaft gesetzt, wird diese Variante als Lorum-Piercing bezeichnet. Werden mehrere Hafada-Piercings in einer Reihe angeordnet, spricht man von einer Hafada Ladder; auch versetzte oder asymmetrische Anordnungen sind möglich und werden je nach Wunsch und anatomischen Gegebenheiten gewählt.

Stechen

Technisch gilt dieses Piercing als vergleichsweise unkompliziert. Aufgrund der ausgeprägten Elastizität und Verschiebbarkeit des kutanen Gewebes (äußere Hautschichten) empfiehlt sich jedoch in den meisten Fällen eine Fixierung, um ein Verrutschen der Haut während des Einstichs zu vermeiden. Hierfür wird häufig eine Duval-Klemme verwendet, mit der sich die Zielregion stabil und kontrolliert erfassen lässt.

Ein freihändiges Stechen ist grundsätzlich ebenfalls möglich, setzt jedoch ein ausgeprägtes Gefühl für Gewebespannung und Stichführung voraus und ist insbesondere für weniger erfahrene Anwender deutlich anspruchsvoller.

Vor dem Stechen sollte der Bereich vollständig rasiert sein, idealerweise bereits am Vortag, um Hautirritationen durch frische Rasur zu vermeiden. Eine sorgfältige Intimhygiene ist hierbei Voraussetzung für ein sicheres und komplikationsarmes Arbeiten.

Schmerz

Das Hafada-Piercing wird im Vergleich zu vielen anderen Intimpiercings häufig als eher gering schmerzhaft wahrgenommen. Abhängig von individueller Schmerzempfindung sowie der Tiefe und exakten Platzierung des Stichkanals liegt die Empfindung typischerweise bei **ca. 2–4 von 10**.

Heilzeit

Durch die mechanische Beanspruchung in diesem Bereich kann die Heilungsdauer stark variieren, insbesondere abhängig davon, wie viel Reibung oder Irritation das Piercing im Alltag ausgesetzt ist. Daher wird in der Praxis meist von einer Heilzeit von etwa **3 bis 6 Monaten** ausgegangen. Bei guter Pflege und geringer mechanischer Belastung kann die Abheilung jedoch in einzelnen Fällen auch deutlich früher erfolgen. Wer gut pflegt und achtsam mit dem neuen Schmuck umgeht, wird jedoch selten Probleme haben.

Weil die Haut an dieser Stelle so flexibel ist, neigt das Hafada auch kaum zum Herauswachsen – auch wenn es in Ausnahmefällen natürlich passieren kann.

Besonderheiten

Das Hafada-Piercing zeichnet sich durch eine hohe gestalterische Variabilität aus, da durch unterschiedliche Platzierungen, Abstände und Anordnungen vielfältige – auch individuell abgestimmte – Kombinationen möglich sind. Dadurch eignet es sich besonders gut für mehrteilige Designs und serielle Anordnungen, was diesem Piercing einen eigenständigen ästhetischen Charakter verleiht. Da der Stich ausschließlich durch die oberflächliche Haut erfolgt, wird der Eingriff häufig als weniger belastend wahrgenommen, als es aufgrund der Lokalisation zunächst vermutet wird.

Bei der Planung mehrerer Hafada-Piercings ist darauf zu achten, dass alle Stichkanäle in etwa auf derselben Gewebetiefe gesetzt werden, um ein harmonisches Gesamtbild sowie eine gleichmäßige Belastung des Gewebes zu gewährleisten.

Nach vollständiger Abheilung ist auch ein moderates Dehnen möglich, um größere Schmuckstärken zu tragen, wobei hierbei stets mit besonderer Vorsicht vorzugehen ist.

Als deutlich invasivere Variante gilt das **Transscrotal-Piercing**, bei dem der Stichkanal quer durch den Hodensack geführt wird. Diese Technik erfordert ein chirurgisches Vorgehen mit Schnittführung und anschließender Nahtversorgung. Wird ein Transscrotal-Piercing lediglich gestochen, entsteht eine direkte Verbindung zum inneren Skrotalraum, was das Risiko für Infektionen erheblich erhöht und eine komplikationsarme Heilung erschwert.

Für die Pflege des umliegenden Areals kann eine schonende Haarentfernung – etwa mit einem elektrischen Trimmer – sinnvoll sein, um Hygiene und Übersichtlichkeit während der Heilphase zu unterstützen.

Erstschmuck

Als Erstschmuck kommen ein **gerades Barbell**, ein **Ball Closure Ring (BCR)** oder ein **Segmentring** in Frage. Üblich sind hierbei Materialstärken von **1,6 mm bis 2,0 mm** sowie ein **Durchmesser bzw. eine Länge von etwa 10–14 mm**, abhängig von der Tiefe der Platzierung und den individuellen anatomischen Gegebenheiten.

Ein erster Schmuckwechsel sollte frühestens nach etwa drei Monaten erfolgen, um eine ausreichende Stabilisierung des Stichkanals zu gewährleisten.

Pflegehinweis

Wie bei den anderen Intimpiercings – zweimal täglich reinigen für vier Wochen, danach einmal täglich für weitere zwei Wochen. Bei Problemen beginnt der Zyklus wieder von vorn.

3.8.3 Prinz Albert

Abb. 3.48

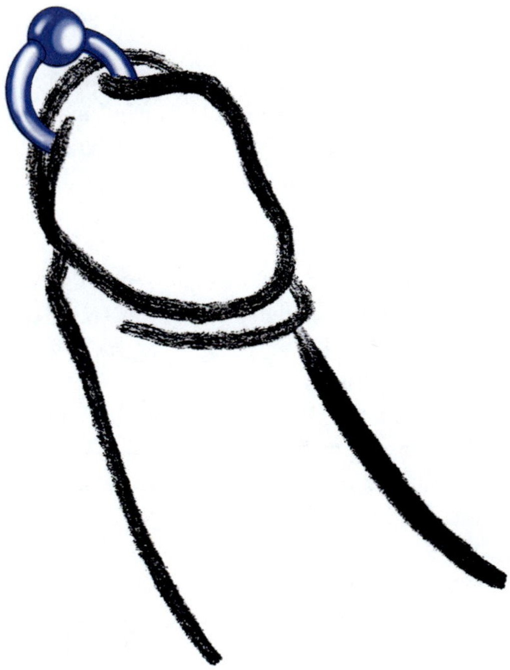

Abb. 3.48 Schematische Darstellung eines Prinz-Albert-Piercings. (Illustration: Sevilla Corazza Leitner)

Position

Das Prinz-Albert-Piercing (PA) zählt zu den bekanntesten männlichen Intimpiercings. Seine hohe Bekanntheit führt jedoch häufig dazu, dass er als besonders „extrem“ oder außergewöhnlich wahrgenommen wird, obwohl dies aus fachlicher Sicht nicht zwingend zutrifft. Die Entscheidung für dieses Piercing sollte daher nicht aus einem Missverständnis über dessen Charakter entstehen, sondern aus einer bewussten ästhetischen oder funktionellen Präferenz.

Anatomisch verläuft das Prinz-Albert-Piercing von der Harnröhre ausgehend durch die untere Peniswand. In diesem Bereich ist das Gewebe vergleichsweise dünn, was das Durchstechen technisch gut möglich macht. Der Schmuck tritt bei korrekter Platzierung in der Harnröhre ein und verlässt den Körper etwas unterhalb, seitlich neben dem Frenulum.

Der Austrittspunkt sollte bewusst **nicht** durch das Frenulum selbst gelegt werden. Das Frenulum ist eine funktionell relevante, spannungsführende Gewebestruktur, die bei direkter Durchtrennung oder Durchdringung durch den Schmuck zu unangenehmem Zug, dauerhaftem Druck und eingeschränktem Tragekomfort führen kann. Eine seitliche Platzierung neben dem Frenulum reduziert diese mechanischen Belastungen und trägt wesentlich zu einem langfristig angenehmen und stabilen Sitz des Piercings bei.

Stechen
Das Stechen erfordert Fingerspitzengefühl und Erfahrung. Grundsätzlich gibt es zwei Techniken:

1. **Receiving Tube:**
   Eine schmale Tube wird vorsichtig in die Harnröhre eingeführt, von außen ertastet und die Kanüle dann von außen nach innen gestochen. Danach wird der Schmuck eingesetzt.
2. **Kanülen Rückzug:**
   Hierbei wird die Piercingnadel etwa 2 cm aus der Kanüle zurückgezogen, der Schlauch in die Harnröhre eingeführt und dort vorsichtig positioniert. Dann sticht man von innen nach außen – hier tastet man sich von außen zur richtigen Stelle vor.

   Ein bisschen Blut ist hier nichts Ungewöhnliches – aber kein Muss. Jeder Körper reagiert anders.

Schmerz
Das Prinz-Albert-Piercing wird häufig als deutlich schmerzhafter wahrgenommen, als es bei sachgerechter Durchführung tatsächlich ist. Die Schmerzintensität liegt typischerweise im Bereich von **ca. 3–5 von 10**, da die zu durchstechende Gewebeschicht in diesem Bereich vergleichsweise dünn ist. Bei Anwendung einer lokalen Betäubung (z. B. Lidocain in der Harnröhre) kann die subjektive Wahrnehmung weiter auf **ca. 2–4 von 10** reduziert werden.

Wie bei allen Piercings spielt neben der Anatomie auch der psychische Zustand eine relevante Rolle: Entspannung und eine ruhige Erwartungshaltung tragen wesentlich zu einem angenehmeren Empfinden bei.

Heilzeit
Die Heilung läuft meistens sehr gut. Der Bereich ist gut durchblutet, wird ständig durch Urin „gespült“ und die Schleimhaut regeneriert sich gut.

Daraus ergibt sich in der Regel eine vollständige Abheilungsdauer von etwa **4 bis 6 Wochen**. Wichtig ist, dass der Erstschmuck richtig gewählt wird – denn bei einer Erektion vergrößert sich das Glied, und das muss der Schmuck mitmachen. Zu klein = schmerzhaft. Zu groß = unbequem. Eine ehrliche Einschätzung hilft hier sehr.

Besonderheiten
Urinieren im Stehen kann durch ein Prinz-Albert-Piercing erschwert sein, da der eingesetzte Schmuck den Urinstrahl umlenken kann. Dieser Effekt nimmt mit zunehmendem Schmuckdurchmesser in der Regel zu. Nach vollständiger Abheilung tritt Urin zudem häufig auch über die Austrittsöffnung unterhalb der Harnröhre aus, meist in Form von Tropfen.

Nach abgeschlossener Abheilung ist ein schrittweises Dehnen des Prinz-Albert-Piercings empfehlenswert. Bei Durchmessern unter etwa 4 mm besteht ein erhöhtes Risiko für den sogenannten „Käseschneide-Effekt“, bei dem sich der Schmuck durch das Gewebe schneiden und eine partielle Subinzision (teilweises Aufreißen des Gewebes entlang des Stichkanals) verursachen kann. Ab etwa 4 mm nimmt dieses Risiko deutlich ab, da der Druck auf das Gewebe besser verteilt wird.

Die relativ dünne Gewebeschicht in diesem Bereich lässt sich in der Regel gut dehnen, weshalb viele Träger den Durchmesser im Laufe der Zeit auf 6 mm, 8 mm oder mehr steigern.

Nach vollständiger Abheilung sollte zusätzlich eine Wartezeit von rund zwei Wochen eingehalten werden, bevor mit dem Dehnen begonnen wird. Anschließend empfiehlt sich ein Wechsel zum jeweils nächsten Durchmesser in etwa wöchentlichen Abständen, da dieses Vorgehen als besonders gewebeschonend gilt und das Risiko von Reizungen oder Einrissen deutlich reduziert. Eine mögliche Vorgehensweise ist beispielsweise ein Wechsel von 2,0 mm auf 2,5 mm nach etwa 8 Wochen.

Trotz seines markanten Erscheinungsbildes gilt das Prinz-Albert-Piercing technisch als vergleichsweise unkompliziert sowie gut verträglich und ist somit deutlich weniger anspruchsvoll als andere männliche Intimpiercings wie Ampallang oder Apadravya.

Die Wahrnehmung des Schmucks durch Sexualpartner ist individuell unterschiedlich. Einige empfinden ihn als stimulierend, andere nicht. Bei der Verwendung von Kondomen ist auf einen sicheren Sitz zu achten, um Materialbelastung und ein mögliches Einreißen zu vermeiden.

Erstschmuck
Ein klassischer **Ball-Closure-Ring (BCR)** oder **Segmentring** in 1,6 oder 2 mm Stärke, Durchmesser je nach Anatomie **16–20 mm**.

Frühester Wechsel nach 4 Wochen.

Dehnen ist grundsätzlich ab 6 Wochen möglich – besser ist es jedoch, 8 Wochen zu warten.

Pflegehinweis
Wie bei allen anderen Piercings:

4 Wochen lang 2x täglich reinigen, danach bei guter Heilung ausklingen lassen.

Details siehe allgemeiner Pflegehinweis oben.

3.8.4 Reverse Prinz Albert/Queen Victoria

Abb. 3.49

Position
Hier haben wir das Gegenstück zum klassischen Prinz Albert:

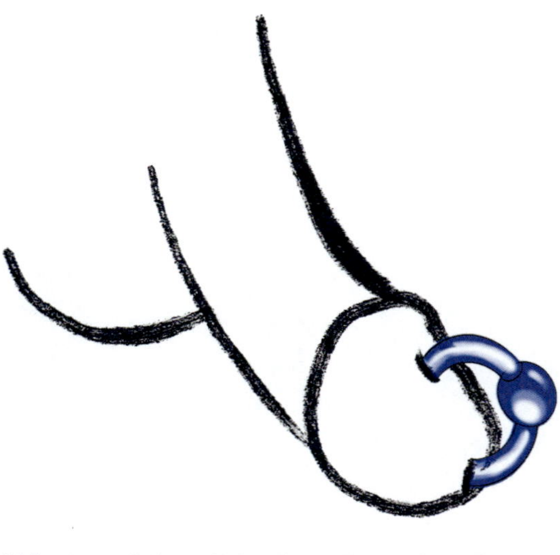

Abb. 3.49 Schematische Darstellung eines Reverse-Prinz-Albert- (Queen-Victoria) Piercings. (Illustration: Sevilla Corazza Leitner)

Der Reverse PA verläuft nicht durch die untere, sondern durch die **Oberseite** der Eichel. Der Stichkanal beginnt in der Harnröhre und tritt oben – also direkt über der Harnröhre – aus.

Stechen
Das Vorgehen ist grundsätzlich wie beim klassischen PA – siehe dort unter „Stechen“.

Auch hier wird mit einer Tube oder einer zurückgezogenen Kanüle gearbeitet, wobei präzise Positionierung und Erfahrung wichtig sind.

Schmerz
Hier sieht die Sache anders aus als beim „normalen“ PA:

Beim Reverse wird deutlich mehr und dickeres Gewebe durchstochen – was sich natürlich auch im Schmerzlevel zeigt.

Die Betäubung der Harnröhre hilft zwar etwas, aber nicht im gleichen Ausmaß, da der obere Bereich einfach kräftiger ist.

Schmerz: ca. 6–8 von 10

Die ersten Nächte können zudem ziemlich „intensiv“ sein – spontane Schmerzen oder ziehende Bewegungen beim Gehen sind in der Anfangszeit möglich.

Heilzeit
Die **Heilzeit liegt bei etwa 2–4 Monaten** – deutlich länger als beim PA.

Vor allem in den ersten 1–2 Wochen sind Blutungen keine Seltenheit. Das klingt aber in der Regel von selbst ab, sofern keine zusätzliche Reizung erfolgt.

Besonderheiten
Wie beim klassischen Prinz-Albert gilt auch hier:

Das Urinieren im Stehen kann erschwert sein, da der Harnstrahl durch den Schmuck umgelenkt wird. Zudem tritt Urin auch über die Austrittsöffnung aus – beim Reverse entsprechend oberhalb statt unterhalb.

Beim Geschlechtsverkehr kann dieses Piercing vom Partner als unangenehm wahrgenommen werden, abhängig von Schmuckform, Größe und individueller Anatomie. In solchen Fällen kann ein Curved Barbell gegenüber einem Ring vorteilhaft sein, da er flacher anliegt und den Druck auf empfindliche Bereiche reduziert.

Auch beim Reverse Prinz-Albert ist ein moderates Dehnen nach vollständiger Abheilung grundsätzlich empfehlenswert, da größere Durchmesser das Risiko des sogenannten „Käseschneide-Effekts" reduzieren und die Belastung auf das Gewebe gleichmäßiger verteilen.

Im Vergleich zum klassischen PA ist das hier durchstoßene Gewebe jedoch deutlich dicker und weniger dehnfreudig, wodurch das Dehnen anspruchsvoller und langsamer verläuft. In der Praxis erweist sich daher häufig bereits ein Schmuckdurchmesser von etwa **2–3 mm** als ausreichend, um eine stabile und gewebeschonende Situation zu erreichen.

Erstschmuck

Wie beim Prinz Albert – meist ein BCR oder Segmentring in 1,6–2 mm Stärke mit anatomisch passendem Durchmesser.

Für Details siehe „PA – Erstschmuck"

Pflegehinweis

Wie bei allen anderen:

Siehe „Allgemeiner Pflegehinweis" oben.

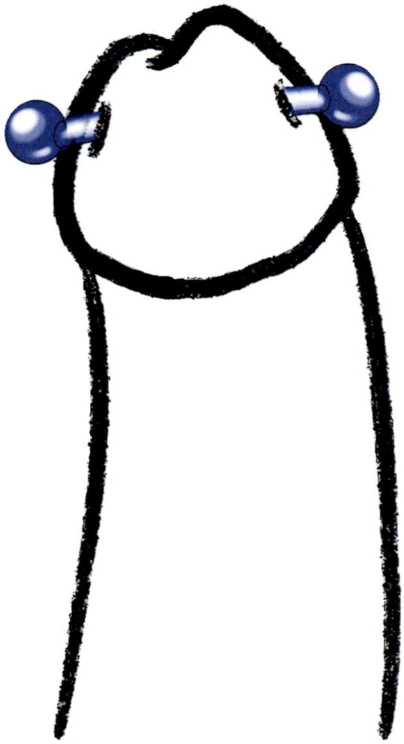

Abb. 3.50 Schematische Darstellung eines Ampallang-Piercings. (Illustration: Sevilla Corazza Leitner)

3.8.5 Ampallang & Apadravya

Abb. 3.50

Abb. 3.51

Position

Mit Ampallang und Apadravya werden zwei der technisch anspruchsvollsten männlichen Intimpiercings beschrieben. Beide verlaufen durch die Glans penis (Eichel): Der Ampallang wird horizontal von einer Seite zur anderen gestochen, der Apadravya vertikal von dorsal nach ventral (von oben nach unten). Beim Apadravya verläuft der Stichkanal damit entlang derselben Achse wie beim Prinz-Albert- und Reverse-Prinz-Albert-Piercing, wodurch sich diese anatomischen Strukturen funktionell überlagern.

Die genaue Tiefe der Platzierung ist variabel und richtet sich nach individueller Anatomie sowie ästhetischen Präferenzen. Häufig wird eine Position im mittleren bis hinteren Drittel der Eichel gewählt, da sie eine gute Balance zwi-

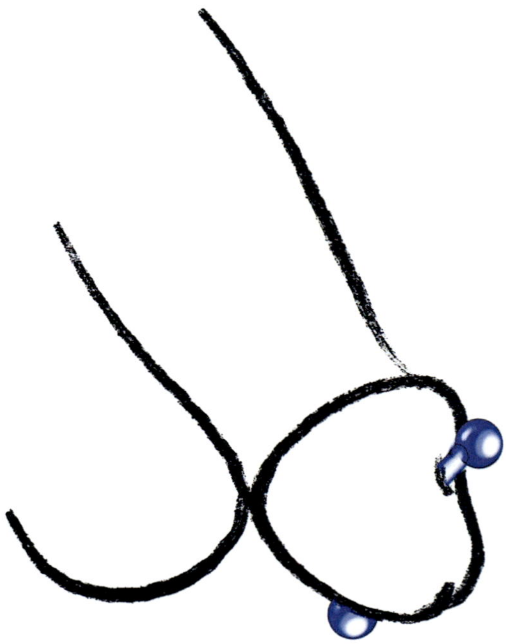

Abb. 3.51 Schematische Darstellung eines Apadravya-Piercings. (Illustration: Sevilla Corazza Leitner)

schen Stabilität, Wirkung und gewebeschonender Platzierung bietet.

Stechen
Zur Fixierung des Gewebes wird beim Ampallang und Apadravya in der Regel eine geeignete Klemme, häufig eine Förster-Klemme, verwendet. Das Gewebe der Glans ist zunächst weich, verdichtet sich jedoch unter Druck deutlich, wodurch für einen sauberen Durchtritt ein kontrollierter, gleichmäßiger Vorschub erforderlich ist. Die Blutungsneigung variiert individuell und hängt unter anderem von Durchblutung, Kreislaufreaktion und anatomischen Gegebenheiten ab.

Bei beiden Piercings ist es vorteilhaft, den Stichkanal durch die Harnröhre zu führen, da zwei kleinere Stichkanäle in diesem Bereich in der Regel günstiger abheilen als ein einzelner großer, insbesondere da sie durch den Harnfluss regelmäßig gespült werden. Beim Ampallang lässt sich dies anatomisch meist gut umsetzen, während es beim Apadravya je nach individueller Struktur nicht in allen Fällen möglich ist.

Beim Ampallang ist die Stichrichtung funktionell unerheblich; er kann von links nach rechts oder umgekehrt gestochen werden.

Der Apadravya sollte hingegen vorzugsweise von unten nach oben gestochen werden, um den Austritt oberhalb präzise kontrollieren zu können und den Stichkanal neben – und nicht durch – das Frenulum zu führen, da ein Durchtritt durch das Frenulum zu ungünstigen Spannungsverhältnissen und einem verminderten Tragekomfort führen kann. Je nach Anatomie kann es dabei erforderlich sein, den Einstich in einem leicht schrägen Winkel zu setzen, um am oberen Austrittspunkt die gewünschte Tiefe und Position zu erreichen.

Neben den klassischen Varianten an der Eichel sind auch sogenannte Schaft-Ampallangs und Schaft-Apadravyas anatomisch möglich. Diese Varianten sind jedoch ausgesprochen selten und erfordern besondere technische und anatomische Voraussetzungen, weshalb sie hier nicht weiter vertieft werden.

Schmerz
Ampallang und Apadravya gehören zu den Schmerz intensivsten Intimpiercings. Sie markieren in der Praxis die obere Grenze gängiger Schmerzskalen und werden häufig mit **10 von 10** bewertet. Sowohl der Einstich als auch die frühe Heilphase können als deutlich belastend empfunden werden.

Der ausgeprägte Schmerz entsteht vor allem in dem Moment, in dem die Nadel in das stark verdichtete Gewebe der Glans eindringt. Durch die hohe Gewebedichte und die ausgeprägte Nervenversorgung in diesem Bereich ist die Reizintensität entsprechend hoch.

Heilzeit
Eine vollständige Abheilung liegt in der Regel im Bereich von **3 bis 6 Monaten**. Der Heilungsverlauf wird, wie schon erwähnt, deutlich begünstigt, wenn der Stichkanal durch die Harnröhre geführt wird, da zwei kürzere Kanäle in diesem Bereich günstiger verheilen als ein einzelner langer Durchtritt.

In den ersten Wochen sind Nachblutungen, druckbedingte Schmerzen beim Gehen sowie Beschwerden bei Erektionen nicht ungewöhnlich. Kühlung und das Tragen lockerer, atmungsaktiver Kleidung können in dieser Phase spürbare Erleichterung bringen.

Auf sexuelle Aktivitäten sollte für mindestens vier Wochen verzichtet werden. Danach lässt sich in der Regel individuell einschätzen, in welchem Ausmaß Belastungen wieder möglich sind. Dabei ist besondere Vorsicht geboten, da mechanische Reize in dieser frühen Heilphase schnell zu Schmerzen, Blutungen oder Reizungen führen können.

Besonderheiten
Werden Ampallang und Apadravya kombiniert getragen, spricht man vom sogenannten Magic Cross. Diese Konfiguration stellt eine der technisch und körperlich anspruchsvollsten Formen männlicher Intimpiercings dar und richtet sich an Personen, die gezielt eine außergewöhnliche, seltene und besonders markante Körpermodifikation suchen.

In funktioneller Hinsicht kann der Schmuck die mechanischen Eigenschaften der Glans verändern, was von manchen als stimulierend empfunden wird. Die individuelle Wahrnehmung variiert jedoch deutlich, und nicht jede Person erlebt eine gleichartige Wirkung.

Die Heilungsphase gilt bei dieser Kombination als besonders fordernd. Aufgrund der doppelten Durchdringung des Gewebes sind Schmerzen, Schwellungen und Einschränkungen in den ersten Tagen bis Wochen deutlich ausgeprägter als bei einfacheren Intimpiercings. Entsprechend ist diese Form nicht für jede Person geeignet und setzt eine hohe Belastbarkeit sowie konsequente Nachsorge voraus.

In der frühen Heilphase kann es zudem vorkommen, dass die Vorhaut nur eingeschränkt über den Schmuck gleitet. Die Kugeln oder Enden des Schmucks können an der Innenseite der Vorhaut Druck ausüben, was anfangs als unangenehm empfunden wird. Dieses Phänomen bessert sich in der Regel mit fortschreitender Abheilung und nachlassender Schwellung, sodass sich die Vorhaut später wieder normal bewegen lässt. Zusätzlich tragen die sichtbaren Schmuckenden dann zu dem charakteristischen Erscheinungsbild dieser Kombination bei.

Das Magic Cross stellt damit eine der exklusivsten und auffälligsten Varianten männlicher Intimpiercings dar und bleibt auch aufgrund seiner Anforderungen und seiner Erscheinung vergleichsweise selten.

Hinweis Ampallang und Apadravya zählen bereits einzeln zu den technisch und körperlich anspruchsvollsten männlichen Intimpiercings. Aufgrund der ausgeprägten Schmerzintensität, der langen Heilungsdauer und der hohen mechanischen Belastung in der Frühphase ist diese Kombination ausschließlich für sehr belastbare, erfahrene Träger geeignet, die bereit sind, eine konsequente Nachsorge und eine längere Einschränkung im Alltag in Kauf zu nehmen. Eine sorgfältige Aufklärung und eine realistische Erwartungshaltung sind hierbei besonders wichtig.

Erstschmuck
Als Erstschmuck wird ein **Barbell** mit einer Materialstärke von **1,6 mm oder 2,0 mm** und einer **Länge von 35–40 mm** verwendet, angepasst an die individuelle Anatomie. Eine ausreichende Überlänge ist hierbei essenziell, da ein zu kurzer Stab in der frühen Heilphase zu erheblichem Druck, Schmerzen und Komplikationen führen kann. Eine bewusst großzügige Länge ist daher stets der sicherere Ansatz.

Nach abgeschlossener Heilung ist ein Dehnen auf mindestens 2,0–3,0 mm empfehlenswert, um das Risiko eines einschneidens des Schmucks langfristig zu reduzieren. Im Vergleich zum Prinz-Albert-Piercing ist das Dehnen in diesem Bereich deutlich langsamer und belastender, weshalb ein Vorgehen in kleinen Schritten von etwa 0,5 mm anzuraten ist. Mit dem Dehnen sollte frühestens nach etwa sechs Monaten begonnen werden.

Ein erster Schmuckwechsel sollte frühestens **nach sechs Wochen** erfolgen und auch dann nur bei unauffälligem Heilungsverlauf.

Pflegehinweis
Die grundsätzliche Pflege erfolgt wie bei anderen Piercings gemäß den allgemeinen Richtlinien dieses Buches. Aufgrund der besonderen Lokalisation ist hier jedoch ein erhöhter Schutz vor mechanischer Belastung erforderlich. Es sollte lockere, atmungsaktive Kleidung getragen werden, die keinen unnötigen Druck oder Reibung auf den Schmuck ausübt.

In den ersten Tagen und Wochen sind spontane Schmerzimpulse, Druckempfindlichkeit und Nachblutungen nicht ungewöhnlich, da das Gewebe durch Bewegung, Durchblutung und Erektionen kontinuierlich belastet wird. Eine erhöhte Achtsamkeit im Alltag ist daher in dieser Phase unerlässlich.

Zur Aufnahme möglicher Nachblutungen ist es sinnvoll, in den ersten Tagen eine **saugfähige Einlage** (z. B. gefaltetes Toilettenpapier) in der Unterwäsche zu platzieren, um Kleidung und Haut vor anhaltender Feuchtigkeit und Blutkontakt zu schützen.

3.8.6 Guiche-Piercing

Abb. 3.52

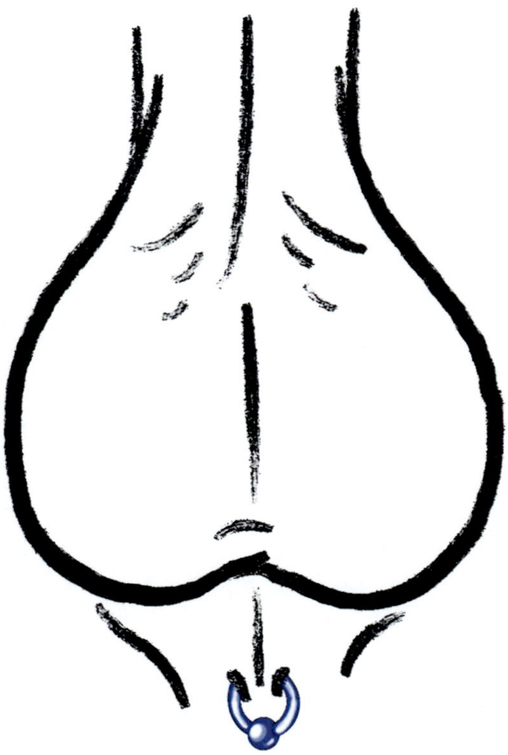

Abb. 3.52 Schematische Darstellung eines Guiche-Piercings. (Illustration: Sevilla Corazza Leitner)

Position

Das **Guiche-Piercing** (ausgesprochen *„Gisch"*) wird in der **Raphe Perinei** platziert, also entlang der natürlichen Gewebe Naht zwischen Hodensack und Anus. Das Gewebe in diesem Bereich ist vergleichsweise weich und elastisch, was nach abgeschlossener Heilung auch ein späteres Dehnen ermöglicht.

Die genaue Positionierung kann individuell angepasst werden. Mit zunehmender Nähe zum Analbereich steigen jedoch sowohl die hygienischen Anforderungen als auch die mechanische Belastung durch Sitzen, Bewegung und Kleidung, was den Heilungsverlauf beeinflussen kann. Eine besonders sorgfältige Platzierung und Nachsorge sind in diesem Bereich daher von großer Bedeutung.

Stechen

Vor dem Eingriff sollte der Bereich sorgfältig rasiert sein, um Hautirritationen und Verunreinigungen zu vermeiden. Das Piercing wird in Rückenlage gestochen, wobei die Beine angewinkelt und leicht gespreizt positioniert werden. Der Abstand sollte so gewählt sein, dass eine gute Zugänglichkeit und Sicht gewährleistet ist, ohne die Haut durch übermäßige Spannung unnötig zu straffen, da dies die Fixierung und Platzierung erschweren würde.

Zur Stabilisierung des Gewebes wird eine Duval-Klemme verwendet, um ein Verrutschen der Haut zu verhindern und einen kontrollierten, präzisen Stich zu ermöglichen.

Schmerz

Das Guiche-Piercing wird häufig als weniger schmerzintensiv empfunden, als es im Vorfeld erwartet wird. Insgesamt liegt die subjektive Schmerzangabe meist im moderaten Bereich von **ca. 3–5 von 10**, abhängig von individueller Sensibilität und situativen Faktoren.

Heilzeit

Die Heilung dauert hier gern mal etwas länger – nicht, weil das Gewebe schlecht heilt, sondern weil der Bereich im Alltag oft gereizt wird, z. B. durch langes Sitzen, Radfahren oder Joggen. Rechne mit **3 bis 6 Monaten** bis zur vollständigen Abheilung. In den ersten vier Wochen sollte auf sportliche Aktivitäten verzichtet werden. Treten während der Heilungsphase Schmerzen oder andere Reizanzeichen auf, ist dies als Hinweis des Körpers zu verstehen, die Belastung zu reduzieren und dem Gewebe zusätzliche Zeit zur Regeneration zu geben.

Lockere, atmungsaktive Unterwäsche ist hier essenziell, da sie Druck und Feuchtigkeitsstau reduziert und so eine ruhige Heilung unterstützt. Bei ausgeprägter Druckempfindlichkeit kann zusätzlich ein Donut-Kissen sinnvoll sein, um den direkten Druck auf die Piercingstelle beim Sitzen zu minimieren.

Besonderheiten

Das Guiche-Piercing gehört zu den wenigen Intimpiercings, die sowohl bei Männern als auch bei Frauen ästhetisch gut zur Geltung kommen. Nach abgeschlossener Heilung eignet sich diese Region aufgrund der weichen und elastischen Gewebestruktur zudem gut für ein späteres Dehnen.

Abhängig von der individuellen Anatomie sind auch mehrere Guiche-Piercings möglich. Dabei ist jedoch zu beachten, dass mit zunehmender Anzahl die Anforderungen an Platzierung, Heilungsverlauf und Pflege steigen.

In den ersten Wochen ist besondere Achtsamkeit im Alltag erforderlich: Enge Kleidung, Reibung und feuchte oder stark schwitzende Umgebungen sollten vermieden werden. Eine sorgfältige Intimhygiene ist in diesem Bereich entscheidend, um Infektionen vorzubeugen und einen komplikationsarmen Heilungsverlauf zu unterstützen.

Erstschmuck

Als Erstschmuck kommen je nach gewünschter Optik und anatomischen Voraussetzungen entweder ein **Curved Barbell** oder ein **Ring** (Segmentring oder Ball Closure Ring) mit einer Materialstärke von **1,6–2,0 mm** zum Einsatz.

Die Länge eines Curved Barbells liegt dabei typischerweise zwischen **10 und 14 mm**, während bei Ringen ein Durchmesser von **10–14 mm** gewählt wird, angepasst an Gewebestärke, Stichkanaltiefe und individuelle Anatomie.

Für die Heilungsphase ist ein Curved Barbell grundsätzlich die bevorzugte Wahl, da er ruhiger im Gewebe liegt und weniger Bewegung in den Stichkanal bringt. Aufgrund der weichen und flexiblen Gewebestruktur in diesem Bereich sind jedoch auch Ringe als Erstschmuck gut geeignet und werden in der Praxis häufig erfolgreich eingesetzt.

Unter den Ringvarianten ist ein Segmentring häufig einem Ball Closure Ring (BCR) vorzuziehen, da er kein separates Kugelteil besitzt und somit kein Risiko des unbeabsichtigten Lösens besteht. BCRs sind dennoch ebenfalls möglich und sitzen bei sachgerechter Anwendung zuverlässig.

Ein erster Schmuckwechsel sollte frühestens nach etwa 12 Wochen erfolgen, vorausgesetzt der Heilungsverlauf ist unauffällig.

Pflegehinweis

Wie im allgemeinen Teil beschrieben.

3.8.7 Pubic-Piercing

Abb. 3.53

Position

Das Pubic-Piercing ist funktionell mit dem weiblichen Christina-Piercing vergleichbar und zählt ebenfalls zu den Oberflächenpiercings, wird jedoch in der Regel **horizontal** gestochen.

Die Platzierung erfolgt typischerweise in der natürlichen Hautfalte oberhalb des Penisschafts, die beim Anheben des Glieds entsteht. In diesem Bereich wirkt eine geringere permanente Zug- und Scherbelastung auf den Stichkanal, was günstigere Voraussetzungen für eine stabile Abheilung schaffen kann.

Stechen

Die Wahl der Stichtechnik orientiert sich auch hier am vorgesehenen Erstschmuck (siehe Abschnitt Erstschmuck). Wird ein klassisches Barbell oder ein Curved Barbell eingesetzt, kann die Haut zuverlässig mit einer Duval-Klemme fixiert werden, um ein kontrolliertes, präzises Arbeiten

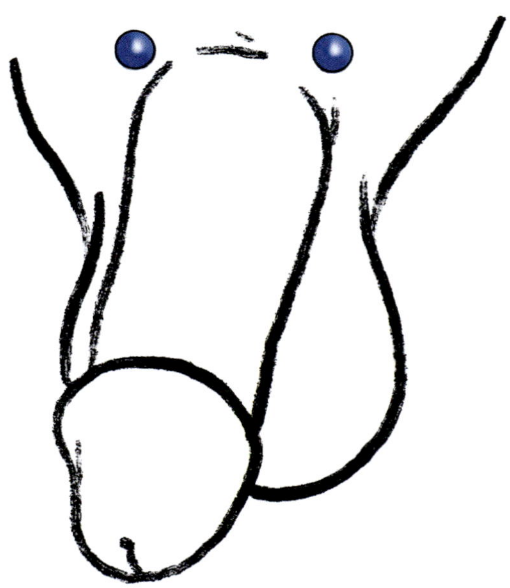

Abb. 3.53 Schematische Darstellung eines Pubic-Piercings. (Illustration: Sevilla Corazza Leitner)

zu ermöglichen. Der Stich erfolgt anschließend mit ruhigem, gleichmäßigem Druck durch das Gewebe, sodass der Schmuck spannungsarm und stabil zu liegen kommt.

Ist hingegen eine **Surface Bar** vorgesehen, empfiehlt sich eine **freihändige Technik**, wie sie bei Oberflächenpiercings mit dieser üblich ist (vgl. Surface Piercing Abschn. 3.6.3). Dabei wird das Gewebe nicht seitlich mit einer Klemme zusammengedrückt, sondern von oben und unten zwischen den Fingern sanft zusammengeführt, während der stich horizontal erfolgt. Auf diese Weise lässt sich die Tiefe des Stichkanals gezielt steuern, was entscheidend ist, um die Surface Bar so zu platzieren, dass sie möglichst parallel zur Hautoberfläche verläuft und keine übermäßige Spannung auf das umliegende Gewebe ausübt. Diese Methode erfordert jedoch ein gutes anatomisches Verständnis sowie entsprechende praktische Erfahrung.

Schmerz
Das Pubic-Piercing wird im Vergleich zu anderen Intimpiercings häufig als weniger schmerz intensiv wahrgenommen. Die subjektive Schmerzangabe liegt typischerweise im Bereich von **etwa 3–4 von 10**.

Bei einer tieferen Platzierung kann die Empfindlichkeit etwas höher ausfallen, sodass Werte von **bis zu etwa 5 von 10** möglich sind.

Heilzeit
Durch die Position direkt an der Peniswurzel ist dieses Piercing besonders viel Bewegung und Zug ausgesetzt – ob beim Sitzen, Gehen oder Rasieren. Daher liegt die Heilzeit auch hier bei etwa **3 bis 6 Monaten** bis zur vollständigen Heilung.

Besonderheiten
Da es sich beim Pubic-Piercing um ein Oberflächenpiercing handelt, ist das Risiko eines späteren Herauswachsens erhöht. Ursache hierfür ist die kontinuierliche mechanische Belastung dieser Region durch Bewegung, Kleidung und Hautspannung. Der individuelle Verlauf kann dabei stark variieren: Während das Piercing bei manchen Personen über lange Zeit stabil bleibt, kommt es bei anderen früher oder später zu einer Abstoßungsreaktion. Entsprechende Hintergründe werden in Abschn. 16.7 näher erläutert.

In den ersten **vier Wochen** sollte in diesem Bereich auf eine Rasur verzichtet werden, da Mikroverletzungen und Hautirritationen den Heilungsverlauf negativ beeinflussen können. Zur späteren Pflege eignet sich ein **Nasenhaartrimmer** oder ein vergleichbares Präzisionsgerät, um die Behaarung schonend zu kürzen. Nach vollständiger Abheilung kann das Piercing für eine Rasur auch kurzzeitig entfernt werden.

Erstschmuck
Für das Pubic-Piercing stehen drei grundlegende Erstschmuck Varianten zur Verfügung: Barbell, Curved Barbell und Surface Bar.

Die empfohlene Materialstärke in diesem Bereich beträgt 1,6 mm. Im Vergleich zu 1,2 mm verteilt diese Stärke den mechanischen Druck gleichmäßiger auf das Gewebe und reduziert dadurch das Risiko von Einschnürungen, Migration oder Herauswachsen. Die erforderliche Länge richtet sich nach der individuellen Anatomie sowie der gewünschten Platzierung und liegt typischerweise im Bereich von 14 bis 25 mm.

Gerades Barbell
Durch das relativ flache Anliegen am Gewebe wirkt diese Schmuckform optisch ruhig und klar. Durch die gerade aufliegenden Kugeln entsteht jedoch ein erhöhter lokaler Druck auf die Haut, was das Risiko einer späteren Abstoßungsreaktion erhöhen kann.

Curved Barbell
Die gebogene Form reduziert den auf den Stichkanal wirkenden Druck deutlich und erschwert dadurch eine Migration oder Abstoßung. Bei größerer Überlänge kann der Schmuck jedoch sichtbar schräg vom Körper abstehen. Zudem kann die Krümmung das Risiko erhöhen, an Kleidung etc. hängen zu bleiben.

Surface Bar
Diese spezielle Stabform verläuft U-förmig unter der Hautoberfläche. Mechanisch bietet sie den stabilsten Sitz und das geringste Risiko für das Herauswachsen. Die sichtbaren Enden stehen dabei senkrecht nach oben, was ästhetisch nicht von allen als gleichwertig empfunden wird.

Einordnung der Schmuckwahl

Je nach Schwerpunktsetzung lassen sich die Varianten folgendermaßen einordnen:

- Bei primärem Fokus auf die optische Wirkung und unter Inkaufnahme einer möglicherweise begrenzten Langzeitstabilität eignet sich ein gerades Barbell.
- Bei maximaler mechanischer Stabilität und möglichst langer Tragedauer bietet die Surface Bar die günstigsten Voraussetzungen.
- Als ausgewogener Kompromiss zwischen Halt und Erscheinungsbild gilt das Curved Barbell.

Ein erster Schmuckwechsel sollte frühestens nach etwa 6 Wochen erfolgen.

Pflegehinweis
Wie im allgemeinen Teil beschrieben.

3.9 Andere Piercings

In diesem Abschnitt geht es um Piercings, die in dieser Liste nicht im Detail behandelt wurden. Natürlich gibt es unzählige weitere Varianten und Kombinationen – der Fantasie sind hier kaum Grenzen gesetzt.

Die bisher genannten Beispiele decken jedoch bereits den Großteil der gängigen Piercings ab, und selbst darunter finden sich einige, die eher seltener gestochen werden.

Wie geht man also mit Piercings um, die hier nicht genannt sind?

Die Antwort ist eigentlich ganz einfach:

Wenn die grundlegenden Prinzipien dieser Piercings – insbesondere der Umgang mit Hautgewebe, Instrumentarium, Schmuckauswahl und Heilungsverlauf – verstanden sind, lassen sich auch neue oder abgewandelte Varianten fachlich fundiert beurteilen.

Schmerzempfinden, Heilzeit und geeigneter Ersteinsatz Schmuck lassen sich meist logisch von bekannten Piercings ableiten.

Entscheidend ist, zunächst eine ausreichende Routine und Sicherheit in den grundlegenden Techniken zu entwickeln. Mit zunehmender Erfahrung wachsen auch das Verständnis und das notwendige Feingefühl für weiterführende oder abgewandelte Varianten.

Daher werden in diesem Abschnitt nicht alle möglichen Piercings bis ins Detail beschrieben. Wer die Grundlagen sicher beherrscht, ist in der Lage, eigenständig einzuschätzen, welche Umsetzungen sinnvoll und verantwortbar sind und bei welchen Varianten Zurückhaltung geboten ist.

Grundsätzlich gilt: Eine kontinuierliche fachliche Weiterentwicklung, kritisches Hinterfragen sowie die Bereitschaft zur Fortbildung sind wesentliche Voraussetzungen, um die eigene Kompetenz nachhaltig auszubauen und sich im Handwerk weiterzuentwickeln.

4 Auswahlkriterien für professionelle Piercer und Studios

Das Piercen ist ein körpernaher Eingriff und betrifft in vielen Fällen intime Körperregionen. Entsprechend hoch sind die Anforderungen an Professionalität, Verantwortungsbewusstsein und respektvollen Umgang seitens der ausführenden Person. Seriosität, Transparenz und ein professionelles Auftreten bilden die grundlegenden Voraussetzungen für eine sichere und angemessene Durchführung.

Ein strukturiertes, ruhiges Beratungsgespräch ist ein wichtiges Qualitätsmerkmal. Es zeigt, dass ausreichend Zeit für Aufklärung, Rückfragen und individuelle Einschätzung eingeplant wird. Zeitdruck oder eine routinemäßige „Abfertigung" erhöhen hingegen das Risiko für Unsicherheiten, Fehlentscheidungen oder vermeidbare Komplikationen.

Auch wirtschaftliche Aspekte spielen bei der Studioauswahl eine Rolle. Preisunterschiede lassen sich jedoch nur sinnvoll bewerten, wenn gleichzeitig die gebotene Qualität berücksichtigt wird. Hygienestandards, Materialqualität, fachliche Kompetenz und praktische Erfahrung stellen wesentliche Kostenfaktoren dar und sind unmittelbar mit der gesundheitlichen Sicherheit verbunden.

Professionelle Piercer beraten sachlich und kompetent und lehnen Piercings ab, wenn anatomische oder gesundheitliche Gründe dagegen sprechen. Eine solche Ablehnung ist Bestandteil verantwortungsvoller Fachpraxis und sollte nachvollziehbar begründet werden. In geeigneten Fällen können dabei alternative Platzierungen oder Piercingarten aufgezeigt werden.

Wesentliche Beobachtungskriterien im Studio sind unter anderem

- ein sauberer, strukturierter Arbeitsbereich mit klar erkennbaren Hygienestandards
- frisch vorbereitete Instrumente und sterile Materialien, idealerweise sichtbar bereitgestellt
- keine getragenen Schmuckstücke oder langen Ärmel während des Eingriffs
- ein respektvolles, ruhiges und professionelles Auftreten der ausführenden Person

Fazit Ein geeignetes Piercingstudio zeichnet sich durch Zeit für Aufklärung, nachvollziehbare Beratung, konsequente Hygiene und fachlich kontrollierte Arbeitsweise aus. Diese Faktoren sind entscheidend für Sicherheit, Heilungsverlauf und langfristige Zufriedenheit mit dem Piercing.

4.1 Wer darf piercen?

Die rechtlichen Rahmenbedingungen für das Piercen unterscheiden sich zwischen einzelnen Ländern und sind für die fachliche Einordnung von Qualifikation und Verantwortlichkeit von zentraler Bedeutung.

In **Österreich** ist die Ausübung des Piercens an eine entsprechende Ausbildung gebunden.

S. Draxler, *Modern Piercing*, https://doi.org/10.1007/978-3-662-73801-6_4

Piercen darf, wer eine anerkannte Ausbildung in diesem Bereich absolviert hat. Die inhaltlichen und formalen Anforderungen dieser Ausbildung werden in Kap. 14 näher erläutert. Zusätzlich sind auch Ärzte zur Durchführung von Piercings berechtigt, da sie aufgrund ihrer medizinischen Ausbildung über einschlägige Kenntnisse zu Anatomie, Wundversorgung und Infektionsprävention verfügen. Die formale Berechtigung allein ist jedoch nicht mit praktischer Routine oder spezieller piercingspezifischer Erfahrung gleichzusetzen, die für eine sichere Durchführung wesentlich ist.

Eine Sonderstellung nimmt in Österreich das **Ohrlochstechen** mit sogenannten **medizinischen Stechsystemen** ein. Wird das erste Ohrloch mit einem solchen System (z. B. schussbasierte Geräte wie Studex) gesetzt, gilt dieser Vorgang rechtlich nicht als Piercing. Dadurch fällt er nicht unter das Gewerbe des Piercens und kann auch in Schmuckgeschäften oder Drogeriemärkten angeboten werden.

Aus fachlicher Sicht gelten diese Systeme jedoch als problematisch. Sie arbeiten mit stumpfen Druck, wodurch das Gewebe nicht geschnitten, sondern gequetscht wird. Dies kann die Wundränder stärker schädigen und das Risiko von Schwellungen, verzögerter Heilung und anderen Komplikationen erhöhen (vgl. Abschn. 19.3). Zudem bestehen hygienische Einschränkungen im Vergleich zu sterilen Einmalnadeln. In der professionellen Piercingausbildung wird diese Methode daher als technisch überholt und nur noch eingeschränkt akzeptabel bewertet. Entsprechend wird sie in der Praxis allenfalls für das klassische Ohrläppchen (Lobe) toleriert, nicht jedoch für Knorpel- oder andere Körperregionen.

In **Deutschland** ist die rechtliche Situation weniger streng geregelt. Für die gewerbliche Ausübung des Piercens ist keine formale Ausbildung vorgeschrieben; ein Gewerbeschein ist ausreichend. Dies führt zu einer großen Bandbreite an Qualifikationsniveaus und erklärt die Verbreitung widersprüchlicher oder fachlich unzureichender Informationen, insbesondere in Onlinequellen (vgl. Abschn. 24.2).

Fazit Die rechtliche Erlaubnis zur Durchführung von Piercings ist nicht gleichzusetzen mit fachlicher Qualifikation oder praktischer Erfahrung. Für eine sichere und verantwortungsvolle Piercingpraxis sind fundierte Ausbildung, Routine und anatomisches Verständnis entscheidend.

4.2 Geeigneter Ort für das Stechen von Piercings

Piercings sollten ausschließlich in **professionell geführten Piercingstudios** durch qualifiziertes Fachpersonal durchgeführt werden. Neben der technischen Durchführung umfasst professionelle Arbeit auch die Fähigkeit, auf unerwartete Situationen ruhig, strukturiert und fachlich korrekt zu reagieren.

Komplikationen oder Abweichungen vom idealen Verlauf können grundsätzlich in jeder Umgebung auftreten. Der entscheidende Unterschied liegt in der fachlichen Kompetenz, solche Situationen frühzeitig zu erkennen, sachgerecht einzuordnen und angemessen zu handhaben. Erfahrung, Routine und standardisierte Abläufe tragen wesentlich dazu bei, Risiken zu minimieren und den Heilungsverlauf zu stabilisieren.

Ein professionelles Studio zeichnet sich darüber hinaus durch eine hygienisch kontrollierte Arbeitsumgebung, nachvollziehbare Beratung sowie durchgängige Betreuung vor, während und nach dem Eingriff aus. Diese Faktoren bilden die Grundlage für ein sicheres und reproduzierbares Ergebnis.

Auch subjektive Eindrücke beim Erstkontakt sind nicht bedeutungslos. Eine ruhige, strukturierte Gesprächsführung, ein respektvoller Umgang und die Bereitschaft, Fragen zu Ausbildung, Arbeitsweise und verwendeten Materialien sachlich zu beantworten, sprechen für eine professionelle Arbeitsweise.

Die Kombination aus fachlicher Qualifikation, hygienischer Infrastruktur und transparenter Kommunikation ist daher ein zentrales Kriterium bei der Auswahl eines geeigneten Studios.

4.3 Piercer und Ärzte – Zuständigkeiten und fachliche Abgrenzung

Ärzte verfügen über eine umfassende medizinische Ausbildung, insbesondere in den Bereichen Anatomie, Physiologie, Wundversorgung und Infektionslehre. Diese Kompetenzen sind für die Beurteilung von Verletzungen, Entzündungen oder systemischen Komplikationen im Zusammenhang mit Piercings von großer Bedeutung.

Die Durchführung von Piercings selbst ist jedoch kein Bestandteil des Medizinstudiums und auch kein standardisierter Teil der ärztlichen Weiterbildung. In der klinischen Praxis stehen Piercings in der Regel nicht im Fokus, und es existiert keine strukturierte, praxisbezogene Ausbildung zur professionellen Platzierung, Schmuck Wahl oder langfristigen Betreuung von Piercings. In diesem Bereich liegt die spezifische Fachkompetenz bei ausgebildeten Piercern.

Die Situation lässt sich mit der medizinischen Facharzt-Systematik vergleichen: Während alle Ärzte über eine breite Grundausbildung verfügen, sind für spezielle Fragestellungen entsprechend spezialisierte Fachrichtungen zuständig. In analoger Weise sind Piercer die spezialisierten Fachpersonen für Planung, Platzierung, Schmuck Wahl und technische Umsetzung von Piercings, während Ärzte primär für die medizinische Beurteilung von Komplikationen, Infektionen oder Wundheilungsstörungen zuständig sind.

In der Praxis bestehen weiterhin unterschiedliche Haltungen gegenüber Piercings innerhalb der Medizin. Teilweise werden sie kritisch bewertet oder mit ungeeigneten Methoden durchgeführt, etwa mit schußbasierten Ohrloch Systemen. Solche Vorgehensweisen beruhen nicht auf piercing spezifischer Fachausbildung, sondern auf allgemeinmedizinischer Routine, die für diesen Anwendungsbereich nicht ausgelegt ist.

Es sei jedoch angemerkt, dass Ärzte, die sich gezielt mit dem Thema Piercing auseinandersetzen und entsprechende praktische Erfahrung sowie Fortbildungen in diesem Bereich erwerben, selbstverständlich ebenfalls eine qualifizierte und kompetente Anlaufstelle darstellen können.

Fazit Für Fragen der technischen Durchführung, Platzierung und Schmuckauswahl ist die Fachkompetenz professioneller Piercer maßgeblich. Ärzte sind hingegen die zuständigen Ansprechpartner für medizinische Abklärung und Behandlung von Komplikationen. Eine klare Trennung dieser Zuständigkeiten trägt wesentlich zur Sicherheit und Qualität in der Piercingpraxis bei.

4.4 Qualitätsmerkmale eines professionellen Piercingstudios

Die Qualität eines Piercingstudios wird sowohl durch die fachliche Kompetenz der dort tätigen Piercer als auch durch organisatorische, hygienische und kommunikative Standards bestimmt. Da das Setzen eines Piercings einen körpernahen Eingriff darstellt, sind sowohl technische Präzision als auch ein professioneller Umgang mit den Kunden entscheidend.

Neben der sachlichen Durchführung spielt auch die Rahmenatmosphäre eine Rolle. Ein ruhiges, strukturiertes Arbeitsumfeld trägt dazu bei, Stress und Anspannung zu reduzieren, was sich wiederum positiv auf das subjektive Schmerzerleben und den Ablauf des Eingriffs auswirken kann. Dieser Aspekt ersetzt jedoch nicht die zwingend erforderlichen fachlichen und hygienischen Standards.

Zentrale Merkmale eines professionellen Studios

1. **Hygiene und Sterilität**
   Alle beim Eingriff verwendeten Materialien – Nadeln, Schmuck, Handschuhe und Desinfektionsmittel – müssen steril oder hygienisch einwandfrei vorbereitet werden. Die Verwendung eines Autoklaven (Dampfsterilisators) zur Instrumentenaufbereitung ist Standard und erfordert regelmäßige Wartung und Dokumentation (siehe Kap. 32). Der Arbeitsbereich muss sauber, strukturiert und leicht zu desinfizieren sein. Mängel in der Hygiene stellen ein erhebliches Risiko für

Infektionen, Narbenbildung und andere Komplikationen dar.

2. **Fachliche Qualifikation der Piercer**
   Ein professioneller Piercer verfügt über eine nachweisbare Ausbildung sowie fundierte Kenntnisse in Anatomie, Hygiene, Wundversorgung und Notfallmanagement. Die Beratung erfolgt sachlich und basiert auf einer individuellen anatomischen Einschätzung. Dazu gehört auch die fachlich begründete Ablehnung von Piercings, die aufgrund der Körper-Gegebenheiten oder anderer Faktoren nicht sinnvoll oder sicher umzusetzen sind.
3. **Strukturierte Aufklärung und Dokumentation**
   Vor dem Stechen ist ein Beratungsgespräch mit schriftlicher Aufklärung und Einwilligung erforderlich. Dazu gehören Informationen über Risiken, Heilungsverlauf, Pflege und verwendete Materialien. Diese Dokumentation dient sowohl der rechtlichen Absicherung als auch der medizinischen Nachvollziehbarkeit (siehe Kap. 6).
4. **Hochwertiger Ersteinsatz-Schmuck:**
   Als Erstschmuck kommen ausschließlich implantatgeeignete Materialien wie Titan (z. B. ASTM F-136/G23), PTFE oder Gold mit 14 bzw. 18 Karat zum Einsatz. Modeschmuck oder nicht zertifizierte Materialien sind ungeeignet. Auch der Schmuck muss vor dem Einsatz steril aufbereitet oder steril geliefert werden (siehe Kap. 18).
5. **Altersgrenzen und Jugendschutz**
   Ein professionelles Studio hält sich an gesetzliche Vorgaben und interne Schutzstandards. Dazu gehören Altersbeschränkungen, schriftliche Einwilligungen und gegebenenfalls die Anwesenheit eines Erziehungsberechtigten. Auch bei formaler Zustimmung kann ein Piercing aus fachlichen oder entwicklungsbezogenen Gründen abgelehnt werden.
6. **Professioneller Umgang**
   Ein konzentriertes, ruhiges Arbeiten sowie ein respektvoller Umgang mit dem Kunden sind grundlegende Bestandteile professioneller Praxis. Fragen werden sachlich beantwortet, und der Kunde wird weder unter Zeitdruck gesetzt noch zu Entscheidungen gedrängt.
7. **Transparenz & Nachsorge:**
   Preise, Leistungen und Nachsorgeangebote müssen klar kommuniziert werden. Ein professionelles Studio bietet auch nach dem Eingriff Unterstützung an, beispielsweise durch Nachkontrollen oder Beratung bei Heilungsproblemen.

❌ Warnzeichen für unzureichende Arbeitsstandards
Zu den typischen Hinweisen auf ein problematisches Studio zählen unter anderem:

- fehlender Autoklav
- keine Aufklärung oder schriftliche Einwilligung
- Verwendung von ungeeignetem oder nicht sterilem Erstschmuck
- Verzicht auf Beratung zugunsten schneller Durchführung
- unsaubere oder unstrukturierte Arbeitsbereiche
- Durchführung risikoreicher Piercings ohne entsprechende Aufklärung

Fazit Ein professionelles Piercingstudio zeichnet sich durch hygienische Kontrolle, fachliche Kompetenz, transparente Kommunikation und strukturierte Nachbetreuung aus. Diese Faktoren sind entscheidend für Sicherheit, Heilungsverlauf und langfristige Stabilität des Piercings.

4.5 Eigene Piercings als Bestandteil professioneller Praxis

Das Vorhandensein eigener Piercings ist keine formale Voraussetzung für die Ausübung des Piercing Berufs. Die fachliche Qualifikation eines Piercers wird primär durch Ausbildung, technische Fertigkeiten, anatomisches Verständnis und die hygienische Arbeitsweise bestimmt.

Gleichzeitig kann eine eigene Piercing Erfahrung einen relevanten zusätzlichen Perspektiven Gewinn darstellen. Piercings sind nicht ausschließlich technische Eingriffe, sondern beinhalten auch körperliche Wahrnehmung, Schmerzempfinden, Heilungsprozesse sowie emotionale und intime Aspekte. Diese Dimensionen lassen sich durch theoretisches Wissen oder durch Berichte von Kunden nur eingeschränkt erfassen.

Die alleinige Orientierung an Rückmeldungen von Kunden ist zudem begrenzt, da Wahrnehmung und Kommunikation von Schmerz und Unbehagen stark variieren und häufig sozial relativiert oder abgeschwächt werden. Eigene Erfahrung ermöglicht eine direktere Einordnung dieser Faktoren und kann die Beratung realistischer und differenzierter machen.

Fazit Eigene Piercings sind keine berufliche Pflicht, können jedoch die fachliche und kommunikative Kompetenz eines Piercers erweitern. Sie unterstützen ein besseres Verständnis der körperlichen und psychologischen Aspekte des Piercings und tragen damit zur Qualität der Beratung und Betreuung bei.

5 Kriterien zur Beurteilung professioneller Piercer

Vor der Entscheidung für ein Piercing stellt sich regelmäßig die Frage, anhand welcher Merkmale die fachliche Qualität eines Piercers beurteilt werden kann. Insbesondere ohne bestehende Bindung an ein Studio ist diese Einschätzung für Kunden nicht immer unmittelbar möglich. Strukturierte Kriterien erleichtern die Einordnung von Professionalität, Sicherheitsniveau und Arbeitsweise.

Die folgenden Punkte dienen als systematische Orientierungshilfe.

✅ Checkliste

Fachliche Qualifikation

- ☐ nachweisbare Ausbildung und fundierte piercingspezifische Kenntnisse
- ☐ Kenntnisse in Hygiene, Anatomie und Erste Hilfe
- ☐ Gewerbeberechtigung vorhanden (z. B. laut österreichischem Recht)

Hygiene & Sauberkeit

- ☐ Sterile Einwegmaterialien (Nadeln, Handschuhe etc.)
- ☐ Vorhandensein eines Autoklaven zur Instrumentenaufbereitung
- ☐ saubere, leicht zu desinfizierende Arbeitsflächen
- ☐ Schmuck wird steril eingesetzt (nicht direkt aus der Lieferverpackung)
- ☐ aktuelle behördliche Unbedenklichkeitsbescheinigung, sichtbar im Studio ausgehängt

Seriöse Aufklärung & Dokumentation

- ☐ Umfassendes Beratungsgespräch VOR dem Stechen
- ☐ Schriftlicher Aufklärungsbogen sowie Einverständniserklärung
- ☐ Klare Infos zu Risiken, Pflege, Heilzeit & Material
- ☐ Keine Eingriffe ohne vorherige Aufklärung

Hochwertiger Ersteinsatz-Schmuck

- ☐ Implantat Geeignetes Material wie z. B. Titan G23, PTFE oder 14/18 Karätiges Gold
- ☐ Kein Modeschmuck und keine nickelhaltigen Materialien
- ☐ individuelle Anpassung von Schmuckform und -größe an Anatomie und Platzierung

Sympathie & Atmosphäre

- ☐ respektvolle, ruhige und strukturierte Arbeitsweise
- ☐ ausreichende Zeit für Rückfragen und Beratung
- ☐ keine Arbeit unter Zeitdruck oder mit beschleunigten Abläufen
- ☐ Wohlfühlatmosphäre – Nervosität wird ernst genommen

Transparenz und Nachbetreuung

- ☐ Faire, klare Preisgestaltung
- ☐ Möglichkeit zur Nachkontrolle sowie Erreichbarkeit bei Problemen
- ☐ öffentliche Bewertungen und Rückmeldungen als ergänzende Informationsquelle

S. Draxler, *Modern Piercing*, https://doi.org/10.1007/978-3-662-73801-6_5

Altersgrenzen werden ernst genommen

- ☐ Keine Eingriffe unter 14 Jahren
- ☐ 14–17 Jahre: nur mit schriftlicher Zustimmung + Ausweiskopie/Anwesenheit der Eltern
- ☐ fachlich begründete Ablehnung von Eingriffen bei Zweifeln an Reife oder anatomischer Eignung

Eigene Erfahrung & Leidenschaft

- ☐ eigene Piercing Erfahrung als optionaler, aber relevanter Perspektive Faktor
- ☐ Fähigkeit, sowohl aus fachlicher als auch aus erfahrungsbasierter Sicht zu beraten
- ☐ erkennbare inhaltliche Auseinandersetzung mit dem Beruf über rein wirtschaftliche Aspekte hinaus

Aufklärung vor dem Stechen eines Piercings

6

Die Aufklärung vor dem Stechen eines Piercings ist ein zentraler Bestandteil professioneller Piercingpraxis. Sie dient sowohl dem Schutz des Kunden als auch der rechtlichen und fachlichen Absicherung des ausführenden Studios.

Altersprüfung und Jugendschutz

Zu Beginn erfolgt die Überprüfung des Alters sowie der rechtlichen Voraussetzungen. Bei minderjährigen Personen ist eine schriftliche Einwilligung der Erziehungsberechtigten erforderlich; zusätzlich wird in vielen professionellen Studios die persönliche Anwesenheit eines Erziehungsberechtigten verlangt. Diese Praxis dient der Vermeidung von Fehlentscheidungen, der Sicherstellung informierter Zustimmung sowie dem Schutz aller Beteiligten.

Erfassung des aktuellen körperlichen Zustands

Vor dem eigentlichen Beratungsgespräch wird der aktuelle körperliche Zustand erfragt, insbesondere in Bezug auf Schlaf, Nahrungsaufnahme und allgemeines Befinden. Diese Faktoren beeinflussen Kreislaufstabilität, Schmerzempfinden und die Wahrscheinlichkeit von vasovagalen Reaktionen (stress- oder angstbedingte Kreislaufzusammenbrüche bis hin zur kurzen Ohnmacht) während oder vor dem Eingriff.

Medizinische und fachliche Aufklärung

Im Rahmen der Einverständniserklärung werden mögliche Kontraindikationen geprüft (siehe Kap. 7) und alle relevanten Informationen zum geplanten Piercing vermittelt. Dazu gehören insbesondere:

- der zu erwartende Heilungsverlauf und die typische Dauer der Abheilung
- die erforderliche Nachsorge
- anatomische Voraussetzungen sowie mögliche Alternativen
- die mit dem Piercing verbundenen Risiken
- der eingesetzte Erstschmuck einschließlich Materialeigenschaften
- Verhaltenshinweise zur Unterstützung einer komplikationsarmen Heilung

Die Aufklärung muss vollständig und nachvollziehbar erfolgen, auch wenn einzelne Risiken selten auftreten. Ziel ist es, eine informierte und selbstbestimmte Entscheidung zu ermöglichen. Dass Personen sich nach einer vollständigen Aufklärung gegen ein Piercing entscheiden, ist Ausdruck einer informierten und verantwortungsvollen Entscheidungsfindung.

Eine strukturierte und vollständige Aufklärung nimmt in der Regel etwa **10 bis 15 min** in Anspruch, kann jedoch je nach individuellen

S. Draxler, *Modern Piercing*, https://doi.org/10.1007/978-3-662-73801-6_6

Voraussetzungen, Rückfragen und Gesprächsverlauf auch entsprechend mehr Zeit in Anspruch nehmen.

Beobachtung während der Aufklärung
Während des Gesprächs wird der körperliche Zustand des Kunden aufmerksam beobachtet. Insbesondere bei jüngeren Personen können im Rahmen der gedanklichen Auseinandersetzung mit dem Eingriff vasovagale Reaktionen (stress- oder angstbedingte Kreislaufzusammenbrüche bis hin zur kurzen Ohnmacht) auftreten. Begünstigende Faktoren sind unter anderem Angst, Nüchternheit, Schlafmangel oder eine allgemein labile Kreislaufsituation.

Warnzeichen wie Blässe, Schwindel, Unruhe oder beginnende Bewusstseinsveränderungen erfordern eine sofortige Unterbrechung. In solchen Fällen wird der Eingriff an diesem Tag nicht durchgeführt, da der Körper eine akute Überforderung signalisiert.

Abschluss der Aufklärung
Erst wenn alle Fragen geklärt sind, keine medizinischen oder situativen Ausschlussgründe vorliegen und der Kunde sich körperlich und mental stabil zeigt, erfolgt die Auswahl des Schmucks und die Vorbereitung auf den Eingriff.

7 Kontraindikationen im Piercing Kontext

Der Begriff **Kontraindikation** bezeichnet einen medizinischen oder gesundheitlichen Umstand, der gegen die Durchführung einer bestimmten Maßnahme spricht, da sie unter diesen Bedingungen ungeeignet oder mit erhöhtem Risiko verbunden ist. Im Piercing Bereich betrifft dies Situationen, in denen ein Eingriff aufgrund erhöhter Komplikationsgefahr nicht oder nur nach ärztlicher Abklärung durchgeführt werden darf.

Im Studioalltag werden mögliche Kontraindikationen im Rahmen der schriftlichen Einwilligungserklärung und des Anamnesebogens erfasst. Dort werden bestehende Erkrankungen sowie relevante Medikamenteneinnahmen abgefragt, um Risiken vorab einzuordnen. Werden relevante Vorerkrankungen oder Therapien angegeben, ist eine Durchführung ohne ärztliche Freigabe nicht zulässig, da nur ein Arzt die medizinische Vertretbarkeit beurteilen kann.

Dabei ist zwischen eindeutig relevanten und fachlich unkritischen Angaben zu unterscheiden. Während beispielsweise allergische Reaktionen auf Pollen in der Regel keinen Einfluss auf die Piercing Fähigkeit haben, stellen Erkrankungen mit Einfluss auf Blutgerinnung, Immunsystem oder Wundheilung ein erhebliches Risiko dar und müssen ärztlich abgeklärt werden.

Häufige Kontraindikationen im Überblick

Gerinnung, Immunsystem, Kreislauf
- Hämophilie (Bluterkrankheit)
- Blutgerinnungsstörungen
- Einnahme blutverdünnender Medikamente (z. B. ASS, Marcumar)
- Immunschwäche (z. B. HIV, AIDS, immunsuppressive Therapie)
- Autoimmunerkrankungen (z. B. Lupus, rheumatische Erkrankungen)
- schlecht eingestellter Diabetes

Haut und Allergien
- Hauterkrankungen im geplanten Piercingbereich (z. B. Ekzeme, Neurodermitis)
- Nickelallergie oder Unverträglichkeit gegenüber Schmuckmaterialien
- Allergien gegen Desinfektionsmittel, Pflaster oder Handschuhmaterialien

Infektionen
- Hepatitis B oder C
- HIV
- Herpes, Pilzinfektionen oder andere Infektionen im geplanten Bereich

S. Draxler, *Modern Piercing*, https://doi.org/10.1007/978-3-662-73801-6_7

Allgemeinzustand und psychische Verfassung
- fieberhafte Erkrankungen oder akute Infekte
- Schwangerschaft (Piercings werden in dieser Zeit generell nicht empfohlen)
- Stillzeit, insbesondere bei Brustpiercings
- akute psychische Erkrankung oder instabile psychische Verfassung

Medikamente
- immunsuppressive Therapie, Chemotherapie
- hochdosierte Kortisontherapie
- laufende Antibiotikatherapie
- Psychopharmaka (Einzelfallbewertung erforderlich)

Weitere Faktoren
- Epilepsie oder bekannte Krampfanfälle
- implantierte medizinische Geräte (z. B. Herzschrittmacher)
- ausgeprägte Keloidneigung
- anstehende Operationen oder zahnärztliche Eingriffe in engem zeitlichem Zusammenhang

8 Piercings bei Minderjährigen – rechtliche und ethische Aspekte

Das Stechen von Piercings bei minderjährigen Personen unterliegt in Österreich klaren gesetzlichen Regelungen. Ergänzend zu diesen rechtlichen Vorgaben besteht eine fachliche und ethische Verantwortung seitens professioneller Piercer, die über die bloße Gesetzeserfüllung hinausgeht. Nicht jede rechtlich zulässige Handlung ist automatisch fachlich sinnvoll oder verantwortbar. Die folgenden Abschnitte stellen die rechtlichen Grundlagen dar und ordnen sie in einen professionellen Handlungskontext ein.

8.1 Gesetzlicher Rahmen

Die maßgebliche Rechtsgrundlage bildet das **Bundesgesetzblatt Nr. 141/2003** in der Fassung der Novelle **BGBl. I Nr. 261/2008**. In § 2 Z 1 heißt es:

> „Das Piercen und Tätowieren bedürfen der rechtswirksamen schriftlichen Einwilligung der zu piercenden oder tätowierenden Person. Das Piercen von Minderjährigen bedarf zusätzlich der schriftlichen Einwilligung der mit der Pflege und Erziehung betrauten Person. Handelt es sich um einen mündigen Minderjährigen, entfällt diese Pflicht, wenn zu erwarten ist, dass die gepiercte Stelle innerhalb von 24 Tagen heilt."

> „Das Tätowieren von minderjährigen Personen, die das sechzehnte Lebensjahr vollendet haben, bedarf der Einwilligung der Erziehungsberechtigten. Das Tätowieren von Personen unter 16 sowie das Piercen von unmündigen Minderjährigen ist verboten."

In Österreich gelten Personen ab dem vollendeten 14. Lebensjahr als mündige Minderjährige. Daraus ergibt sich folgende rechtliche Einordnung:

- Unter 14 Jahren sind Piercings grundsätzlich gesetzlich verboten.
- Bei mündigen Minderjährigen (14–17 Jahre) ist eine zusätzliche elterliche Einwilligung erforderlich, sofern nicht davon auszugehen ist, dass das Piercing innerhalb von 24 Tagen abheilt.
- Für Piercings mit voraussichtlich schneller Abheilung – etwa das klassische Ohrläppchen (Lobe) oder das Oberlippenbändchen (Smiley) – entfällt diese zusätzliche Einwilligungspflicht bei mündigen Minderjährigen.

8.2 Sonderfall: Ohrlochstechen bei Kindern

Das Stechen von Ohrlöchern bei Kleinkindern nimmt rechtlich eine Sonderstellung ein. Nach Auskunft der Staatsanwaltschaft Graz fällt das klassische Lobe-Piercing (Ohrläppchen) nicht unter die gesetzliche Definition des „Piercens" gemäß § 1 Abs. 1 BGBl. II Nr. 141/2003, da diese Körperstelle dort nicht explizit angeführt ist. Aus diesem Grund wird das Ohrlochstechen in

S. Draxler, *Modern Piercing*, https://doi.org/10.1007/978-3-662-73801-6_8

Österreich häufig bereits bei sehr jungen Kindern, teils ab dem Säuglingsalter, angeboten.

Unabhängig von dieser rechtlichen Einordnung stellt das Ohrlochstechen im frühen Kindesalter dennoch einen körperlichen Eingriff dar, der fachlich und ethisch kritisch zu bewerten ist. In der professionellen Piercingpraxis gilt es, solche Maßnahmen besonders sorgfältig zu hinterfragen, da sie weder medizinisch notwendig noch von der betroffenen Person selbst entschieden werden können.

8.3 Intimpiercings und Altersgrenzen

Für Intimpiercings gilt in Österreich grundsätzlich eine Altersgrenze von 18 Jahren. Eine Besonderheit besteht darin, dass Brustwarzen rechtlich nicht dem Intimbereich zugeordnet werden. Daraus ergibt sich formal, dass Brustwarzenpiercings bei mündigen Minderjährigen mit elterlicher Einwilligung zulässig wären.

Diese rechtliche Möglichkeit erfordert jedoch eine besonders sorgfältige fachliche und ethische Abwägung, da es sich hierbei um eine stark sexualisierte Körperregion mit hoher persönlicher und psychosozialer Bedeutung handelt.

8.4 Ethische Verantwortung

Professionelle Piercingpraxis erschöpft sich nicht in der Einhaltung gesetzlicher Mindestanforderungen. Sie umfasst auch eine ethische Verantwortung gegenüber minderjährigen Personen, deren körperliche und psychische Entwicklung noch nicht abgeschlossen ist.

Gerade bei Eingriffen an intimen oder sexualisierten Körperstellen ist eine besondere Zurückhaltung geboten, auch wenn eine rechtliche Zulässigkeit bestehen sollte. Fachlich verantwortungsvolles Arbeiten schließt ausdrücklich ein, Anfragen abzulehnen, wenn der Schutz der betroffenen Person, die langfristige körperliche Integrität oder die psychosoziale Reife nicht ausreichend gegeben sind.

Jugendliche neigen eher dazu, modische oder soziale Wünsche stark zu priorisieren, während langfristige Folgen häufig unterschätzt werden. Eine professionelle Haltung besteht daher darin, nicht jede rechtlich mögliche Dienstleistung auch praktisch umzusetzen. Das begründete Nein ist ein zentrales Element beruflicher Verantwortung und integraler Bestandteil einer ethisch fundierten Piercingpraxis.

Ohrringe bei Kindern – medizinisch, kulturelle und kritische Einordnung

9

Die rechtlichen Grundlagen zu Piercings bei Minderjährigen wurden in Kap. 8 dargestellt. Da die Frage nach Ohrlöchern bei Kindern jedoch in der Praxis regelmäßig auftritt, erfolgt hier eine gesonderte Betrachtung aus medizinischer, kultureller und fachlich-ethischer Perspektive.

9.1 Medizinisch Einordnung

Aus medizinischer Sicht stellt jedes Ohrloch einen nicht medizinisch indizierten Hautdurchstich dar. Da kein therapeutischer Nutzen besteht, ist auch das damit verbundene Risiko – etwa für Infektionen, Narbenbildung oder lokale Entzündungen – grundsätzlich vermeidbar.

Trotzdem werden Ohrlöcher bei Kindern in der Praxis häufig auch von Allgemeinmedizinern gestochen. Dabei kommt teilweise noch immer die sogenannte Schusspistole zum Einsatz. Dieses Verfahren arbeitet mit stumpfer Gewalt, quetscht das Gewebe und erzeugt eine unkontrollierte Verletzung der Haut. Aus fachlicher Sicht gilt diese Technik als hygienisch und gewebeschonend unterlegen gegenüber der sterilen Nadeltechnik.

Gerade im medizinischen Kontext ist daher ein hohes Maß an technischer und hygienischer Sorgfalt zu erwarten.

9.2 Kulturell betrachtet

Ohrschmuck ist in zahlreichen Kulturen seit Jahrtausenden verbreitet und erfüllt unterschiedliche soziale, ästhetische und symbolische Funktionen. In vielen Gesellschaften gilt das Tragen von Ohrringen – insbesondere bei Mädchen – als normaler Bestandteil des äußeren Erscheinungsbildes.

Durch soziale Nachahmung, insbesondere in Kindergarten und Schule, entsteht häufig der Wunsch, ebenfalls Ohrringe zu tragen. Diese Dynamik ist sozialpsychologisch nachvollziehbar und für sich genommen nicht problematisch.

9.3 Kritisch betrachtet

Eine fachlich relevante Unterscheidung ergibt sich jedoch aus dem Alter des Kindes. Bei Säuglingen und Kleinkindern kann nicht davon ausgegangen werden, dass der Wunsch nach Ohrschmuck von der betroffenen Person selbst ausgeht. In diesen Fällen handelt es sich um eine Entscheidung der Erziehungsberechtigten, nicht des Kindes.

Bei älteren Kindern, die über einen längeren Zeitraum hinweg einen stabilen Wunsch äußern, ist eine differenzierte Bewertung möglich. Dennoch bleibt festzuhalten, dass auch hier ein medi-

S. Draxler, *Modern Piercing*, https://doi.org/10.1007/978-3-662-73801-6_9

zinisch nicht notwendiger Eingriff vorgenommen wird, dessen Risiken ausschließlich aus ästhetischen oder sozialen Gründen in Kauf genommen werden.

9.4 Fachlich-ethische Einordnung

Bodymodification – auch in ihrer einfachsten Form – ist ein Ausdruck persönlicher Entscheidung und Identität. Diese Form der Selbstgestaltung setzt ein Mindestmaß an Reife, Verständnis und Selbstbestimmung voraus.

Auch wenn das klassische Ohrloch in Österreich rechtlich nicht als Piercing gilt, sondern als kosmetische Maßnahme eingeordnet wird, bleibt es ein körperlicher Eingriff. In der professionellen Piercingpraxis wird daher häufig vertreten, dass Ohrlöcher erst dann gesetzt werden sollten, wenn das Kind den Wunsch selbst äußern, den Eingriff verstehen und die Bedeutung der Veränderung erfassen kann.

9.5 Verantwortung der Erziehungsberechtigten

Die Entscheidung über Ohrschmuck bei Kindern liegt rechtlich bei den Erziehungsberechtigten. Diese tragen damit auch die Verantwortung für mögliche gesundheitliche und psychosoziale Folgen.

Dabei sind insbesondere folgende Aspekte zu berücksichtigen:

- ob der Wunsch tatsächlich vom Kind ausgeht
- ob das Kind die Bedeutung des Eingriffs verstehen kann
- ob eine fachlich korrekte, sterile und gewebeschonende Technik angewendet wird
- ob die Maßnahme dem Kind selbst oder primär ästhetischen Erwartungen anderer dient

Aus fachlicher Sicht sollte das Stechen von Ohrlöchern ausschließlich in einer professionellen Umgebung mit steriler Nadel Technik erfolgen. Der Einsatz von Schuss Pistolen gilt als technisch und hygienisch unterlegen und erhöht das Risiko für Gewebeschäden und Infektionen (näheres dazu findest du unter Abschn. 19.3)

✓Entscheidungshilfe: Was dafür spricht – und was dagegen

✅ Was dafür spricht	❌ Was dagegen spricht
Langfristig geäußerter Wunsch des Kindes	Bei sehr jungen Kindern kein eigenständiger Wunsch
Kulturelle oder familiäre Traditionen	Medizinisch nicht notwendiger Eingriff
Erinnerungswert oder emotionale Bedeutung für das Kind	Erhöhtes Risiko für entzündungen und Narben
Sorgfältige Pflege durch Erziehungsberechtigte	Kinder können den Heilungsprozess nicht selbst einschätzen
Durchführung durch erfahrene Fachpersonen mit Nadeltechnik	Schuss Pistolen verursachen Gewebequetschung
Anlass für Gespräche über Körper und Selbstbestimmung	Normalisierung unnötiger Körpermodifikation

Teil II

Der Weg zum Piercing-Profi

10 Ausbildung & Werdegang eines Piercers (Stand 2025)

Gesetzliche Regelungen in Österreich
Dieser Abschnitt behandelt die rechtlichen Rahmenbedingungen für die Ausübung des Piercing Berufes in Österreich. Die Regelungen in Deutschland weichen in wesentlichen Punkten davon ab und werden in einem gesonderten Abschnitt dargestellt.

In Österreich ist das Piercen gesetzlich geregelt und dem reglementierten Gewerbe „Kosmetik, eingeschränkt auf Piercen" zugeordnet. Die rechtlichen und fachlichen Voraussetzungen unterscheiden sich je nach Ausübungsform, insbesondere danach, ob die Tätigkeit im Angestelltenverhältnis oder im Rahmen einer selbstständigen Gewerbeausübung erfolgt.

Angestelltenverhältnis
Personen, die als Piercer in einem bestehenden Studio unter der Gewerbeberechtigung eines Studioinhabers tätig sind, benötigen keinen eigenen Gewerbeschein und keine eigene Befähigungsprüfung. Voraussetzung ist eine entsprechende fachliche Qualifikation.

Erforderlich sind:

- eine **Diplomausbildung im Piercen** im Ausmaß von mindestens **80 Unterrichtseinheiten (UE)**, etwa bei spezialisierten Ausbildungsinstituten oder im Rahmen strukturierter Schulungen in anerkannten Studios
- ein **ergänzendes medizinisches Modul**, das auf den kosmetischen Bereich ausgerichtet ist, insbesondere zu Themen wie Hygiene, Anatomie, Infektionslehre und Erste Hilfe
- ein **Nachweis einer aufrechten Hepatitis-B-Impfung**; die Grundimmunisierung umfasst je nach Alter und Impfschema zwei oder drei Dosen, die Kontrolle darüber obliegt dem verantwortlichen Studioinhaber

Diese Qualifikation berechtigt dazu, **unter Anleitung und im Rahmen eines bestehenden Gewerbebetriebs** als Piercer tätig zu sein.

Selbstständigkeit/Gewerbeschein
Wer die Tätigkeit als Piercer selbstständig ausüben, ein eigenes Studio führen oder außerhalb eines bestehenden Betriebs arbeiten möchte, benötigt einen Gewerbeschein für das reglementierte Gewerbe „Kosmetik, eingeschränkt auf Piercen".

Voraussetzung dafür ist der Nachweis der fachlichen Befähigung, der zusätzlich zu den oben genannten Ausbildungsnachweisen in der Regel durch die Befähigungsprüfung bei der Wirtschaftskammer Österreich (WKO) erbracht wird. Diese besteht aus:

- **einem praktischen Teil**
- **einem schriftlichen Teil**
- **einem mündlichen Fachgespräch**
- **der Unternehmerprüfung** mit rechtlichen und betriebswirtschaftlichen Grundlagen, die ein eigenständiges Prüfungsmodul darstellt.

S. Draxler, *Modern Piercing*, https://doi.org/10.1007/978-3-662-73801-6_10

Diese wird nicht automatisch mit der Befähigungsprüfung abgelegt, ist jedoch Voraussetzung für deren vollständigen Abschluss.

Zusätzlich ist ein Nachweis einer aufrechten Hepatitis-B-Impfung erforderlich, der spätestens zum Zeitpunkt des Prüfungsantritts vorliegen muss.

Alternativ kann die Anerkennung gleichwertiger Ausbildungs- oder Tätigkeitsnachweise beantragt werden, etwa auf Grundlage früherer beruflicher Qualifikationen. Diese werden im Einzelfall geprüft; ein Anspruch auf Anerkennung besteht nicht.

Die konkreten Prüfungsinhalte, der Ablauf und die formalen Voraussetzungen sind in der Befähigungsprüfungsordnung für das reglementierte Gewerbe „Kosmetik, eingeschränkt auf Piercen" festgelegt. Weiterführende Erläuterungen sowie ein Verweis auf die jeweils aktuelle Prüfungsordnung finden sich in Abschn. 37.4.

In Ausnahmefällen besteht die Möglichkeit, eine individuelle Befähigungsprüfung zu beantragen, etwa wenn die reguläre Prüfung aktuell nicht angeboten wird. Dabei wird die fachliche Qualifikation durch einen Gewerbescheininhaber mit mehrjähriger Tätigkeit im Bereich Piercen beurteilt. Die Zulassung zu diesem Verfahren liegt im Ermessen der zuständigen Behörde und ist weder automatisch noch garantiert.

Rechtliche Grundlage

Die formalen Zugangsvoraussetzungen zur Ausübung des Piercer Berufs sind in der Verordnung des Bundesministers für Wirtschaft und Arbeit über die Zugangsvoraussetzungen für das reglementierte Gewerbe der Kosmetik (Schönheitspflege) geregelt ***(§ 2 BGBl. II Nr. 139/2003 idgF)***.Diese Verordnung legt fest, auf welche Weise die fachliche Qualifikation zum Piercen und Tätowieren nachzuweisen ist, insbesondere durch den erfolgreichen Abschluss eines gesetzlich definierten Lehrgangs sowie der Befähigungsprüfung.

Die detaillierten Inhalte des Lehrgangs, die erforderlichen Unterrichtsgegenstände sowie die Mindeststundenzahl sind in der Anlage zur Verordnung festgelegt. Ebenso wird dort bestimmt, welche fachlich qualifizierten Personen zur Durchführung der theoretischen und praktischen Ausbildung berechtigt sind.

Weitere berufsrechtliche, hygienische und betriebliche Pflichten ergeben sich aus anderen einschlägigen Rechtsvorschriften und werden im weiteren Verlauf dieses Buches gesondert behandelt.

Meisterstatus seit 2024

Seit August 2024 zählt das Piercen – ebenso wie das Tätowieren – in Österreich zu den Meisterberufen. Diese Einstufung trägt der fachlichen, hygienischen und handwerklichen Verantwortung des Berufsstands Rechnung. Der erfolgreiche Abschluss der Befähigungsprüfung berechtigt seither zum Führen eines **anerkannten Meistertitels** *(*Republik Österreich 2024, ***Gewerbeordnung 1994, BGBl. I Nr. 130/2024, § 22 Abs. 4)***.

10.1 Piercen in Deutschland – Gesetzliche Lage 2025

Die rechtliche Situation zur Ausübung des Piercing Berufs in Deutschland unterscheidet sich deutlich von der in Österreich.

Nach aktuellem Stand gibt es für die Tätigkeit als Piercer in Deutschland keine gesetzlich vorgeschriebene, bundeseinheitliche Ausbildung; der Beruf ist nicht als staatlich anerkannter Ausbildungsberuf gelistet (Bundesinstitut für Berufsbildung 2025; Schiller 2024). Das bedeutet, es bestehen keine staatlich festgelegten Qualifikations- oder Prüfungsanforderungen, die vor der Aufnahme der beruflichen Tätigkeit zwingend zu absolvieren wären. Piercer ist kein offiziell anerkannter Ausbildungsberuf im deutschen Berufsbildungssystem

Nach wie vor werden in der Praxis verschiedene private Schulungen, Lehrgänge und Zertifikatskurse angeboten, die fachliche Kenntnisse und Fertigkeiten vermitteln können. Diese Angebote beruhen jedoch auf freiwilliger Basis und begründen keine rechtlich verpflichtende Zugangsvoraussetzung zur Tätigkeit. Sie dienen in erster Linie der fachlichen Qualifikation, der Einhaltung hygienischer Anforderungen sowie der beruflichen Absicherung im Studioalltag.

Für die betrieblichen Rahmenbedingungen, insbesondere zur Hygiene und zum Gesundheitsschutz, gelten darüber hinaus allgemeinrechtliche Vorschriften, etwa aus dem Infektionsschutzrecht, die unabhängig von formalen Ausbildungsnachweisen einzuhalten sind

Piercen als freies Gewerbe in Deutschland

Die gewerberechtliche Grundlage für die Ausübung des Piercer Berufs in Deutschland ergibt sich aus der **Gewerbeordnung (GewO)**. Nach § 1 GewO ist die Ausübung eines Gewerbes grundsätzlich jedermann gestattet, sofern keine besonderen gesetzlichen Erlaubnis- oder Befähigungspflichten vorgesehen sind ***(§ 1 GewO)***.

Die Aufnahme der Tätigkeit erfolgt daher durch Gewerbeanmeldung beim zuständigen Gewerbeamt der jeweiligen Stadt oder Gemeinde. Sofern keine gesetzlichen Ausschlussgründe vorliegen, kann die Tätigkeit rechtlich ausgeübt werden.

Unabhängig von der gewerberechtlichen Freiheit unterliegt der Betrieb eines Piercingstudios jedoch verbindlichen Vorgaben zum Gesundheits- und Infektionsschutz. Maßgeblich sind hierbei insbesondere die Bestimmungen des **Infektionsschutzgesetzes (IfSG)**, insbesondere die Verpflichtung zur Infektionsschutzbelehrung gemäß § 43 IfSG *(**Bundesrepublik Deutschland,** n.d., **IfSG § 43**)*.

Zu den in der Praxis relevanten Anforderungen zählen insbesondere:

- die Erstellung und Umsetzung eines **Hygieneplans** nach den Vorgaben der zuständigen Gesundheitsbehörde,
- die **Teilnahme an Infektionsschutzbelehrungen**, insbesondere gemäß **§ 43 IfSG**,
- die **Anzeige der Tätigkeit beim zuständigen Gesundheitsamt**, in der Regel vor Aufnahme des Betriebs.

Diese Pflichten gelten unabhängig davon, ob eine Person neu in die Tätigkeit eintritt oder bereits als Piercer tätig ist. Sie dienen dem unmittelbaren Schutz der Kunden und der allgemeinen öffentlichen Gesundheit.

Viele Piercer – heterogene Qualitätsstandards

Da in Deutschland keine einheitlichen Ausbildungs- oder Qualifikationsstandards für die Ausübung des Piercer Berufs bestehen, ist die Zahl der tätigen Anbieter vergleichsweise hoch. Dies wirkt sich auch auf das Preisniveau aus, das im Durchschnitt niedriger liegt als in stärker regulierten Systemen.

Die fehlende formale Zugangsbeschränkung führt zugleich zu einer erheblichen Heterogenität (Uneinheitlichkeit) der fachlichen Qualität. In der Praxis reicht das Spektrum von sehr gut ausgebildeten Fachpersonen bis hin zu Anbietern mit begrenzter oder veralteter Wissensbasis. Daraus ergeben sich Unterschiede in Technik, Hygiene, Materialkunde und Nachsorge, die für Außenstehende oft schwer zu erkennen sind.

Aus fachlicher Sicht ist eine strukturierte Regulierung oder zumindest eine verbindliche Qualifikationsbasis wünschenswert, da sie sowohl dem Schutz der Kunden als auch der Professionalisierung des Berufsstands dient.

Einordnung für die Praxis

In einem Umfeld ohne einheitliche Ausbildungsstandards gewinnt die **Transparenz der fachlichen Qualifikation** besondere Bedeutung. Angaben zu absolvierten Schulungen, praktischer Erfahrung und Fortbildung sind wesentliche Kriterien zur Einordnung der Professionalität eines Studios oder einer ausführenden Person.

10.2 Hinweise zur Befähigungsprüfung in Österreich

Hinweis Bei der Befähigungsprüfung in Österreich handelt es sich um eine der höchsten formalen Qualifikationen innerhalb dieses Gewerbes; selbst in Ländern, in denen eine solche Prüfung nicht verpflichtend ist, kann das Arbeiten auf diesem Niveau einen fachlichen Mehrwert darstellen.

Dieses Kapitel dient der fachlichen Orientierung aus der beruflichen Praxis und ersetzt keine offizielle Auskunft der Wirtschaftskammer Österreich (WKO).

Im Gegensatz zu den für ein Angestelltenverhältnis erforderlichen Qualifikationen – insbesondere der Diplomausbildung im Piercen und dem ergänzenden medizinischen Modul (siehe Kap. 10) – stellt die **Befähigungsprüfung** eine deutlich höhere fachliche Anforderung dar. Während die genannten Grundqualifikationen auch von Neueinsteigern bewältigt werden können, setzt die Befähigungsprüfung ein breites und vertieftes Fachwissen voraus. Dazu zählen unter anderem **Anatomie, Hygiene, Materialkunde, Risikoabschätzung** sowie die Fähigkeit, berufliche Entscheidungen fachlich korrekt und nachvollziehbar zu begründen.

In der Praxis zeigt sich, dass viele Personen zwar entsprechende Kurse und Seminare beginnen, jedoch nur ein Teil tatsächlich zur Befähigungsprüfung antritt. Ein wesentlicher Grund hierfür liegt in der eingeschränkten Transparenz der Vorbereitungsmöglichkeiten. Es existiert kein einheitlicher, standardisierter Vorbereitungskurs, und die offiziell verfügbaren Unterlagen sind häufig allgemein gehalten. Konkrete Aufgabenformate, realistische Prüfungsbeispiele oder praxisnahe Orientierungshilfen sind nur begrenzt zugänglich.

Die Informationsbeschaffung zum tatsächlichen Prüfungsablauf erfordert daher häufig eine aktive Auseinandersetzung mit verschiedenen Stellen der Wirtschaftskammer, um ein realistisches Bild der Anforderungen zu erhalten.

Vor diesem Hintergrund stellt dieses Kapitel eine Zusammenstellung praxisnaher Hinweise, typischer Prüfungsinhalte und struktureller Einordnungen dar, die sich an realen Prüfungssituationen orientieren und über die offiziell verfügbaren Basisinformationen hinausgehen.

Ein Verweis auf die jeweils aktuelle **Befähigungsprüfungsordnung (Stand 2025)** findet sich in Abschn. 37.4.

◆ Prüfungsstruktur – Überblick

Aufbau der Befähigungsprüfung
Die Befähigungsprüfung für das reglementierte Gewerbe „**Kosmetik, eingeschränkt auf Piercen**“ umfasst drei fachliche Prüfungsmodule, die in der Regel getrennt voneinander abgelegt werden. Abhängig von der organisatorischen Terminverfügbarkeit können auch mehrere dieser Module am selben Tag stattfinden.

Die fachlichen Module sind:

- die **schriftliche Prüfung**,
- die **praktische Prüfung**,
- das **mündliche Fachgespräch**.

Zusätzlich ist für den vollständigen Nachweis der gewerblichen Befähigung **eine separate Unternehmerprüfung** erforderlich. Diese wird eigenständig angemeldet, findet nicht im Rahmen der fachlichen Befähigungsprüfung statt und wird organisatorisch unabhängig, etwa über das WIFI bzw. die Wirtschaftskammer Österreich, abgewickelt.

Erst wenn sowohl die drei fachlichen Module als auch die Unternehmerprüfung positiv absolviert wurden, gilt die Befähigung insgesamt als vollständig nachgewiesen.

Die nachfolgenden Abschnitte sind nicht nach der formalen Prüfungsabfolge gegliedert, sondern nach inhaltlicher und organisatorischer Übersichtlichkeit, beginnend mit dem Bereich, der in der Praxis am besten planbar ist.

10.2.1 Die schriftliche Prüfung – fachliche Einordnung

Der aktuell auf der Website der Wirtschaftskammer Österreich bereitgestellte „Self-Check“ vermittelt teilweise einen stark medizinisch-theoretischen Eindruck. Zwar orientiert sich ein Teil der Inhalte an medizinischen Grundlagen, zugleich

Modul	Dauer	Art der Prüfung	Schwierigkeitsgrad
Schriftliche Prüfung	*bis zu 6 h*	*Praxisnahe Aufgaben, Situationsanalysen*	***Mittel – Hoch***
Praktische Prüfung	*bis zu 5 h*	*5 Piercings + Hygieneabläufe*	***Hoch***
Mündliche Prüfung	*je 30–40 min*	*Fachgespräch Hygiene & QM*	***Hoch***
Unternehmerprüfung	*variiert*	*Schriftlich + mündlich*	***Mittel – Hoch***

** Zeitangaben als praxisnahe Richtwerte; verbindliche Vorgaben ergeben sich aus der jeweils geltenden Befähigungsprüfungsordnung (siehe* Abschn. 37.4*)*

enthält dieselbe Seite jedoch den ausdrücklichen Hinweis:

> „Die Bundesinnung der Fußpfleger, Kosmetiker und Masseure übernimmt keinerlei Gewähr für die Aktualität, Korrektheit oder Vollständigkeit der bereitgestellten Informationen."

Dieser Hinweis ist insofern relevant, als die schriftliche Prüfung in der Praxis deutlich praxisorientierter ausfällt, als es der Self-Check nahelegt. Nach aktuellem Erfahrungsstand (2025) basieren die Aufgaben überwiegend auf berufs nahen Situationen, Problemstellungen und praktischen Entscheidungsprozessen. Die maßgeblichen rechtlichen Grundlagen, die detaillierte Prüfungsbeschreibung sowie ein Verweis auf die jeweils aktuelle Befähigungsprüfungsordnung sind in Abschn. 37.4 zusammengefasst.

Die Anforderungen der schriftlichen Prüfung setzen daher vor allem eine **sichere fachliche Einordnung realer Berufssituationen** voraus, einschließlich der Bewertung von Risiken, Materialwahl, Hygienemaßnahmen und organisatorischen Abläufen.

In der Praxis zeigt sich, dass eine kontinuierliche Auseinandersetzung mit dem Berufsbild, regelmäßige fachliche Weiterbildung sowie vorhandene Berufserfahrung eine tragfähige Grundlage für dieses Prüfungsmodul darstellen. Ergänzende Auskünfte zu formalen Abläufen und organisatorischen Fragen können bei der Wirtschaftskammer eingeholt werden.

Beispielhafte Aufgabenformate der schriftlichen Befähigungsprüfung (Stand 2025)

Hinweis: Die folgenden Aufgabenformate orientieren sich an realen Prüfungssituationen und dienen der Veranschaulichung von Aufbau, Anforderungsniveau und Praxisbezug der schriftlichen Befähigungsprüfung.

Aus Gründen der Prüfungsneutralität und Fairness werden weder konkrete Prüfungsunterlagen noch Musterlösungen dargestellt. Ziel ist ausschließlich eine fachliche Einordnung der Aufgabenstruktur, nicht die Vorwegnahme oder Reproduktion tatsächlicher Prüfungsinhalte.

Im Prüfungs Setting liegen üblicherweise drei Dokumente vor:

- **Aufgabenstellung**
- **Equipmentliste**
- **Antwortbogen**

Sofern zur Bearbeitung Material erforderlich ist, ist dieses in der Equipmentliste angeführt.

Beispielaufgabe 1 – Ansetzen von Lösungen und Instrumentenkreislauf

Die Aufgabe bestand aus drei Teilen:

- Ansatz einer **3-Liter-Lösung** mit **5 % Konzentration** (Instrumentendesinfektion)
- Ansatz einer **5-Liter-Lösung** mit **3 % Konzentration** (Ultraschallbad)
- Erstellung einer vollständigen Checkliste für den großen Instrumentenkreislauf, ausschließlich auf Grundlage von
  - Equipmentliste
  - vorgegebenen Desinfektionsmitteln
  - definierten Arbeitsbereichen

Geprüft werden insbesondere:

- sicherer Umgang mit **Dosierungen**
- Beherrschung des **Aufbereitungsablaufs**
- strukturiertes und nachvollziehbares Arbeiten

Beispielaufgabe 2 – Brustwarzenpiercing bei Schlupf-/Hohlwarzen

Ausgangslage: Foto einer weiblichen Brust mit erkennbaren Schlupf-/Hohlwarzen. Zu beantworten und zu begründen:

- Schmerzbeurteilung
- Einordnung der Frage, ob eine „Korrektur" möglich ist
- Stillfähigkeit
- Verhalten der Brustwarze nach Schmuck Entfernung
- Einordnung eines Thermenbesuchs nach drei Wochen

Geprüft wird die Fähigkeit, fachlich korrekt, realistisch und verantwortungsvoll zu argumentieren.

Beispielaufgabe 3 – Reinigungs- und Desinfektionsplan für ein neues Studio
Vorgegeben:

- Tabellenraster
- Fotos eines fiktiven Studios
- Equipmentliste

Aufgabe: Erstellung eines vollständigen Reinigungs- und Desinfektionsplans ausschließlich auf Grundlage der vorgegebenen Materialien, inklusive Zuordnung nach:

- Reinigungsintervall
- verwendetes Mittel
- Konzentration
- Einwirkzeit
- betroffene Bereiche

Geprüft werden:

- Hygienekompetenz
- Verständnis von Arbeitsabläufen
- Fähigkeit zur regelkonformen Planung

Beispielaufgabe 4 – Lippenekzem als mögliche Kontraindikation
Ausgangslage: männliche Person wünscht seitliches Labret und Nostril. In der vorliegenden Einverständniserklärung ist „Ekzem: Ja" vermerkt, Zusatz „im Winter". Auf dem Foto sind deutliche Reizstellen im Lippenbereich erkennbar. Zu beantworten und zu begründen:

- fachliche Entscheidung zum Labret
- fachliche Entscheidung zum Nostril
- allgemeine Empfehlung

Geprüft werden:

- Erkennen von Kontraindikationen
- verantwortungsvolle Entscheidungsfindung
- Darstellung vertretbarer Alternativen

Beispielaufgabe 5 – Komplikationen erkennen und Handlungsabläufe ableiten
Ausgangslage: mehrere Fotos entzündeter Piercings (u. a. starke Rötung, Migration, eingewachsenes Schmuckmaterial, hypertrophe Narben). Zu beantworten und zu begründen:

- konkrete Handlungsschritte
- Empfehlung an die betroffene Person

Geprüft werden:

- Fachwissen
- medizinisches Basisverständnis
- realistische Risikoabschätzung

Beispielaufgabe 6 – Fehlplatzierung und Keloidverdacht
Ausgangslage: Foto eines stark schief platzierten Helix-Piercings, nahezu in der Helixfalte; hinter dem Ohr deutliche keloidartige Narbenbildung. Wunsch: später Ring tragen. Zu beantworten und zu begründen:

- Vorgehen im aktuellen Zustand
- langfristige Empfehlung
- Abgrenzung Keloid vs. hypertrophe Narbe

Beispielaufgabe 7 – Hygienefehler
Ausgangslage: Fotos benutzter Instrumente auf steriler Unterlage. Dazu Aussagen im Richtig-Falsch-Format; falsche Aussagen sind zu begründen.

Beispielaufgabe 8 – Bauchnabelpiercing bei zwei Personen
Ausgangslage: zwei Personen, eine anatomisch geeignet, eine ungeeignet (anhand der Unterlagen zu erkennen). Zu beantworten und zu begründen:

- Durchführbarkeit bei Person 1 inkl. Schmuck Wahl
- Durchführbarkeit bei Person 2 inkl. Alternativen/Empfehlungen

Geprüft werden: anatomisches Verständnis und verantwortungsvoller Umgang mit Kundenwünschen.

Beispielaufgabe 9 – Platzierung zusätzlicher Piercings
Ausgangslage: Foto einer Person mit mehreren Lobe-Ringen; Wunsch nach drei weiteren Piercings aus vorgegebener Auswahl. Aufgaben:

- Auswahl dreier sinnvoller Piercings (optisch und anatomisch)
- Einzeichnung von zwei Varianten in zwei Fotos
- ausführliche Begründung
- Benennung eines fehlenden Piercings in der Liste

Geprüft werden: ästhetisches Verständnis, anatomische Machbarkeit und Platzierungslogik.

Beispielaufgabe 10 – Schmuckberatung
Ausgangslage: Katalogauswahl (ein Barbell, zwei Ringe). Wunsch: zwei Helix-Piercings, die später dazu passen. Aufgaben:

- Einzeichnung der Piercings
- Begründung der Wahl

Fazit Die schriftliche Prüfung ist in der Praxis überwiegend berufs- und situationsbezogen. Bei fundiertem Fachwissen, regelmäßiger Weiterbildung und Berufserfahrung ist dieses Modul in der Regel gut bewältigbar. Laut Befähigungsprüfungsordnung steht für die schriftliche Prüfung ein Zeitrahmen von bis zu sechs Stunden zur Verfügung (siehe Abschn. 37.4).

Typische Erfolgsfaktoren sind:

- praxisnahe Entscheidungsfähigkeit
- sichere Grundlagen in Anatomie, Materialkunde und Hygiene
- nachvollziehbare Begründungen
- strukturiertes Arbeiten

10.2.2 Die praktische Prüfung

Die praktische Prüfung ist in der Befähigungsprüfungsordnung grundsätzlich beschrieben. In der Praxis zeigen sich jedoch organisatorische und vorbereitungsrelevante Aspekte, die ohne gezielte Auseinandersetzung leicht übersehen werden.

Ein zentraler Punkt ist die **Eigenverantwortung für das gesamte Arbeitsmaterial**. Vor Ort werden in der Regel lediglich die grundlegende Infrastruktur bereitgestellt, etwa ein Behandlungsstuhl, ein Arbeitstisch, ein Waschbecken mit Seifenspender und Händedesinfektion sowie ein Standard Abfallbehälter. Sämtliche darüber hinausgehenden Materialien und Arbeitsmittel sind von den Prüflingen selbst mitzubringen. Eine frühzeitige Rücksprache mit der zuständigen Wirtschaftskammer kann zur Klärung organisatorischer Details beitragen.

Für die praktische Prüfung empfiehlt sich eine strukturierte und frühzeitig erstellte Material- und Ablaufplanung. Die Zusammenstellung des benötigten Equipments sollte anhand einer eigenen Checkliste erfolgen und mehrfach überprüft werden. Verbrauchsmaterialien in ausreichender Reserve vorzuhalten ist sinnvoll, um auf unvorhergesehene Situationen wie Kontamination oder Materialverlust unmittelbar reagieren zu können. Die Verwendung ausschließlich frisch verpackter Materialien trägt zu einem klaren, hygienisch nachvollziehbaren Arbeitsablauf bei.

Für dieses Prüfungsmodul steht laut Befähigungsprüfungsordnung ein Zeitrahmen von bis zu fünf Stunden zur Verfügung. Bewertet wird dabei nicht die Geschwindigkeit, sondern die Sorgfalt, Struktur und fachliche Korrektheit der Ausführung. Ein ruhiges, systematisches Vorgehen reduziert das Risiko von Fehlern, die im Prüfungs Setting als relevant gewertet werden können.

Im Folgenden wird eine **beispielhafte Checkliste** dargestellt, wie sie für die praktische Prüfung zweckmäßig sein kann.

Beispielhafte Checkliste für die praktische Prüfung (ohne Anspruch auf Vollständigkeit)
Hygiene- und Verbrauchsmaterialien

- Flächendesinfektionsmittel
- Händedesinfektionsmittel
- Haut- und Wunddesinfektion (Spray und Mundspüllösung)
- Desinfektionstupfer
- Einmalhandschuhe (latexfrei)
- Sterile Handschuhe
- Sterile Unterlagen
- Sterile Tupfer (verschiedene Größen)
- Mundschutz
- Nadelabwurfbehälter
- Reißfeste Abfallsäcke und zusätzlicher Abfallbehälter
- Einmalpapier (ausreichende Menge)
- Wattestäbchen
- Haarnetz
- Liegenabdeckung
- Einmalrasierer
- Küchenrolle
- Kochfeste Arbeitskleidung
- Schutzschürze

Werkzeug und Ausrüstung

- Nadeln (z. B. 1,2 mm und 1,6 mm in ausreichender Stückzahl)
- Receiving Tubes (z. B. für Rook)
- Kugelschreiber
- Piercing Zangen (verschiedene Typen, mehrfach vorhanden)
- Dehnstäbe
- Sterile Markierstifte (mehrere Stück)
- Einverständniserklärungen und Pflegehinweise
- Dokumentationsblätter für LOT-Nummern
- Schieblehre
- Kleiner Spiegel
- Sterile Pflaster

Schmuck
Schmuck für die Ohrregion – abhängig vom gewählten Piercing (Tragus, Rook oder Daith):

- bei **Rook** und **Daith**: **Curved Barbells** in geeigneter Länge und Stärke (z. B. Länge 8 mm, Stärke 1,2 mm),
- bei **Tragus**: **Labret Stud** in geeigneter Ausführung (z. B. Stärke 1,2 mm, Länge 8 mm), jeweils in ausreichender Stückzahl.
- **Segmentringe oder Hufeisen** für **Septum** in geeigneter Größe und Stärke (z. B. Durchmesser 10 mm, Stärke 1,2 mm).
- **Zungen Barbells** in geeigneter Ausführung (z. B. Stärke 1,6 mm, Länge 20–22 mm).
- **Brustwarzen Barbells** in unterschiedlichen Ausführungen (z. B. 16 mm, 18 mm, ggf. auch 20 mm) bei geeigneter Stärke (z. B. 1,6 mm), jeweils mehrfach.
- **Bauchnabelschmuck** in geeigneter Ausführung (z. B. Stärke 1,6 mm, Länge ca. 12 mm) in ausreichender Stückzahl.

(Konkrete Maße und Ausführungen können je nach Prüfungsszenario variieren. Maßgeblich ist eine umfassende und situationsangepasste Vorbereitung; organisatorische oder inhaltliche Änderungen sollten im Vorfeld bei der zuständigen Stelle abgeklärt werden).

Weitere prüfungsrelevante Hinweise
Für den Antritt zur praktischen Prüfung ist ein Nachweis über eine **aufrechte Hepatitis-B-Impfung erforderlich**. Ohne diesen Nachweis ist eine Teilnahme an der Prüfung nicht möglich.

Darüber hinaus ist auf ein hygienisch einwandfreies äußeres Erscheinungsbild zu achten. Dazu zählen insbesondere kurz gehaltene Fingernägel sowie der Verzicht auf persönlichen Schmuck an Händen und Unterarmen.

Gemäß Befähigungsprüfungsordnung sind im Rahmen der praktischen Prüfung fünf fest definierte Piercings vollständig durchzuführen:

- Bauchnabel
- Zunge
- Ohrknorpel (*Rook, Daith oder Tragus*)
- Brustwarze
- Septum

Die Prüfungsordnung schreibt keine bestimmte Anzahl an Probanden vor. Nach Auskunft der Wirtschaftskammer Österreich ist es zulässig, alle fünf vorgeschriebenen Piercings an einer einzigen Person durchzuführen. Alternativ können die Piercings auch auf mehrere Personen verteilt werden. In der Praxis bedeutet eine höhere Anzahl an Probanden jedoch einen entsprechend größeren organisatorischen Aufwand, etwa in Bezug auf Vorbereitung, Aufklärung und Nachbereitung.

Unabhängig von der gewählten Anzahl an Probanden gilt: Alle fünf Piercings müssen vollständig gestochen werden. Kann eines der geforderten Piercings nicht durchgeführt werden, ist ein erfolgreicher Prüfungsantritt nicht möglich. Eine frühzeitige Organisation geeigneter Personen sowie eine rechtzeitige Rücksprache mit der zuständigen Stelle werden daher ausdrücklich empfohlen.

Hinsichtlich des Brustwarzenpiercings bestehen rechtlich keine Vorgaben bezüglich des Geschlechts der zu piercenden Person. In der Prüfungssituation kann es jedoch abhängig von Zusammensetzung und Einschätzung des Prüfungsteams zu unterschiedlichen Wahrnehmungen kommen. Um mögliche Diskussionen zu vermeiden, kann die Wahl eines männlichen Probanden in der Prüfungspraxis eine pragmatische Option darstellen.

Während der praktischen Prüfung ist das Prüfungsteam durchgehend anwesend, ohne permanent unmittelbar in den Arbeitsprozess einzugreifen. Bewertet werden dabei insbesondere Routine, strukturierte Abläufe, hygienisch korrektes Arbeiten und fachliche Sicherheit.

Die Einverständniserklärungen können bereits im Vorfeld vorbereitet und ausgefüllt werden. Auch die Dokumentation der LOT-Nummern kann vorab vorbereitet werden, sofern die Angaben korrekt sind und keine Kontraindikationen vorliegen. Eine zusätzliche, leere Dokumentation als Reserve kann sinnvoll sein.

Bei sicherer fachlicher Grundlage, routinierten Arbeitsabläufen und regelmäßiger praktischer Übung ist die praktische Prüfung in der Regel gut bewältigbar. Die hierfür erforderlichen Inhalte zu Technik, Hygiene, Materialkunde und Entscheidungsfindung werden in den entsprechenden Kapiteln dieses Buches ausführlich behandelt.

10.2.3 Die mündliche Prüfung

Die mündliche Prüfung wird häufig als der anspruchsvollste Teil der Befähigungsprüfung wahrgenommen. Im Unterschied zur schriftlichen und praktischen Prüfung sind die konkret behandelten Themen hier weniger vorhersehbar, da sie situativ und dialogorientiert abgefragt werden. Entsprechend wird ein breit angelegtes, vernetztes Fachwissen vorausgesetzt, das über isolierte Einzel Kenntnisse hinausgeht.

Die mündliche Prüfung gliedert sich in **zwei fachliche Teilbereiche**, die getrennt voneinander bewertet werden:

1. **Kundenberatung, Kundenaufklärung und Piercingkompetenz**
2. **Hygiene und Qualitätsmanagement**

Für jeden dieser Bereiche ist in der Regel ein Zeitrahmen von **etwa 30 bis 40 min** vorgesehen.

1. Kundenberatung, Kundenaufklärung und Piercing Kompetenz

In diesem Teil der mündlichen Prüfung wird beurteilt, ob eine fachlich fundierte, realistische und verantwortungsvolle Beratung von Kunden gewährleistet werden kann. Im Mittelpunkt steht dabei nicht allein die technische Durchführung eines Piercings, sondern die Fähigkeit, Entscheidungen fachlich einzuordnen, nachvollziehbar zu begründen und korrekt zu kommunizieren.

Typische Prüfungsinhalte umfassen unter anderem:

- **anatomische Voraussetzungen** (siehe Kap. 17),
- **Kontraindikationen** (siehe Kap. 7),
- **Aufklärungsgespräche** (siehe Kap. 6),
- **Risiken und mögliche Komplikationen** (siehe Kap. 16),
- **Fachwissen zu Piercingarten, Schmuck Wahl, Heilzeiten und Pflege** (siehe Kap. 3).

Ein wesentlicher Schwerpunkt liegt auf der **kompetenten Einordnung von Komplikationen**. Die berufliche Praxis beschränkt sich nicht auf das Stechen selbst, sondern umfasst auch den

Umgang mit Folgefragen, etwa zu Entzündungen, Fehlheilungen, mechanischen Belastungen oder notwendigem Schmuckwechsel. In solchen Situationen zeigt sich die tatsächliche fachliche Kompetenz eines Piercers.

Die in diesem Buch behandelten Inhalte decken einen Großteil der hierfür erforderlichen Grundlagen ab. Gleichwohl ist zu berücksichtigen, dass die Fragestellungen in der mündlichen Prüfung variieren können und sich häufig dynamisch aus dem Gesprächsverlauf und den gegebenen Antworten entwickeln.

2. Hygiene und Qualitätsmanagement
Dieser Teil der mündlichen Prüfung ist inhaltlich besonders breit angelegt. Abgefragt werden sowohl praxisnahe Fragestellungen als auch spezifische Detailkenntnisse aus den Bereichen Hygiene, Instrumentenaufbereitung, Reinigung sowie Studioorganisation.

Typische Prüfungsinhalte können unter anderem folgende Themen umfassen:

- **Darstellung des großen Instrumentenkreislaufs** (siehe Abschn. 32.1),
- **zwingend erforderliche Ausstattung eines Piercingstudios** (siehe Kap. 12),
- **Arten von Desinfektionsmitteln und deren Einsatzbereiche** (siehe Abschn. 11.8),
- **Einwirkzeiten und Dosierungen der im Studio verwendeten Desinfektionsmittel**,
- **Einordnung des sogenannten Eiweißproblems im Reinigungsprozess** (siehe Abschn. 11.9).

Insbesondere letzteres verdeutlicht, dass im Rahmen der mündlichen Prüfung auch tiefer gehende **hygienische Zusammenhänge** abgefragt werden können und nicht ausschließlich oberflächliche Kenntnisse ausreichen.

Hinweise zur mündlichen Prüfung

1. **Fachlich belastbare Aussagen treffen**
   In der mündlichen Prüfung ist es wesentlich, ausschließlich zu Themen Stellung zu nehmen, die sicher beherrscht werden. Fachbegriffe sollten nur verwendet werden, wenn deren Bedeutung und Anwendung nachvollziehbar erklärt werden können. Rückfragen seitens des Prüfungsteams dienen häufig der Überprüfung des tatsächlichen Verständnisses.
2. **Ruhiges und strukturiertes Auftreten**
   Kann eine Frage nicht unmittelbar beantwortet werden, ist eine kurze Bedenkzeit zulässig. Eine sachliche und souveräne Kommunikation, etwa durch das Erbitten eines Moments zur gedanklichen Einordnung oder durch das Anregen eines Themenwechsels, wird als professionell wahrgenommen.
3. **Sichere Kenntnis der verwendeten Desinfektionsmittel**
   Art, Dosierung und Einwirkzeit der im eigenen Arbeitsumfeld eingesetzten Desinfektionsmittel gehören zu den regelmäßig abgefragten Inhalten und sollten sicher beherrscht werden.
4. **Praxisorientierte Argumentation**
   Neben theoretischem Grundlagenwissen wird insbesondere die Fähigkeit bewertet, Inhalte auf konkrete berufliche Situationen anzuwenden und Entscheidungen fachlich zu begründen.
5. **Umgang mit variierenden Fragestellungen**
   Die Bandbreite der Fragen kann je nach Prüfungsteam erheblich variieren. Eine ruhige Herangehensweise, kombiniert mit fundiertem Fachwissen und Praxisbezug, bildet eine verlässliche Grundlage für diesen Prüfungsteil.

Fazit Die mündliche Prüfung stellt vor allem aufgrund der thematischen Offenheit eine besondere Herausforderung dar. Bei breiter fachlicher Basis, sicher erklärbaren Hygiene- und Arbeitsprozessen sowie einer klaren Abgrenzung der eigenen Kompetenzbereiche ist dieses Prüfungsmodul in der Regel gut bewältigbar. Die in diesem Buch vermittelten Inhalte decken die relevanten Grundlagen ab; darüber hinaus sind Berufserfahrung, Routine und ein strukturiertes Vorgehen entscheidend.

10.2.4 Die Unternehmerprüfung

Die Unternehmerprüfung bildet den abschließenden Bestandteil der gewerblichen Qualifikation und dient dem Nachweis wirtschaftlicher, rechtlicher und organisatorischer Grundkompetenzen. Sie stellt sicher, dass zukünftige Piercer neben der fachlichen Ausübung des Berufs auch über die notwendigen Kenntnisse zur selbstständigen Unternehmensführung verfügen.

Die Unternehmerprüfung unterliegt keiner festgelegten Reihenfolge und kann jederzeit unabhängig von den fachlichen Modulen der Befähigungsprüfung absolviert werden. Verpflichtend ist sie für alle Personen, die in Österreich einen Gewerbeschein für das reglementierte Gewerbe „**Kosmetik, eingeschränkt auf Piercen**" erwerben und eine selbstständige Tätigkeit ausüben möchten.

Vorbereitungskurs beim WIFI – Einordnung
Für die Unternehmerprüfung wird beim Wirtschaftsförderungsinstitut (WIFI) ein eigener Vorbereitungskurs angeboten, der häufig berufsbegleitend, etwa in Form von Abendkursen, durchgeführt wird.

Der Besuch eines solchen Kurses ist **nicht verpflichtend**. Ein direkter Antritt zur Unternehmerprüfung ist auch ohne vorherige Kursteilnahme möglich.

Aus fachlicher Sicht ist der Vorbereitungskurs jedoch empfehlenswert, insbesondere im Hinblick auf die schriftliche Prüfung. Behandelt werden dort Themenbereiche, die im beruflichen Alltag von Piercern nicht zwingend im Vordergrund stehen, etwa Buchhaltung, Kostenkalkulation, Steuerrecht, Vertragsgrundlagen und betriebswirtschaftliche Zusammenhänge.

Die Dauer des Lehrgangs variiert je nach Angebot und Organisation, liegt jedoch in der Regel bei rund zweieinhalb Monaten. Der Kurs schließt mit einer internen Vorprüfung ab. Diese stellt nicht die offizielle Unternehmerprüfung dar, orientiert sich jedoch in Aufbau und Anforderungsniveau daran und ermöglicht eine realistische Selbsteinschätzung des eigenen Vorbereitungsstands.

Die eigentliche Unternehmerprüfung besteht aus **zwei Teilen**:

- einer **schriftlichen Prüfung**,
- einer **mündlichen Prüfung**.

Aktuelle Informationen zu Kursangeboten, Terminen und organisatorischen Rahmenbedingungen sind beim **WIFI** einzuholen (Stand 2025).

Was vermittelt der Unternehmerkurs?
Der Unternehmerkurs wird von der Wirtschaftskammer Österreich (WKO) und dem Wirtschaftsförderungsinstitut (WIFI) als umfassendes **Unternehmertraining** konzipiert. Inhaltlich richtet er sich an zukünftige Selbstständige sowie an Personen, die innerhalb eines Betriebs Führungs- oder Leitungsaufgaben übernehmen sollen.

Vermittelt werden unter anderem:

- **wirtschaftliche Grundlagen,**
- **betriebswirtschaftliches Denken,**
- **rechtliche Rahmenbedingungen,**
- **Finanzmanagement und Kalkulation,**
- **Marketing und Kommunikation,**
- **Personalführung,**
- **Grundlagen der Unternehmensorganisation.**

Ziel des Kurses ist es, angehende Unternehmer auf die organisatorischen, wirtschaftlichen und rechtlichen Anforderungen eines eigenen Betriebs vorzubereiten und grundlegende unternehmerische Entscheidungsprozesse nachvollziehbar zu vermitteln.

Praxisbezug der mündlichen Unternehmerprüfung
Die mündliche Unternehmerprüfung ist in der Praxis häufig stärker situations- und handlungsorientiert, als es zunächst erwartet wird. Typischerweise wird ein fiktives Unternehmensszenario beschrieben, auf dessen Grundlage verschiedene unternehmerische und kommunikative Situationen zu beurteilen sind.

Beispiele für thematische Schwerpunkte sind unter anderem:

- Umgang mit **Kundenbeschwerden** und Qualitätsbeanstandungen,
- Maßnahmen zur **Reduktion von Fehlerquellen** im Betriebsablauf,

- **Rechte von Kunden** bei mangelhaften Produkten oder Leistungen,
- **professionelle Kommunikation** in Konflikt- und Problemfällen.

Ergänzend werden häufig auch rechtsbezogene Fragestellungen behandelt, in der Regel jedoch auf einem praxisnahen Niveau, das mit entsprechender Vorbereitung gut bewältigbar ist.

Bewertet werden insbesondere Souveränität im Auftreten, Praxisbezug, strukturiertes Denken sowie die Fähigkeit, unternehmerische Entscheidungen nachvollziehbar zu begründen. Reines Auswendiglernen von Detailwissen steht dabei weniger im Vordergrund als ein grundlegendes Verständnis betrieblicher Zusammenhänge.

Die schriftliche Prüfung – fachliche Einordnung

Die schriftliche Unternehmerprüfung wird häufig als anspruchsvoll wahrgenommen, da sie Themenbereiche umfasst, die im unmittelbaren Arbeitsalltag eines Piercingstudios nicht zwingend im Vordergrund stehen. Der Fokus liegt auf grundlegenden betriebswirtschaftlichen und rechtlichen Kenntnissen.

Typische Prüfungsinhalte sind unter anderem:

- **Kalkulation und Kostenrechnung,**
- **Buchhaltung und einfache Bilanzierungsfragen,**
- **wirtschaftliche Zusammenhänge,**
- **Grundlagen des Steuer- und Unternehmensrechts,**
- **Unternehmerpflichten und organisatorische Abläufe.**

Der Vorbereitungskurs vermittelt diese Inhalte in strukturierter und praxisnaher Form. Mit entsprechender Vorbereitung lassen sich die Anforderungen der schriftlichen Prüfung in der Regel gut bewältigen. Ohne gezielte Vorbereitung kann dieses Prüfungsmodul insbesondere für Personen mit geringer Vorerfahrung in betriebswirtschaftlichen Themen eine erhöhte Herausforderung darstellen.

In der schriftlichen Unternehmerprüfung ist die Verwendung von Unterlagen grundsätzlich vorgesehen. Dabei handelt es sich jedoch nicht um persönliche Skripten oder mitgebrachte Bücher, sondern um von der Prüfungsstelle bereitgestellte, einheitliche und unbeschriebene Unterlagen, die zu Prüfungsbeginn ausgegeben werden. Eigene Materialien sind nicht zugelassen.

Nach dem Stand der Prüfungspraxis im Jahr 2024 dienen diese Unterlagen primär als Orientierungshilfe, etwa zur Anwendung von Formeln oder zur strukturierten Herleitung von Antworten. Die Fragestellungen der offiziellen Unternehmerprüfung sind dabei überwiegend anwendungs- und situationsorientiert formuliert und lassen sich nicht durch reines Nachschlagen beantworten. Voraussetzung ist ein grundlegendes Verständnis der Inhalte sowie die Fähigkeit, relevante Informationen zielgerichtet einzuordnen.

Interne Vorprüfungen oder vorbereitende Tests können hiervon abweichen, da sie teilweise stärker wissensabfragend aufgebaut sind. Die offizielle Unternehmerprüfung legt den Schwerpunkt hingegen auf praktische Entscheidungsfindung, logisches Denken und die nachvollziehbare Begründung unternehmerischer Zusammenhänge. Es ist zu berücksichtigen, dass sich organisatorische Abläufe und Prüfungsmodalitäten ändern können. Für die hier dargestellte Einordnung wird daher keine Gewähr für ihre zukünftige Gültigkeit übernommen; maßgeblich sind stets die zum Zeitpunkt des Prüfungsantritts geltenden Vorgaben der zuständigen Stellen.

Fazit Die Unternehmerprüfung stellt einen wesentlichen Bestandteil auf dem Weg in die Selbstständigkeit dar. Sie ist grundsätzlich gut bewältigbar, setzt jedoch eine solide inhaltliche Vorbereitung voraus, insbesondere im schriftlichen Teil.

Der mündliche Prüfungsteil ist stark auf **realistische Unternehmenssituationen und praxisnahe Problemlösungen** ausgerichtet. Bewertet werden vor allem **logisches Denken**, **strukturiertes Vorgehen** sowie ein grundlegendes Verständnis zentraler unternehmerischer Prozesse.

Checkliste zur fachlichen Selbsteinschätzung vor der Befähigungsprüfung

Die folgende Übersicht dient der strukturierten Einordnung des eigenen Vorbereitungsstands in Bezug auf die einzelnen Prüfungsmodule. Sie ersetzt keine formalen Anforderungen der Prüfungsordnung, kann jedoch zur systematischen Selbstüberprüfung genutzt werden.

A) Schriftliche Prüfung

☐ Fähigkeit, Lösungen korrekt anzusetzen (Mengen- und Konzentrationsberechnung)
☐ Sicheres Verständnis des großen Instrumentenkreislaufs
☐ Fähigkeit, Komplikationen zu erkennen und fachlich korrekt zu handeln
☐ Kompetenz zur sinnvollen Planung und Begründung von Piercing Platzierungen
☐ Sichere Beurteilung der anatomischen Eignung
☐ Fähigkeit zur Erstellung von Reinigungs- und Desinfektionsplänen
☐ Kenntnis von Kontraindikationen und Risiken
☐ Fähigkeit zur fachlich sauberen und nachvollziehbaren Argumentation

B) Praktische Prüfung

☐ Vollständige und strukturierte Materialvorbereitung, einschließlich Reserve
☐ Verwendung frisch verpackter, steriler Materialien mit vollständiger Dokumentation
☐ Organisation geeigneter Probanden für alle fünf vorgeschriebenen Piercings
☐ Professionelle Vorbereitung und Organisation des Arbeitsplatzes
☐ Routiniertes und sicheres manuelles Arbeiten
☐ Sichere Kenntnis aller hygienischen Abläufe
☐ Fähigkeit zu ruhigem, strukturiertem Arbeiten unter Prüfungssituation

C) Mündliche Prüfung

☐ Überblick über die zentralen fachlichen Inhalte (u. a. Kap. 3, 6, 7, 11, 16, 17 und 32)
☐ Fähigkeit, jeden Arbeitsschritt fachlich zu begründen
☐ Sichere Kenntnis der Desinfektionsarten, Einwirkzeiten und Dosierungen
☐ Fähigkeit zur Erklärung von Studienanforderungen und organisatorischen Abläufen
☐ Sicheres Verständnis des Eiweiß Problems im Reinigungsprozess
☐ Fähigkeit zur professionellen Gesprächsführung, auch bei kurzfristigem Nachdenk Bedarf

D) Unternehmerprüfung

☐ Grundlegendes Verständnis der **Buchhaltung**
☐ Kenntnisse in **Kalkulation und Preisgestaltung**
☐ Überblick über die **relevanten rechtlichen Grundlagen**
☐ Fähigkeit zur **professionellen Lösung realistischer Kundensituationen**
☐ Vertrautheit mit den Inhalten des **WIFI-Unternehmer Kurses** oder gleichwertigen Alternativen

Stand der Informationen: 2025. Gesetzliche und organisatorische Änderungen sind möglich. Maßgeblich sind stets die zum Zeitpunkt des Prüfungsantritts gültigen Vorgaben der zuständigen Stellen.

11 Hygiene und Verantwortung

Hygiene stellt einen zentralen Grundpfeiler der professionellen Piercingpraxis dar. Sie umfasst sämtliche Maßnahmen zur Erhaltung der Gesundheit und zur Vermeidung der Übertragung von Krankheitserregern. Ziel ist es, sowohl die zu piercende Person als auch das ausführende Personal vor vermeidbaren Risiken zu schützen.

Im praktischen Kontext bedeutet Hygiene die systematische Kontrolle aller Arbeitsabläufe, Materialien und Umgebungen, die mit der Durchführung eines Piercings in Berührung kommen. Dazu zählen unter anderem Händehygiene, Flächen- und Instrumentenaufbereitung, Schmucklagerung sowie die Einhaltung klar definierter Arbeits- und Dokumentationsprozesse.

Ein bewährtes Modell zur strukturierten Umsetzung hygienischer Standards ist das **HACCP-Prinzip** (Hazard Analysis and Critical Control Points). Ursprünglich aus der Lebensmittelhygiene stammend, lässt sich dieses Konzept sinnvoll auf den Piercingbereich übertragen. Es basiert auf der Analyse potenzieller Gefahrenquellen innerhalb eines Arbeitsprozesses sowie der Definition kritischer Kontrollpunkte, an denen Risiken erkannt und ausgeschlossen werden können, bevor es zu einer Gefährdung kommt.

Übertragen auf den Piercingalltag bedeutet dies, sämtliche Arbeitsschritte – vom Händewaschen über die Vorbereitung des Arbeitsplatzes bis hin zur Instrumentenaufbereitung – systematisch zu bewerten. An jeder Stelle, an der eine Kontamination oder Übertragung möglich wäre, werden verbindliche Maßnahmen festgelegt, dokumentiert und kontrolliert. Hygiene wird dadurch nicht als abstraktes Versprechen verstanden, sondern als reproduzierbarer, überprüfbarer Prozess.

Die Arbeit mit Nadeln, Schmuck und offenen Hautarealen geht stets mit einer besonderen Verantwortung einher. Diese Verantwortung betrifft nicht nur die einzelne zu piercende Person, sondern auch den Schutz der Allgemeinheit vor der Weiterverbreitung von Krankheitserregern. Professionelle Hygiene ist daher keine optionale Zusatzleistung, sondern eine unverzichtbare Voraussetzung für die sachgerechte Ausübung des Berufs.

Aus diesem Grund ist Hygiene im Piercingstudio nicht verhandelbar. Die folgenden Abschnitte widmen sich der detaillierten Umsetzung hygienischer Prinzipien und deren praktischer Anwendung im Studioalltag.

11.1 Raumhygiene – Anforderungen an den Behandlungsraum

Der Behandlungsraum stellt die Grundlage aller hygienischen Maßnahmen dar und muss so gestaltet sein, dass eine **gründliche Reinigung und Desinfektion jederzeit möglich** ist. Oberflächen, Böden und Wände sollten glatt, fugenarm und

S. Draxler, *Modern Piercing*, https://doi.org/10.1007/978-3-662-73801-6_11

feucht abwischbar sein. Materialien müssen desinfektionsmittelbeständig und langlebig ausgeführt sein.

Textile Einrichtungsgegenstände wie Teppiche, Vorhänge oder andere schwer zu reinigende Dekorationselemente sind im Behandlungsbereich nicht geeignet, da sie Staub binden und als potenzielle Keimträger fungieren können. Eine klare, funktionale Raumgestaltung erleichtert nicht nur die Hygiene, sondern reduziert auch das Risiko unbeabsichtigter Kontaminationen.

Jeder Behandlungsplatz muss mit Händedesinfektionsmittel- und Seifenspendern ausgestattet sein, die jederzeit gut erreichbar sind. Ein Handwaschbecken ist erforderlich und sollte so positioniert sein, dass regelmäßige Händehygiene möglich ist, ohne den unmittelbaren Arbeitsbereich durch zum Beispiel Spritzwasser zu gefährden. Zum Abtrocknen sind ausschließlich Einmalhandtücher zu verwenden, die in geeigneten Spendersystemen bereitgestellt werden.

Kontaktflächen wie Türgriffe, Liegen, Arbeitsflächen und Bedienelemente sind regelmäßig und nach definierten Intervallen zu reinigen und zu desinfizieren. Diese Maßnahmen erfolgen unabhängig vom sichtbaren Verschmutzungsgrad und sind Bestandteil eines verbindlichen Hygieneplans.

11.2 Instrumentenhygiene – grundlegende Anforderungen

Die sachgerechte Aufbereitung von Instrumenten stellt einen zentralen Bestandteil der hygienischen Sicherheit im Piercing Bereich dar. Sterile Einweginstrumente sind, wo immer möglich, die bevorzugte Wahl. Werden wiederverwendbare Instrumente eingesetzt, müssen diese nach den geltenden hygienischen Standards aufbereitet und bestenfalls mittels Dampfsterilisation in einem Autoklaven sterilisiert werden.

Für die Reinigung vor der Sterilisation sowie für die vollständige Abfolge der Instrumentenaufbereitung wird auf den **großen Instrumentenkreislauf** (Abschn. 32.1) verwiesen. Dort sind alle erforderlichen Schritte – von der Vorreinigung über die Desinfektion bis hin zur Sterilisation und Lagerung – systematisch dargestellt.

In Österreich besteht die Besonderheit, dass es keinen eigenständigen, gesetzlich definierten Berufsstand für die Validierung von Sterilisationsgeräten gibt. In der Praxis bedeutet dies, dass die Verantwortung für die Inbetriebnahme, Funktionskontrolle und laufende Überwachung des Autoklaven beim Betreiber des Studios liegt. Der Begriff „Validierung" bezeichnet hierbei grundsätzlich die dokumentierte Überprüfung, ob ein Gerät unter den vorgesehenen Bedingungen zuverlässig und reproduzierbar arbeitet.

Moderne Autoklaven verfügen in der Regel über integrierte Sicherheitsmechanismen, wie automatische Prozessüberwachung, Fehlermeldungen sowie den Einsatz von chemischen oder biologischen Indikatoren, die Rückschlüsse auf den korrekten Ablauf des Sterilisationsprozesses erlauben. Unabhängig davon sind die vom Hersteller vorgegebenen **Wartungs- und Serviceintervalle** einzuhalten und zu dokumentieren.

Nach jedem Einsatz wiederverwendbarer Instrumente ist der vollständige Aufbereitungsprozess gemäß dem definierten Instrumentenkreislauf durchzuführen. Dazu gehören Reinigung, Desinfektion, Verpackung, Sterilisation sowie die ordnungsgemäße Lagerung der sterilisierten Instrumente. Eine lückenlose Dokumentation dieser Schritte ist Bestandteil eines professionellen Hygienemanagements.

11.3 Persönliche Hygiene des Piercers – grundlegende Anforderungen

Die persönliche Hygiene des Piercers ist ein wesentlicher Bestandteil des professionellen Hygienekonzepts und trägt maßgeblich zur Infektionsprävention sowie zum Vertrauen der Kundschaft bei. Ein gepflegtes Erscheinungsbild und saubere Arbeitskleidung sind daher Grundvoraussetzungen für die Tätigkeit im Studio.

Die Hände sind vor und nach jedem Kundenkontakt gründlich zu waschen und zu desinfizieren. Dabei ist auf eine vollständige Benetzung der Haut bis in den Ellbogenbereich zu achten, entsprechend den jeweiligen Herstellerangaben des verwendeten Desinfektionsmittels. Einmalhandschuhe sind bei jedem Kunden sowie bei jedem Wechsel zwischen hygienisch relevanten Arbeitsschritten zu erneuern. Handschuhe ersetzen die Händehygiene nicht, sondern stellen eine ergänzende Schutzmaßnahme dar.

Während der Arbeit sind Schmuck an Händen und Unterarmen, lange oder künstliche Fingernägel sowie offen getragene Haare nicht zulässig, da sie die hygienische Sicherheit beeinträchtigen können. Haare sind so zu fixieren, dass ein unbeabsichtigter Kontakt mit dem Arbeitsfeld ausgeschlossen ist.

Die konsequente Einhaltung persönlicher Hygieneregeln ist eine grundlegende Voraussetzung für sicheres Arbeiten und Bestandteil eines verantwortungsvollen Umgangs mit der eigenen beruflichen Rolle.

11.4 Haut- und Körperhygiene der Kunden

Vor dem Piercing ist die Haut der zu piercenden Stelle gründlich und sachgerecht zu desinfizieren. Liegen sichtbare Hautinfektionen, akute Entzündungen, frische Narben, offene Hautveränderungen oder ein ausgeprägter Sonnenbrand vor, ist von der Durchführung des Piercings abzusehen. In solchen Fällen stellt das Verschieben oder Ablehnen des Eingriffs eine fachlich gebotene Maßnahme dar.

Nach dem Stechen erfolgt eine umfassende Aufklärung über die Nachsorge, insbesondere über hygienische Maßnahmen und das Vermeiden von Infektionen. Die Phase nach dem Eingriff ist für den weiteren Heilungsverlauf von zentraler Bedeutung, da hier maßgebliche Einflussfaktoren wie Pflege, Belastung und äußere Reize zusammentreffen.

11.5 Materialien und Schmuck

Für den Ersteinsatz ist ausschließlich steriler und biokompatibler Schmuck zu verwenden. Bewährt haben sich insbesondere Materialien wie Titan Grad 23 oder PTFE, da sie sich durch hohe Gewebeverträglichkeit und Stabilität auszeichnen. Eine detaillierte Einordnung der Materialeigenschaften, Indikationen und Einsatzbereiche findet sich in Kap. 18 und 19.

Die Dokumentation der Chargennummern aller eingesetzten Produkte ist verpflichtend und dient der vollständigen Rückverfolgbarkeit im Sinne der Qualitätssicherung.

Einwegmaterialien wie Nadeln, Tupfer oder Rasierer sind konsequent nur einmal zu verwenden und anschließend ordnungsgemäß zu entsorgen. Eine Wiederverwendung ist fachlich und hygienisch nicht vertretbar.

11.6 Dokumentation und Nachvollziehbarkeit

Vor jedem Piercing ist eine schriftliche Einwilligungserklärung einzuholen. Diese enthält alle wesentlichen Informationen zum Ablauf des Eingriffs, zu möglichen Risiken sowie zu Pflege- und Verhaltenshinweisen nach dem Stechen. Sofern die Pflegehinweise nicht vollständig Bestandteil der Einwilligungserklärung sind, ist dem Kunden zusätzlich ein schriftlicher Pflegehinweis auszuhändigen.

Jeder Eingriff ist vollständig zu dokumentieren. Dazu zählen insbesondere:

- Datum des Piercings,
- Art und Position des Piercings,
- eingesetzter Schmuck (Material und Größe),
- **LOT- bzw. Chargennummern** aller verwendeten Produkte, etwa Nadeln, Desinfektionsmittel oder sterile Tupfer.

Die LOT-Nummer bezeichnet die Kennzeichnung einer Produktionscharge und dient der eindeutigen Rückverfolgbarkeit der eingesetzten bzw. der verwendeten Materialien. Die Dokumentation kann direkt auf der Einwilligungserklärung erfolgen oder auf einem ergänzenden Dokument beigefügt werden. Ziel ist es, im Falle von Komplikationen oder Rückfragen jederzeit nachvollziehen zu können, welche Materialien konkret verwendet wurden.

Nach dem Eingriff ist dem Kunden eine Kopie der Einwilligungserklärung sowie gegebenenfalls der schriftliche Pflegehinweis auszuhändigen, sodass alle relevanten Informationen zum Piercing, Material und Nachsorge auch im Nachhinein verfügbar bleiben.

Dokumentation im Studioalltag
Neben der personenbezogenen Dokumentation umfasst die Qualitätssicherung im Studio auch die laufende Erfassung hygienischer Arbeitsprozesse. Dazu gehören unter anderem:

- regelmäßige Reinigung und Desinfektion von Böden, Arbeitsflächen und Behandlungsliegen,
- Durchführung und Protokollierung der Instrumentenaufbereitung und Sterilisation,
- Kennzeichnung von Desinfektions- und Reinigungsmitteln mit Öffnungsdatum,
- regelmäßige Hygieneunterweisungen für alle im Studio tätigen Personen.

Eine umfassende Dokumentation erhöht die rechtliche und hygienische Sicherheit und stellt die Nachvollziehbarkeit aller relevanten Arbeitsschritte sicher. Für viele dieser Bereiche stehen standardisierte Protokolle und Vorlagen zur Verfügung. Bei Unsicherheiten können die zuständigen Stellen, etwa die Wirtschaftskammer oder im Rahmen behördlicher Hygieneüberprüfungen, beratend hinzugezogen werden.

In Österreich sind die Einwilligungserklärung, die schriftliche Aufklärungsbestätigung, eine Kurzbeschreibung der erbrachten Leistung sowie die Chargennummern der verwendeten Materialien über einen Zeitraum von zehn Jahren aufzubewahren ***(§ 5 BGBl. II Nr. 141/2003 idF BGBl. II Nr. 261/2008)***.

11.7 Entsorgung von Nadeln

Gebrauchte Nadeln und Kanülen sind unmittelbar nach Verwendung in einem undurchsichtigen, verschließbaren, wasserdichten und stichfesten Behälter zu entsorgen. Diese Maßnahme dient dem Schutz vor Stichverletzungen und der Vermeidung von Infektionsrisiken.

Die weiterführende Entsorgung solcher Abfälle ist in Österreich regional unterschiedlich geregelt und kann je nach Bundesland und/oder Gemeinde variieren. Entsprechende Vorgaben ergeben sich aus den jeweiligen abfallrechtlichen Bestimmungen der zuständigen Behörden.

Unabhängig von regionalen Sonderregelungen stellt die Abgabe von stich- und scharfen medizinischen Abfällen über Apotheken oder autorisierte Entsorgungsstellen eine bewährte und sichere Vorgehensweise dar. Diese Option gewährleistet eine fachgerechte Weiterverarbeitung und minimiert rechtliche sowie hygienische Unsicherheiten.

Grundsätzlich ist sicherzustellen, dass die Entsorgung den lokal geltenden Vorschriften entspricht und jederzeit nachvollziehbar, sicher und risikoarm erfolgt.

Ergänzend ist darauf hinzuweisen, dass die Abfallentsorgung im Zusammenhang mit Piercing- und Tätowiervorgängen in Österreich in der Verordnung über die Ausübungsregeln für das Piercen und Tätowieren geregelt ist und gemäß § 6 nach den Vorgaben der ÖNORM S 2104 zu erfolgen hat ***(BGBl. II Nr. 141/2003 in der Fassung BGBl. II Nr. 261/2008)***.

11.8 Desinfektionsmittel – fachliche Einordnung und Auswahl

Im professionellen Piercing Bereich kommen unterschiedliche Kategorien von Desinfektionsmitteln zum Einsatz, die sich hinsichtlich **Zweck, Wirkungsweise, Einwirkzeit sowie Gewebe- und Materialverträglichkeit** deutlich unterscheiden. Eine sachgerechte Auswahl und korrekte Anwendung sind zentrale Voraussetzungen für wirksame Hygiene und Infektionsprävention.

Produkt-Nennungen in diesem Abschnitt erfolgen ausschließlich beispielhaft zur Veranschaulichung typischer Anwendungsbereiche und stellen keine Empfehlung oder Bewertung dar.

Flächendesinfektion
(z. B. Medizid Rapid)

Zweck Kontrolle von Umwelt- und Kontaktkeimen

Flächendesinfektionsmittel dienen der Reduktion mikrobieller Belastungen auf Arbeitsflächen, Behandlungsliegen, Böden sowie häufig berührten Kontaktflächen. Sie sind Bestandteil der Umgebungshygiene und tragen zur Unterbrechung indirekter Übertragungswege bei.

Besonderheiten
- materialabhängige Auswahl des Präparats erforderlich
- korrekte Dosierung und Einwirkzeit entscheidend
- nicht für Haut oder Instrumente geeignet

Hautdesinfektion
(z. B. Cutasept)

Zweck Vorbereitung der Haut vor invasiven Eingriffen

Die Hautdesinfektion erfolgt unmittelbar vor dem Durchdringen der Haut, etwa vor einem Piercing. Ziel ist die vorübergehende Reduktion der ortsständigen Hautflora, um das Risiko einer Keimverschleppung in tiefere Gewebeschichten zu minimieren.

Besonderheiten
- Einwirkzeit abhängig von Körperregion und Hautbeschaffenheit
- Präparate müssen hautverträglich und zugleich wirksam sein
- ausschließlich situative Anwendung, keine Dauerdesinfektion

Händedesinfektion
(z. B. Alcoman Plus)

Zweck Unterbrechung der Keimübertragung
Die Händedesinfektion dient der Reduktion transienter Keime (*Mikroorganismen (Bakterien, Viren, Pilze), die sich nur vorübergehend auf der Haut oder im Körper ansiedeln*) auf der Hautoberfläche und stellt eine der zentralen Maßnahmen zur Vermeidung von Kreuzkontaminationen dar. Üblicherweise werden alkoholbasierte Präparate mit rascher Wirkung eingesetzt.

Besonderheiten
- kurze Einwirkzeiten (in der Regel etwa 30 s)
- gute Hautverträglichkeit bei sachgemäßer Anwendung
- nicht geeignet für Flächen, Instrumente oder offene Wunden

Wunddesinfektion
(z. B. Octenisept)

Zweck Keimreduktion in verletztem Gewebe
Die Wunddesinfektion dient der Vorbeugung oder Behandlung von Infektionen in offenen Wunden. Im Vordergrund steht eine **kontrollierte Keimreduktion**, ohne das Gewebe unnötig zu schädigen.

Besonderheiten
- hohe Anforderungen an Gewebeverträglichkeit
- keine alkoholischen Präparate
- nicht für routinemäßige oder langfristige Anwendung vorgesehen (näheres unter Kap. 24)

Instrumentendesinfektion
(z. B. Instrusol AF+)

Zweck Teil der Aufbereitung wiederverwendbarer Instrumente
Die Instrumentendesinfektion ist ein **Prozess gebundener Schritt** innerhalb der Instrumentenaufbereitung. Sie dient der Reduktion von Mikroorganismen vor weiteren Aufbereitungsschritten wie der Sterilisation.

Besonderheiten
- Durchführung nach definierten und nachvollziehbaren Aufbereitungsabläufen
- Präparate müssen materialverträglich und validiert sein
- kein Ersatz für eine abschließende Sterilisation

Bedeutung der korrekten Zuordnung

Die einzelnen Desinfektionsarten unterscheiden sich nicht nur im Anwendungsbereich, sondern insbesondere in:

- Wirkstoffzusammensetzung
- Einwirkzeit
- Gewebe- und Materialverträglichkeit
- Ziel der Maßnahme (Keimreduktion vs. Bestandteil eines Aufbereitungsprozesses)

Eine unsachgemäße Anwendung kann Haut und Materialien schädigen und die hygienische Sicherheit beeinträchtigen, statt sie zu erhöhen.

Zertifizierung und rechtliche Einordnung

In Österreich dürfen im professionellen Piercing Bereich ausschließlich Desinfektionsmittel verwendet werden, die den Vorgaben der Verordnung über die Ausübungsregeln für das Piercen und Tätowieren entsprechen. Demnach sind Desinfektionsmittel aus der Expertenliste der Österreichischen Gesellschaft für Hygiene, Mikrobiologie und Präventivmedizin (ÖGHMP) oder der Deutschen Gesellschaft für Hygiene, Mikrobiologie und Präventivmedizin (DGHM) heranzuziehen ***(BGBl. II Nr. 141/2003 in der Fassung BGBl. II Nr. 261/2008).***

Ergänzend können zur fachlichen Orientierung die Desinfektionsmittellisten des Verbunds für Angewandte Hygiene (VAH) herangezogen werden, insbesondere im Hinblick auf geprüfte Wirkungsbereiche und Einwirkzeit-Konzentrations-Relationen (Suchomel 2020).

Unabhängig davon ist im Studio eine gültige Unbedenklichkeitsbescheinigung im Rahmen der regelmäßigen Hygieneüberprüfung vorzuhalten und gut sichtbar anzubringen.

Fazit Dieser Abschnitt dient der fachlichen Orientierung und der sicheren Auswahl geeigneter Desinfektionsmittel. Hygiene ist kein formaler Pflichtpunkt, sondern eine zentrale Voraussetzung für verantwortungsvolles, professionelles Piercen.

11.9 Das Eiweiß Problem

Das sogenannte **Eiweißproblem** stellt einen zentralen Aspekt der hygienischen Aufbereitung dar und sollte im professionellen Piercing Bereich grundlegend verstanden werden.

Gelangen Blut, Serum, Gewebsflüssigkeit oder andere eiweißhaltige Verunreinigungen auf Instrumente oder Arbeitsflächen und trocknen dort an, kommt es zur **Gerinnung der enthaltenen Proteine**. Daraus ergeben sich zwei wesentliche Problembereiche:

1. Mechanisches Problem

Geronnenes Eiweiß haftet stark an Oberflächen und bildet eine feste Schicht, unter der Mikroorganismen eingeschlossen werden können. Diese Proteinschicht erschwert die mechanische Reinigung erheblich und kann verhindern, dass Desinfektionsmittel die Keime ausreichend erreichen.

2. Hygienisches Problem

Viele Desinfektionsmittel verlieren bei hoher organischer Belastung deutlich an Wirksamkeit oder wirken unter diesen Bedingungen nur eingeschränkt. Aus diesem Grund gilt in der hygienischen Aufbereitung grundsätzlich das Prinzip:

Reinigung vor Desinfektion

Dieses Grundverständnis ist sowohl für den Studioalltag als auch für Prüfungen von zentraler Bedeutung, da das Eiweißproblem zu den häufigsten hygienischen Fragestellungen zählt.

Konsequenzen für die Praxis

- Eiweißhaltige Verschmutzungen wie Blut oder Gewebsflüssigkeit sind **unmittelbar zu entfernen**, bevor sie antrocknen können.
- Bereits eingetrocknete Rückstände erfordern den Einsatz **geeigneter Eiweißlöser bzw. enzymatischer Reinigungsmittel**, um die Proteinschicht aufzubrechen und eine wirksame Weiterverarbeitung zu ermöglichen.

Fazit Das Eiweißproblem verdeutlicht die Bedeutung einer zeitnahen und sachgerechten Reinigung. Trocknen eiweißhaltige Rückstände ein, gerinnen die enthaltenen Proteine, haften fest an Oberflächen und können Mikroorganismen vor der Wirkung von Desinfektionsmitteln schützen. Um hygienisch sicher zu arbeiten, ist daher stets eine unmittelbare Reinigung erforderlich, gefolgt von der Desinfektion. Bei bereits eingetrocknetem Material sind enzymatische Reinigungsmittel einzusetzen, um die Proteinschicht zuverlässig zu lösen.

12 Ausstattung eines Studios – Anforderungen an Räumlichkeiten und Arbeitsbereiche

(Basierend auf der Verordnung über Ausübungsregeln für das Piercen und Tätowieren, BGBl. II Nr. 141/2003 idF BGBl. II Nr. 261/2008, ergänzt um praxisbewährte Hinweise)

Damit ein Piercingstudio nicht nur ästhetischen Ansprüchen genügt, sondern auch den gesetzlichen und hygienischen Anforderungen entspricht, sind bestimmte Mindeststandards einzuhalten.

Sauberkeit und Instandhaltung
Die Betriebsräume sind jederzeit sauber, gepflegt und in technisch einwandfreiem Zustand zu halten.

Reinigungsfreundliche Gestaltung
Böden, Wände und Arbeitsflächen müssen glatt, abwischbar sowie leicht zu reinigen und zu desinfizieren sein.

> *Praxistipp:* Wandflächen sollten bis mindestens **1,80 m Höhe** abwischbar ausgeführt sein. Latexfarben oder vergleichbare Beschichtungen haben sich in der Praxis bewährt.

Materialwahl im Eingriffsraum
Es dürfen ausschließlich Materialien verwendet werden, die eine wirksame Reinigung und Desinfektion zulassen. Teppichböden, poröse oder stark strukturierte Oberflächen sind unzulässig.

Sanitäre Ausstattung
Es müssen ausreichend Waschbecken mit Warm- und Kaltwasser sowie Toiletten vorhanden sein.

Waschplätze sind auszustatten mit:

- Einmalhandtüchern
- Seifenspendern mit berührungsarmer Bedienung
- Händedesinfektionsmittel mit berührungsarmer Entnahme
- abdeckbaren Abfallbehältern

Sanitärbereiche müssen jederzeit den hygienischen Standards entsprechen.

Waschbecken im Arbeitsbereich
Mindestens ein Waschbecken muss sich in unmittelbarer Nähe des Eingriffsbereichs befinden, ohne dabei den Arbeitsplatz oder den Kundenbereich zu kontaminieren.

Umkleidemöglichkeiten
Für Kunden und Personal sind saubere Umkleidemöglichkeiten bereitzustellen; diese müssen funktional getrennt nutzbar sein.

Raumaufteilung
Der Eingriffsbereich ist klar von Warte-, Durchgangs- oder Aufenthaltsbereichen abzugrenzen.

> *Praxistipp:* Ist kein separater Raum vorhanden, kann eine geeignete, hygienisch akzeptierte Abtrennung (z. B. Raumteiler) verwendet werden.

Instrumentenaufbereitung
Die Aufbereitung von Instrumenten hat in einem **separaten Raum** zu erfolgen. Eine Instrumentenaufbereitung im Eingriffsraum ist nicht zulässig.

S. Draxler, *Modern Piercing*, https://doi.org/10.1007/978-3-662-73801-6_12

Tierverbot
Im Eingriffsraum dürfen sich keine Tiere aufhalten.

Anforderungen an die Arbeitsgeräte
Für den professionellen Piercingbetrieb müssen geeignete Arbeitsgeräte sowie Vorrichtungen zur Reinigung, Desinfektion und Sterilisation vorhanden sein. Ziel ist es, jederzeit einen hygienisch sicheren Arbeitsablauf zu gewährleisten.

Grundsätzliche Anforderungen
- Arbeitsgeräte müssen so beschaffen sein, dass sie wirksam gereinigt, desinfiziert und – sofern erforderlich – sterilisiert werden können.
- Geräte und Instrumente sind entsprechend ihrem Verwendungszweck aufzubereiten.

Einweg- und Mehrweg Materialien
- Einwegprodukte sind nach Gebrauch unmittelbar zu entsorgen.
- Mehrweg Materialien, die mit Blut, Serum oder anderen Körperflüssigkeiten in Kontakt kommen, müssen einer validierten Aufbereitung unterzogen werden.

Instrumentenaufbereitung
- Die Aufbereitung von Instrumenten hat in einem dafür vorgesehenen Bereich zu erfolgen.
- Reinigung, Desinfektion und Sterilisation sind nachvollziehbar zu dokumentieren.

Sterilisation
- Für Instrumente mit Blut- oder Gewebe Kontakt sind geeignete Sterilisationsverfahren vorzusehen.

Prozesssicherheit und Dokumentation
- Die ordnungsgemäße Durchführung der Aufbereitungsprozesse ist regelmäßig zu überprüfen.
- Sterilisations- und Aufbereitungsprozesse sind lückenlos zu dokumentieren.

Lagerung
- Steriles Material ist keimarm, staubgeschützt und eindeutig gekennzeichnet zu lagern.

Hinweis Eine vertiefte Darstellung der einzelnen Aufbereitungs- und Sterilisationsverfahren, einschließlich Geräteanforderungen, Prozesskontrollen und typischer Fehlerquellen, erfolgt in Kap. 32.

Zusätzliche Praxistipps
- **Bodenwahl** – Ein dunkler Boden mit feiner Maserung kaschiert tägliche Belastungen optisch besser, ersetzt aber keinesfalls die tägliche Reinigung.
- **Raumgestaltung** – Bei begrenztem Platz frühzeitig mit dem Hygienebeauftragten Rücksprache halten, dieser kann dir genau sagen, was, wie möglich ist, um eine Unbedenklichkeitsbescheinigung zu erhalten.
- **Netzwerk nutzen** – Falls möglich, jemanden mit Erfahrung im Studioaufbau um Unterstützung bitten – so spart man Zeit, Geld und vermeidet Anfängerfehler.

12.1 Anschaffung von Schmuck – wirtschaftliche und praktische Überlegungen zum Studiostart

Mit der zunehmenden Verlagerung des Handels in den Onlinebereich hat sich auch das Kaufverhalten im Bereich Piercingschmuck deutlich verändert. Während früher ein erheblicher Teil des Schmuckverkaufs direkt im Studio stattfand, wird Wechselschmuck heute häufig extern bestellt.

Für neu eröffnete Studios ergibt sich daraus, dass ein umfangreiches Sortiment an Wechselschmuck zu Beginn weder erforderlich noch wirtschaftlich sinnvoll ist.

Empfehlungen für den Studiostart
- Zu Beginn sollte bewusst auf große Investitionen in Wechselschmuck verzichtet werden. Insbesondere spezielle oder selten nachgefragte Schmuckvarianten binden Kapital und verbleiben häufig über längere Zeit im Lagerbestand.
- Der Fokus sollte auf hochwertigem Erstschmuck liegen, der in den gängigen Stärken,

Längen und Grundvarianten vorrätig ist. Dieser wird im laufenden Studiobetrieb regelmäßig benötigt.

- Es empfiehlt sich, zunächst nur geringe Stückzahlen zu bestellen. Mit zunehmender Berufserfahrung lässt sich zuverlässig einschätzen, welche Größen, Modelle und Materialien tatsächlich regelmäßig Verwendung finden.
- Anfragen nach sehr spezifischen oder ausgefallenen Schmuckdesigns stellen keinen Nachteil dar. Für einzelne Sonderwünsche ein umfangreiches Sortiment vorzuhalten, ist aus wirtschaftlicher Sicht nicht sinnvoll.
- In solchen Fällen kann es professionell sein, an erfahrene Kollegen mit langjährigem Studiobetrieb zu verweisen, die häufig über ein breiteres Lager verfügen. Eine transparente Empfehlung stärkt das Vertrauen und unterstreicht die fachliche Haltung des Studios.

Ein wirtschaftlich geführtes Studio konzentriert sich daher auf standardisierte Schmuckformen, bietet diese jedoch in ausreichender Variation hinsichtlich Länge, Stärke, Material und Farbe an, um den typischen Bedarf zuverlässig abzudecken.

Auf diese Weise lassen sich unnötige Kosten vermeiden, Kapitalbindung reduzieren und Ressourcen gezielt dort einsetzen, wo sie für einen erfolgreichen Studiostart tatsächlich erforderlich sind.

Teil III

Der Piercing Prozess

13 Ablauf eines Piercingeingriffs – strukturierter Überblick

Der folgende Abschnitt beschreibt den allgemeinen Ablauf eines professionellen Piercingeingriffs. Da sich einzelne Schritte je nach Piercingart unterscheiden können, wird der Prozess bewusst auf einer übergeordneten Ebene dargestellt; spezifische Abweichungen werden kontextuell eingeordnet.

Vorbereitung und Aufklärung

Zu Beginn erfolgt die Abklärung des gewünschten Piercings, einschließlich der konkreten Ausführung und Platzierung, da viele Piercings in unterschiedlichen Varianten realisiert werden können (z. B. Helix, Nostril).

Anschließend erhält die zu piercende Person eine schriftliche Einwilligungserklärung mit der Möglichkeit, diese in Ruhe zu lesen und auszufüllen. Währenddessen steht fachkundiges Personal für Rückfragen zur Verfügung.

Nach vollständiger Dokumentation, dem Ausschluss relevanter Kontraindikationen (vgl. Kap. 7) sowie dem Abschluss des Aufklärungsgesprächs (vgl. Kap. 6) erfolgt der Wechsel in den Eingriffsraum.

Begleitpersonen können – sofern räumlich und organisatorisch vertretbar – zugelassen werden, etwa zur emotionalen Unterstützung oder Ablenkung.

Hygienische Vorbereitung

Vor Beginn des Eingriffs werden die nächsten Arbeitsschritte erläutert. Anschließend erfolgt die hygienische Händereinigung sowie die hygienische Händedesinfektion gemäß den Empfehlungen des Robert Koch-Instituts (RKI). Die Durchführung orientiert sich dabei an der Norm DIN EN 1500, welche das Referenzverfahren zur korrekten Anwendung und Wirksamkeitsprüfung der hygienischen Händedesinfektion beschreibt. Nach vollständigem Einziehen des Desinfektionsmittels werden frische Einmalhandschuhe angelegt.

Während der Vorbereitung werden ausschließlich die für den Eingriff erforderlichen Materialien berührt. Bei jeder Kontamination erfolgt ein Handschuhwechsel.

Je nach Piercingart werden unter anderem benötigt:

- sterile Unterlage
- sterile Tupfer und Wattestäbchen
- Wunddesinfektionsmittel
- Piercingkanüle
- Mund-Nasenschutz
- geeignete Instrumente und Klemmen
- Erstschmuck
- sterile Handschuhe

Die konkrete Materialauswahl kann variieren.

Hinweis: In der Praxis existieren unterschiedliche hygienische Konzepte (z. B. Arbeiten auf desinfizierten Tabletts). Im Rahmen der in diesem Buch dargestellten Vorgehensweise

S. Draxler, *Modern Piercing*, https://doi.org/10.1007/978-3-662-73801-6_13

werden sterile Handschuhe und eine sterile Unterlage als Standard vorausgesetzt. Alternative Vorgehensweisen liegen in der Verantwortung des jeweiligen Betriebs.

Sterile Materialien werden ohne direkte Berührung der Kontaktflächen geöffnet und auf der Unterlage abgelegt. Anschließend wird die zu piercende Körperregion freigelegt, um eine Kontamination durch Kleidung oder dergleichen zu vermeiden. Danach erfolgt ein Handschuhwechsel.

Desinfektion der Punktionsstelle
Die Desinfektion erfolgt großzügig im gesamten Umfeld der vorgesehenen Punktionsstelle. Ein frischer Tupfer wird anschließend für etwa ein bis zwei Minuten auf der Stelle belassen, um eine ausreichende Einwirkzeit sicherzustellen.

Schleimhautpiercings (z. B. oral)
Hier empfiehlt sich die Anwendung eines für die Schleimhaut geeigneten Antiseptikums bzw. Geeigneten Wunddesinfektionsmittels. Die Schleimhaut wird durch Spülen oder Gurgeln benetzt, anschließend wird das Mittel ausgespuckt, ohne mit Wasser nachzuspülen. Der verbleibende Wirkstofffilm entfaltet seine antimikrobielle Wirkung weiter.

Intimpiercings
Die Schleimhaut wird eingesprüht, vorsichtig abgetupft und erneut benetzt. Eine feuchte Einwirkzeit von mindestens ein bis zwei Minuten ist einzuhalten.

Markierung und Durchführung
Die geplante Platzierung wird mittels eines geeigneten sterilen Hautmarkers markiert und gemeinsam überprüft. Eine sorgfältige und kritische Betrachtung der Markierung ist dabei ausdrücklich erwünscht, da so ein möglichst präzises und individuell optimales Ergebnis erreicht werden kann.

Nach der Freigabe der Markierung werden sterile Handschuhe angelegt. Dabei ist auf eine kontaminationsfreie Anlegetechnik zu achten; eine detaillierte Beschreibung des korrekten Vorgehens findet sich in Abschn. 37.6.

Anschließend erfolgt:

- der Stich
- das Einsetzen des Erstschmucks
- die unmittelbare Erstversorgung

Nachbereitung und Abschluss
Nach Abschluss des Eingriffs werden die sterilen Handschuhe ausgezogen. Anschließend werden neue Handschuhe angelegt, der Arbeitsplatz ordnungsgemäß aufgeräumt und im Anschluss gereinigt sowie desinfiziert.

Vor dem Verlassen des Studios werden die Pflegehinweise nochmals mündlich erläutert und zusätzlich schriftlich ausgehändigt. Es wird sichergestellt, dass alle relevanten Informationen verstanden wurden und keine akuten Beschwerden bestehen.

Fazit Dieser Ablauf stellt einen strukturierten Standard dar, der an unterschiedliche Piercingarten angepasst werden kann. Entscheidend sind eine klare Kommunikation, konsequente Hygiene, nachvollziehbare Dokumentation sowie eine ruhige, strukturierte Arbeitsweise.

14 Schmerz, Wahrnehmung und psychologische Einflussfaktoren

Schmerz ist eine der häufigsten Fragestellungen im Zusammenhang mit Piercingeingriffen. Grundsätzlich ist festzuhalten, dass ein Piercing mit einer kurzzeitigen Schmerzempfindung verbunden ist, da Haut und Gewebe durchdrungen werden. Die Intensität dieses Schmerzes ist jedoch nicht objektiv messbar, sondern unterliegt einer individuellen Wahrnehmung.

Die subjektive Schmerzempfindung variiert erheblich und wird von verschiedenen Faktoren beeinflusst, darunter persönliche Vorerfahrungen, Erwartungshaltung, psychische Verfassung sowie die jeweilige anatomische Region. Personen ohne vorherige Erfahrung mit körpermodifizierenden Eingriffen neigen häufig dazu, die zu erwartende Schmerzintensität im Vorfeld zu überschätzen.

In der Praxis zeigt sich, dass die tatsächliche Empfindung den vorab befürchteten Schmerz häufig nicht bestätigt. Der eigentliche Stich ist zeitlich sehr kurz und wird von vielen Betroffenen als weniger belastend wahrgenommen als erwartet.

Fazit Der Eingriff ist mit Schmerz verbunden, dieser ist jedoch in der Regel kurzzeitig und gut tolerierbar. In dem Moment, in dem die Schmerzempfindung auftritt, ist der wesentliche Teil des Eingriffs bereits abgeschlossen.

Psychologische Einflussfaktoren

Die psychische Verfassung spielt eine zentrale Rolle bei der Wahrnehmung von Schmerz. Erwartungsangst, innere Anspannung oder eine starke Fokussierung auf den Eingriff können die subjektive Schmerzintensität deutlich erhöhen. In Einzelfällen kann es bereits im Vorfeld zu kreislaufbedingten Reaktionen kommen, die durch Stress oder emotionale Belastung ausgelöst werden (vasovagale Reaktion).

Aus fachlicher Sicht ist es daher sinnvoll, vor dem Eingriff auf grundlegende Rahmenbedingungen hinzuweisen. Dazu zählen insbesondere ausreichender Schlaf, eine stabile Nahrungsaufnahme sowie ein allgemein guter körperlicher Zustand. Diese Faktoren tragen zur Kreislaufstabilität und zu einer besseren Belastbarkeit während des Eingriffs bei.

Eine ruhige Atmosphäre, sachliche Aufklärung und bewusste Ablenkung können dazu beitragen, die Anspannung zu reduzieren und die Wahrnehmung des Eingriffs positiv zu beeinflussen. Die psychische Vorbereitung ist damit ein relevanter Bestandteil eines professionellen Piercingablaufs.

Betäubung

Anfragen nach schmerzlindernden Maßnahmen oder Betäubung treten insbesondere bei Personen auf, die erstmals einen Piercingeingriff in Erwägung ziehen. Dabei steht häu-

S. Draxler, *Modern Piercing*, https://doi.org/10.1007/978-3-662-73801-6_14

fig weniger der tatsächliche Schmerz als vielmehr die Erwartungsangst im Vordergrund. Die subjektive Wahrnehmung des Eingriffs wird in diesem Zusammenhang maßgeblich durch psychologische Faktoren beeinflusst.

Rechtliche Einordnung
In Österreich ist die Anwendung verschreibungspflichtiger oder injizierbarer Lokalanästhetika ausschließlich Ärzten vorbehalten. Piercer sind rechtlich nicht befugt, medizinische Betäubungsmethoden anzuwenden. Zulässig sind lediglich nicht verschreibungspflichtige, oberflächlich wirkende Maßnahmen wie Kühlung oder frei erhältliche Präparate ohne Injektions- oder Verschreibungspflicht.

Streng ausgelegt bedeutet dies auch, dass Piercer keine Empfehlung zur eigenständigen Anwendung betäubender Substanzen vor dem Termin aussprechen dürfen. Die rechtliche Verantwortung für die Anwendung entsprechender Produkte liegt in diesem Fall ausschließlich bei der anwendenden Person.

Die nachfolgenden Ausführungen zu betäubenden Substanzen dienen ausschließlich der fachlichen Einordnung. Auch wenn einzelne Wirkstoffe grundsätzlich geeignet sein können, ist ihre Anwendung im Rahmen des Piercings rechtlich eingeschränkt und fällt nicht in den Tätigkeitsbereich des Piercers.

Fachliche Bewertung gängiger Methoden
Eisspray
Die Anwendung von Eisspray auf offenen oder frischen Wunden ist fachlich nicht empfohlen. Entsprechende medizinische Fachinformationen schließen den Einsatz auf verletzter Haut ausdrücklich aus (Ganter 2025; AOK-Bundesverband 2022; Owesny 2023).

Neben der fehlenden Zulassung für offene Hautstellen verändert die starke Kälteeinwirkung die Gewebebeschaffenheit, was die präzise Durchführung des Eingriffs erschweren kann. Zudem kann eine ausgeprägte lokale Vasokonstriktion (Verengung der Blutgefäße) den Heilungsverlauf ungünstig beeinflussen. Eissprays sind primär für akute Sport- und Weichteilverletzungen konzipiert, nicht für frische Punktionswunden.

EMLA®-Creme (Lidocain/Prilocain)
Von der Anwendung von EMLA®-Creme im Zusammenhang mit Piercingeingriffen ist abzuraten. Laut Gebrauchsinformation ist das Präparat nicht für Schnitte, Hautabschürfungen oder offene Wunden vorgesehen (Aspen Pharma Trading Limited 2023).

Da beim Piercen unmittelbar eine frische, offene Wunde entsteht, ist die Anwendung nicht indikationsgerecht. Zusätzlich können lokale Hautreaktionen wie Blässe, Rötung oder Schwellung auftreten, die die Hautkonsistenz verändern und die präzise Platzierung des Stichkanals erschweren können. EMLA® ist für oberflächliche Anwendungen auf intakter Haut im Rahmen kleiner medizinischer Eingriffe vorgesehen und nicht für mechanisch belastete Gewebedurchdringungen mit anschließendem Schmuckeinsetzen.

Xylocain®-Spray (Lidocain)
Xylocain®-Spray ist für die Anwendung auf Schleimhäuten im Mund- und Rachenraum zugelassen und eignet sich daher fachlich für bestimmte Schleimhautpiercings. Der Wirkstoff wird über die Schleimhaut gut aufgenommen und führt bei korrekter Anwendung zu einer oberflächlichen Betäubung, die in der Regel nach ein bis drei Minuten einsetzt und etwa zehn bis fünfzehn Minuten anhält (Aspen Pharma Trading Limited 2023).

Ein geringfügiges Verschlucken kleiner Mengen ist laut Fachinformation in der Regel unproblematisch, kann jedoch ein vorübergehendes Taubheitsgefühl im Mund- und Rachenraum verursachen. Dieser Effekt ist als bekannte Wirkungsfolge beschrieben.

Fazit Zusammenfassend ist festzuhalten, dass ein Piercing einen kurzen, zeitlich begrenzten Eingriff darstellt. Die Schmerzempfindung ist in der Regel kurzzeitig und wird maßgeblich durch Erwartungshaltung, psychische Verfassung sowie eine fachgerechte Durchführung beeinflusst. Eine sachliche Aufklärung über den Ablauf, realistische Erwartungen und eine ruhige, professionelle Arbeitsweise tragen wesentlich zu einer positiven Wahrnehmung des Eingriffs bei.

15 Blutungen nach dem Piercen: Normalbefunde und Warnzeichen

Personen, die beim Anblick von Blut empfindlich reagieren, sollten dies vor dem Eingriff ansprechen, damit entsprechend ruhig und angepasst vorgegangen werden kann.

Ein geringes Maß an Blutung ist beim Piercen als normal anzusehen, da beim Durchstechen der Haut kleine Blutgefäße verletzt werden können. In der Regel handelt es sich jedoch nur um wenige Tropfen, häufig sogar weniger.

Unmittelbar nach dem Stich kann es zudem zu einer kurzfristigen Reaktion des Gewebes kommen. Dabei ziehen sich die Blutgefäße reflexartig zusammen (Vasokonstriktion), um den Blutverlust zu begrenzen. Nach kurzer Zeit erweitern sich die Gefäße wieder, wodurch Immunzellen und heilungsrelevante Substanzen in das Gewebe gelangen. In diesem Zusammenhang kann es gelegentlich zu leichten Nachblutungen kommen.

Weiterführende Informationen hierzu finden sich unter Abschn. 16.10.

Typischer Ablauf nach einem Piercing

- **Direkt beim Stechen**: Meist nur wenige Tropfen Blut oder gar nichts, weil die Gefäße sich erst zusammenziehen.
- **Nach einigen Minuten bis Stunden**: Durch die nachfolgende Gefäßerweiterung kann das Piercing noch einmal leicht nachbluten, besonders bei stark durchbluteten Geweben wie Lippen, Zunge oder Intimpiercings.
- **Danach**: Die Blutung lässt schnell nach. Stattdessen tritt klare **Lymphe** aus (Lymphflüssigkeit ist die Abwehr- und Reinigungsflüssigkeit des Körpers, bitte nicht mit Eiter verwechseln), die später zu den typischen Krusten eintrocknet.

Wann es problematisch wird

- Wenn die Blutung lange stark anhält → es könnte ein größeres Blutgefäß verletzt sein.
- Wenn wiederholt sehr starkes Nachbluten auftritt → möglicherweise ist das Gewebe zu stark gereizt oder Schmuckgröße/-form nicht optimal.
- Begleitende starke Schwellung, deutliche Verfärbung oder pochender Schmerz → können auf ein Hämatom oder eine Infektion hindeuten.

In der Praxis kann es beispielsweise beim Nostril-Piercing gelegentlich zu stärkerem Nachbluten kommen, insbesondere bei Personen mit erhöhter Blutungsneigung oder instabilem Kreislauf. Auch hier gilt: Ruhe bewahren, locker unterhalten und einfach abwarten. Wichtig ist nur, dass das Blut abfließen kann und sich nicht in der Nase staut. Also bitte nicht zusammendrücken. Nach ein paar Minuten hört es in der Regel wieder auf.

Für Ausnahmefälle ist es sinnvoll, ärztliche Ansprechpersonen zu kennen, um bei Bedarf rasch reagieren zu können – auch wenn ernsthafte Komplikationen in der Praxis äußerst selten sind.

S. Draxler, *Modern Piercing*, https://doi.org/10.1007/978-3-662-73801-6_15

Fazit Ein leichter Gewebeschock nach dem Stechen ist völlig normal. Kurzzeitiges Bluten direkt nach dem Piercing oder leichtes Nachbluten in den ersten Stunden gehört ganz klar zum Heilungsprozess.

Nicht normal ist es, wenn die Blutung länger anhält, sehr stark ist oder immer wieder auftritt – in diesem Fall sollte das Piercing überprüft werden.

Risiken beim Piercen

16

Vorab ist festzuhalten, dass Menschen unterschiedlich auf Eingriffe reagieren und individuelle Faktoren eine wesentliche Rolle spielen. Risiken lassen sich daher nicht für jede Person exakt vorhersagen. Dennoch können allgemeine Richtwerte beschrieben werden, die einen realistischen Überblick über mögliche Risiken geben.

Individuelle Faktoren wie Grunderkrankungen, hormonelle Einflüsse, Medikamenteneinnahme (z. B. Blutverdünner) oder eine bekannte Neigung zu Narbenbildung können den Heilungsverlauf zusätzlich beeinflussen. Diese Aspekte sollten im Aufklärungsgespräch berücksichtigt und gegebenenfalls mit medizinischem Fachpersonal abgeklärt werden.

Darüber hinaus unterscheiden sich Risiken je nach Piercingstelle erheblich. Spezifische Besonderheiten einzelner Piercings wurden bereits in den jeweiligen Kapiteln (ab Kap. 3) behandelt. Der Fokus dieses Kapitels liegt daher auf allgemeinen, häufig vorkommenden Risiken, die grundsätzlich bei nahezu jedem Piercing auftreten können.

Die folgenden Reaktionen sind in ihrer Ausprägung unterschiedlich zu bewerten. Nicht jede Rötung oder Schwellung stellt eine Infektion dar. Die Einordnung erfolgt unter Berücksichtigung klinischer Kriterien.

16.1 Rötung und Schwellung

Normale Reaktion

Das Gewebe reagiert unmittelbar auf den Eingriff mit einer akuten Gefäßreaktion und einer beginnenden, kontrollierten Entzündungsreaktion im Rahmen der normalen Wundheilung. Bei sachgerechter Nachpflege und achtsamen Umgang mit der gepiercten Stelle klingt diese Reaktion in der Regel innerhalb weniger Tage wieder ab.

Typischer Verlauf

- **Rötung**: meist 2–4 Tage deutlich sichtbar, anschließend langsam abklingend
- **Schwellung**: je nach Körperstelle etwa 4–9 Tage; bei stark durchbluteten oder lymphreichen Regionen wie Zunge oder Lippe teilweise länger
- Nach ca. 1–2 Wochen wirkt das Gewebe äußerlich meist beruhigt, auch wenn die tieferliegenden Heilungsprozesse noch weiter andauern

Wann es nicht mehr normal ist

- Rötung oder Schwellung nehmen nach mehreren Tagen zu statt ab
- Die Haut wirkt deutlich überwärmt, stark druckempfindlich oder pocht
- Eitriges oder unangenehm riechendes Sekret tritt aus

S. Draxler, *Modern Piercing*, https://doi.org/10.1007/978-3-662-73801-6_16

Diese Anzeichen sprechen für eine Infektion oder eine ausgeprägte Reizung, etwa durch ungeeigneten Schmuck, mechanische Belastung oder unzureichende bzw. falsche Pflege.

Fazit Eine leichte Rötung und Schwellung sind in den ersten Tagen bis maximal etwa ein bis zwei Wochen normal. Persistierende (dauerhaft bzw. länger bestehend) oder zunehmende Beschwerden sollten fachlich kontrolliert werden.

16.2 Jucken

Normale Bedeutung
Leichter Juckreiz ist ein typisches Zeichen der Wundheilung. Während des Reparaturprozesses setzen Zellen verschiedene Botenstoffe frei, die die Nervenenden stimulieren und dadurch Juckreiz auslösen.

Zusätzliche Ursachen
- Eingetrocknete Lymphflüssigkeit oder Krusten → lokale Hautreizung
- Mechanische Reize (z. B. Bewegung des Schmucks, Reibung durch Kleidung) → kurzfristiger Juckreiz

Wann Jucken nicht mehr als normal einzustufen ist
- Juckreiz in Kombination mit ausgeprägter Rötung, Wärme, Schwellung oder eitrigem Sekret → Verdacht auf Infektion
- Sehr starkes oder persistierendes (über längere Zeit anhaltendes) Jucken → möglicher Hinweis auf eine allergische Reaktion, z. B. auf ungeeignetes Schmuckmaterial

Einordnung nach Heilungsphase
- Bei frischen Piercings: leichter Juckreiz ist in der Regel normal.
- Bei bereits abgeheilten Piercings: neu auftretender, ausgeprägter Juckreiz spricht eher für eine Reizung oder Entzündung.

Fazit Leichter Juckreiz ist meistens Teil eines normalen Heilungsverlaufs. Problematisch wird es erst dann, wenn zusätzliche Symptome wie Schmerzen, starke Rötung, Schwellung oder eitriges Sekret auftreten.

16.3 Entzündung

Was ist das?
Eine Entzündung ist eine natürliche Abwehrreaktion des Körpers auf eine Verletzung oder das Eindringen von Mikroorganismen. Typische Entzündungszeichen sind Rötung, Wärme, Schwellung, Schmerz und in manchen Fällen die Bildung von eitrigem Sekret.

Wie entsteht sie?
- Durch das Eindringen von Bakterien, Viren oder Pilzen in den Stichkanal, etwa infolge mangelhafter Hygiene, unsachgemäßer Pflege oder häufigen Berührens des Piercings.
- Reizungsbedingt, wenn das Piercing dauerhaft mechanischer Belastung ausgesetzt ist, etwa durch enge Kleidung, Druck, Reibung oder wiederholte Bewegung des Schmucks.

Besonders gefährdet sind
- schlecht durchblutete Körperregionen (z. B. Ohrknorpel),
- mechanisch stark beanspruchte Stellen (z. B. Bauchnabel),
- feucht-warme Bereiche (z. B. Mund- und Intimbereich).

Was hilft?
Leichte Reizungen im frühen Heilungsverlauf können normal sein und klingen häufig von selbst ab.

Bei Anzeichen einer Infektion gilt:

- sanfte Reinigung des Bereichs, bei Bedarf unter Verwendung eines geeigneten Wundantiseptikums (z. B. Octenisept),
- Piercing nicht unnötig bewegen oder berühren,
- bei ausgeprägten oder zunehmenden Symptomen: ärztliche Abklärung, gegebenenfalls mit medikamentöser Behandlung.

Vorbeugung
- steriles und fachgerechtes Arbeiten beim Stechen,
- Verwendung geeigneten Ersteinsatzschmucks (z. B. Titan oder PTFE),
- konsequente Nachsorge: Händehygiene vor der Pflege, regelmäßige Reinigung, Vermeidung unnötiger Manipulation,
- umfassende Aufklärung darüber, welche Reaktionen normal sind und ab wann Handlungsbedarf besteht.

Fazit Entzündungen sind eine mögliche, in vielen Fällen jedoch vermeidbare Komplikation. Durch hygienisches Arbeiten, geeignetes Material und korrekte Nachsorge lässt sich das Risiko deutlich reduzieren.

16.4 Infektion

Was ist das?
Eine Infektion liegt vor, wenn pathogene Mikroorganismen (z. B. Bakterien, Viren oder Pilze) in den Stichkanal eindringen, sich dort vermehren und eine krankhafte Reaktion des Gewebes auslösen. Im Gegensatz zur normalen Wundheilungsreaktion handelt es sich dabei um einen behandlungsbedürftigen Zustand.

Unterschied zur Entzündung
In der Praxis wird zwischen einer normalen entzündlichen Reaktion und einer tatsächlichen Infektion unterschieden.

Eine normale entzündliche Reaktion kann Teil der physiologischen Wundheilung sein und äußert sich beispielsweise durch Rötung, Schwellung oder leichte Druckempfindlichkeit.

Von einer Infektion spricht man hingegen, wenn sich krankmachende Keime im Gewebe vermehren und zusätzlich typische Anzeichen wie zunehmende Schmerzen, Eiterbildung oder allgemeines Krankheitsgefühl auftreten.

Wie entsteht sie?
- unsauberes Arbeiten beim Stechen
- Berühren mit ungewaschenen oder nicht desinfizierten Händen (Kontamination mit Keimen)
- unzureichende oder fehlerhafte Nachsorge, die das Infektionsrisiko erhöht
- mechanische Reizung durch Schmuck, Kleidung oder Verschmutzung, wodurch die Hautbarriere zusätzlich belastet wird

Was hilft?
- Frühwarnzeichen beachten: starke Schmerzen, zunehmende Rötung, gelb-grünliches Sekret, Hitzegefühl, gegebenenfalls Fieber
- Piercing sauber halten, nicht unnötig anfassen
- bei Verdacht: ärztliche Abklärung (häufig ist eine antibiotische Behandlung erforderlich)

Vorbeugung
- sterile Bedingungen beim Stechen
- richtige Nachsorge
- geeigneter Ersteinsatz Schmuck (z. B. Titan, PTFE)
- aufmerksam bleiben und bei Auffälligkeiten rasch reagieren

Fazit Eine entzündliche Reaktion kann Teil der normalen Heilung sein. Eine Infektion ist eine ernsthafte Komplikation und sollte entsprechend ernst genommen und abgeklärt werden. Mit guter Hygiene und Aufklärung lässt sich das Risiko deutlich verringern.

16.5 Hypertrophe Narben und Keloide („Wildfleisch") im Piercingbereich

Was ist das?
Im Piercingbereich wird überschießendes Narbengewebe häufig pauschal als „Wildfleisch" bezeichnet. Medizinisch werden jedoch zwei unterschiedliche Formen unterschieden: hypertrophe Narben und Keloide, wie sie auch in dermatologischen Fachquellen beschrieben werden (DGDC o.J.; Glocken-Apotheke Würzburg o.J.).

Hypertrophe Narben
Bei hypertropher Narbenbildung wird die Wunde mit einem Übermaß an Kollagen aufgefüllt. Das Narbengewebe ist dadurch sichtbar und tastbar über das Niveau der umliegenden Haut erhaben, bleibt jedoch auf den ursprüng-

lichen Wundbereich begrenzt. Hypertrophe Narben können sowohl durch individuelle Veranlagung entstehen als auch durch eine anhaltende Belastung des frischen Narbengewebes begünstigt werden. Insbesondere wiederholter Zug, Druck oder häufige Bewegung des Schmucks können die Ausbildung hypertropher Narben fördern.

Keloide
Auch bei Keloiden kommt es zu einer überschießenden Kollagenproduktion, jedoch in einem deutlich stärkeren Ausmaß. Das Narbengewebe wächst über die ursprünglichen Wundränder hinaus und kann unregelmäßige, ausläuferartige Strukturen bilden, die in ihrem Erscheinungsbild oft an Krebsscheren erinnern. Die Entstehung von Keloiden wird vor allem mit genetischer Veranlagung sowie hormonellen Einflüssen in Verbindung gebracht (Glocken-Apotheke Würzburg o.J.).

Häufiger betroffen sind unter anderem:

- Jugendliche und junge Erwachsene
- Frauen
- Personen mit dunkleren Hauttypen

Auch die Körperregion spielt eine Rolle. Keloide treten bevorzugt am Oberkörper sowie im Kopf- und Ohrbereich, insbesondere an den Ohrläppchen, auf.

Beiden Formen liegt eine **überschießende Kollagenproduktion während der Wundheilung** zugrunde.

Warum entsteht überschießendes Narbengewebe?
Hypertrophe Narben und Keloide können grundsätzlich bei jeder Art von Wunde auftreten – somit auch bei Piercings. Begünstigende Faktoren sind unter anderem:

- genetische Veranlagung
- vorausgegangene oder wiederkehrende Entzündungen
- mechanische Reizungen wie Druck, Reibung oder permanente Schmuckbewegung
- verzögerte Heilungsprozesse, insbesondere bei Knorpelpiercings, da Knorpelgewebe nicht durchblutet wird

Gerade im Bereich des Ohrknorpel werden solche Gewebereaktionen häufiger beobachtet, da die Heilung dort grundsätzlich langsamer verläuft und mechanische Belastungen kaum vermeidbar sind.

Umgang in der Praxis
Da die Neigung zu überschießender Narbenbildung individuell stark variiert, reagieren Betroffene auch sehr unterschiedlich auf Maßnahmen. In der Praxis haben sich vor allem folgende allgemeinen Herangehensweisen etabliert:

- **Reizungsreduktion:**
  Schonung der betroffenen Stelle sowie die Vermeidung von Druck, Zug und unnötiger Bewegung des Schmucks. Dies stellt eine wichtige Maßnahme zur Vorbeugung dar und ist auch bei bereits bestehenden Reizungen oder überschießender Narbenbildung ein zentraler Schritt, um eine weitere Verschlechterung zu vermeiden und die Rückbildung zu unterstützen.
- **Druckanwendungen:**
  In einigen Studios werden spezielle Druckaufsätze (z. B. sogenannte Silikon-Discs) eingesetzt, die das überschüssige Gewebe sanft zurückdrängen können. Diese Methode ist vor allem bei Stäben und Labrets sinnvoll, da hier ein gezielter Druck auf das Gewebe aufgebaut werden kann. Bei Ringen ist eine vergleichbare Wirkung in der Regel nicht gegeben. Die Anwendung erfolgt in der Regel über einen längeren Zeitraum, der je nach Ausprägung von wenigen Wochen bis zu mehreren Monaten reichen kann.
- **Silikonprodukte**
  Aus der Narbenpflege bekannt; sie können die Narbenreifung positiv beeinflussen und zur Reduktion überschießender Narbenbildung beitragen. Sie werden sowohl bei hypertrophen Narben als auch bei Keloiden eingesetzt und sind in verschiedenen Darreichungsformen erhältlich, etwa als Gel oder in Form von Silikonpflastern.
- **Ärztliche Maßnahmen**
  Bei ausgeprägten oder therapieresistenten Befunden stehen medizinische Verfahren zur Verfügung, etwa Kryotherapie, intraläsionale

Kortikosteroid-Injektionen oder Laserbehandlungen. Diese Maßnahmen sind ausschließlich durch Fachärzte durchzuführen.

Teebaumöl – Erfahrungswert aus der Piercingpraxis
Aus der Piercingpraxis liegen vereinzelt Erfahrungsberichte vor, nach denen Teebaumöl bei frühzeitigem, mild ausgeprägtem überschießendem Narbengewebe als unterstützend wahrgenommen wird. Teebaumöl besitzt antimikrobielle und antiinflammatorische Eigenschaften (Carson et al. 2006). Eine wissenschaftlich gesicherte Wirksamkeit bei hypertrophen Narben oder Keloiden ist jedoch nicht belegt.

Es handelt sich hierbei um einen **praxisbasierten Erfahrungswert**, nicht um eine medizinisch anerkannte Therapie. Zudem kann Teebaumöl bei empfindlichen Personen irritativ oder allergen wirken, weshalb eine Anwendung stets vorsichtig und individuell abzuwägen ist.

Wovon abzuraten ist
Wasserstoffperoxid (H_2O_2)
Wasserstoffperoxid ist vor allem für die Desinfektion kleiner Hautverletzungen bekannt. Aufgrund seiner zellschädigenden Wirkung kann die Substanz jedoch nicht nur Mikroorganismen, sondern auch gesunde Zellen beeinträchtigen, die für eine geordnete Wundheilung notwendig sind. Der Einsatz wird daher in der modernen Wundversorgung zunehmend kritisch beurteilt (Lineweaver et al. 1985; Maier 2026).

Vorbeugung
Das Risiko überschießender Narbenbildung lässt sich bereits im Vorfeld reduzieren durch:

- geeigneten Ersteinsatz Schmuck (z. B. Titan Grad 23 oder PTFE)
- saubere, gewebeschonende Stichtechnik
- ruhige, nicht aggressive Pflege
- konsequente Vermeidung mechanischer Belastung
- frühzeitige Beobachtung und rechtzeitiges Reagieren

Fazit Hypertrophe Narben und Keloide sind überschießende Reaktionen der Wundheilung. Sie sind gesundheitlich meist unbedenklich, können jedoch funktionell oder ästhetisch störend wirken. Durch geeignete Prävention, frühzeitige Beobachtung und – falls erforderlich – dermatologische Mitbehandlung lassen sich diese Gewebereaktionen in vielen Fällen gut kontrollieren.

16.6 Lymphbläschen

Was ist das?
Lymphbläschen sind kleine, durchsichtige oder weißliche Flüssigkeitsansammlungen in Piercing Nähe. Sie bestehen aus Lymphflüssigkeit, die der Körper während der Heilung produziert.

Sie sind **ungefährlich** und kein Anzeichen für eine Infektion.

Wie entstehen sie?
- Lymphflüssigkeit tritt während der Heilung aus und staut sich lokal
- Reibung oder Druck (z. B. Kleidung, Kopfkissen)
- Bewegung des Schmucks oder zu häufiges Anfassen
- Plötzliches Entfernen von Schmuck bei frischen Piercings

Was hilft?
- Ruhe bewahren – sie verschwinden oft von selbst
- Sanfte Reinigung mit steriler Kochsalzlösung oder Prontolind
- Sparsame Anwendung von Teebaumöl → kann austrocknend wirken und den Rückgang des Bläschens unterstützen
- Nicht ausdrücken oder aufstechen – das reizt die Haut nur zusätzlich

Vorbeugung
- Reizungen vermeiden, Schmuck nicht drehen oder ständig bewegen
- Pflege sanft, nicht übertreiben – milde Mittel reichen völlig

- Passenden Schmuck wählen (nicht zu eng, nicht leicht verlierbar)
- Geduld haben – Lymphbläschen klingen meist von selbst ab

Fazit Lymphbläschen sind eine harmlose Begleiterscheinung der Heilung. Mit schonender Pflege und Geduld verschwinden sie in der Regel von allein. Wichtig ist, sie nicht zu reizen oder zu manipulieren.

16.7 Migration und Herauswachsen von Piercings

Was bedeutet Migration?
Migration (lat. *migrare* = abwandern) beschreibt den Vorgang, bei dem ein Piercing seine ursprüngliche Position langsam im Gewebe verlässt. Der Schmuck sitzt dann plötzlich schiefer oder näher an der Hautoberfläche. Migration ist das Frühstadium, in dem das Piercing noch im Gewebe sitzt, sich aber sichtbar verschiebt.

Was bedeutet Herauswachsen?
Herauswachsen (engl. Rejection) ist die Endphase der Migration. Der Körper stößt den Schmuck vollständig ab, er wird nur noch von einer dünnen Hautschicht gehalten oder fällt ganz heraus. Hier gibt es keine Rettung mehr – der Schmuck sollte entfernt werden, andernfalls kann es zu einer sichtbaren Narbenbildung kommen.

Wie entstehen Migration & Herauswachsen?
- Zu oberflächlich gestochenes Piercing
- Falscher Schmuck (zu dünn, zu schwert, falsches Material)
- Mechanische Reizung (Reibung, Druck, Hängenbleiben)
- Körperliche Abwehrreaktion (Fremdkörper wird abgestoßen)
- Ungünstige Körperstellen (Surface-Piercings, Bauchnabel, Augenbraue haben höheres Risiko)

Was kann man dagegen tun?
- **Früh erkennen**: Schmuck sitzt plötzlich schiefer, Haut über dem Schmuck wird dünner, Rötungen oder kleine „Narbenbahnen“ sichtbar
- **Bei Migration**: Piercer aufsuchen → Schmuck anpassen (stärkeres Material, richtige Länge/Dicke), Reizungen minimieren
- **Beim Herauswachsen**: Schmuck sofort entfernen → Abheilen lassen, sanfte Nachpflege (Kochsalzlösung, Prontolind), ggf. später an besserer Stelle neu piercen

Wie beugt man vor?
- Fachgerechtes Stechen durch einen professionellen Piercer
- Geeigneten Ersteinsatz Schmuck wählen (Titan, PTFE, nicht zu dünn)
- Keine ständige Belastung (Reibung, Druck, Hängenbleiben vermeiden)
- Geduld & Pflege: Piercing gut verheilen lassen, bevor Schmuck gewechselt wird
- Körper beobachten und bei ersten Anzeichen früh handeln

Fazit Migration bedeutet: Das Piercing wandert im Gewebe – es gibt noch Chancen, es zu stabilisieren. Herauswachsen bedeutet: Der Körper stößt den Schmuck endgültig ab – das Piercing ist nicht mehr zu retten. Beides passiert vor allem durch falschen Schmuck, Reizungen oder Abwehrreaktionen, lässt sich aber durch sauberes Arbeiten, richtige Pflege und rechtzeitige Kontrolle oft verhindern.

16.8 Pickel oder Knubbel bei einem frischen Piercing

Was ist das?
Bei frischen oder heilenden Piercings können sich kleine, papulöse Erhebungen oder knotige Verdickungen um den Stichkanal bilden. Meist harmlos, aber oft beunruhigend.

Wie entstehen sie?

- Reizung durch Schmuckbewegung oder Druck (Kleidung, Kopfhörer, Kissen)
- Falsches Material oder ungeeigneter Schmuck (zu dünn, zu kurz oder allergische Reaktion)
- Mikroverletzungen durch häufiges Anfassen, Drehen oder Reinigen
- Abgeheilte Verletzung → Bildung von Narben- oder Bindegewebe
- Verstopfte Talg- oder Schweißdrüsen in der Nähe des Stichkanals

Was kann man dagegen tun?

- Ruhig bleiben: Knubbel/Pickel sind meist kein Zeichen für Infektion
- Sanfte Pflege: Reinigung mit steriler Kochsalzlösung oder Prontolind
- Schmuck nicht unnötig entfernen,
- Teebaumöl (sparsam, punktuell) oder Kamillenteebeutel-Kompressen zur Beruhigung
- Bei hartnäckigen Knubbeln: Piercer prüfen lassen → ggf. längeren oder biokompatiblen Schmuck wählen

Wie beugt man vor?

- Piercing nicht überpflegen, zu viel Reinigen reizt die Haut
- Schmuck in Ruhe lassen, nicht drehen oder unnötig bewegen
- Druck und Reibung vermeiden (passende Kleidung, keine enge Auflage)
- Qualitativer Ersteinsatz Schmuck (Titan, PTFE)
- Geduld haben: Knubbel verschwinden oft erst nach Wochen bis Monaten

Fazit Pickel oder Knubbel sind meist harmlose Reizreaktionen. Mit sanfter Pflege, Geduld und Vermeidung von Reizungen verschwinden sie in den meisten Fällen von selbst. Nur bei größerem Schmerz, Eiter oder Entzündung sollte eine fachliche Abklärung durch Piercer oder Arzt erfolgen.

16.9 Bleibende Rötung durch Gefäßerweiterung

Was ist das?

Manchmal entsteht um den Stichkanal, **besonders beim Bauchnabel**, eine dauerhafte Rötung. Ursache ist keine Entzündung, sondern die bleibende Erweiterung feiner Blutgefäße (Kapillaren) in der Haut.

Wie entsteht sie?

- Ständige Durchblutungssteigerung während der Heilungsphase
- Mikroverletzungen durch Reibung oder Bewegung des Schmucks
- Mechanische Reizung (Kleidung, Gürtel)
- Individuelle Veranlagung → manche Menschen neigen stärker zu sichtbaren Gefäßreaktionen

Was kann man dagegen tun?

- Keine akute Therapie nötig
- Sanfte Pflege der Haut (Feuchtigkeit, schonende Reinigung)
- Kosmetische Möglichkeiten: Abdecken mit Make-up
- In hartnäckigen Fällen kann ein Hautarzt eine Gefäßbehandlung (z. B. Laser) anbieten
- Schmuckentfernen führt nicht immer zum Verschwinden, eine Gefäßerweiterung kann bleibend sein

Wie beugt man vor?

- Schonung während der Heilung, kein übermäßiger Druck oder Reibung
- Richtigen Schmuck wählen (Länge, Material)
- Geduld bei der Heilung – nicht zu früh wechseln oder reizen
- Regelmäßige Kontrolle beim Piercer

Fazit Eine bleibende schmerzfreie Rötung entsteht durch dauerhafte Gefäßerweiterung und ist keine Infektion. Sie ist meistens kosmetisch, kann sich bessern, aber nicht immer vollständig zurückbilden. Ein Hautarzt kann bei Bedarf helfen.

16.10 Gewebeschock

Beim Stechen eines Piercings kann es – wie auch bei anderen kleineren Gewebetraumen – zu einer kurzfristigen lokalen Reaktion des Gewebes kommen. Dabei wird die Durchblutung vorübergehend reduziert, um den Blutverlust zu begrenzen und den Körper zu stabilisieren. Dies kann sich lokal in Form von Blässe, Schwellung oder Druckempfindlichkeit äußern.

In einigen Fällen kann auch der gesamte Organismus reagieren, beispielsweise durch Zittern, ein Kältegefühl oder eine vorübergehende Kreislaufreaktion. Man unterscheidet hierbei zwischen einer lokalen Gewebereaktion, die auf den unmittelbaren Bereich beschränkt ist, und einer systemischen Reaktion, bei der der gesamte Körper beteiligt ist, etwa im Rahmen einer vasovagalen Reaktion mit kurzzeitigem Kreislaufabfall oder Ohnmacht.

In solchen Situationen ist ein ruhiges und strukturiertes Vorgehen entscheidend. Eine flache Lagerung mit leicht erhöhten Beinen sowie die Zufuhr von Flüssigkeit und gegebenenfalls schnell verfügbaren Kohlenhydraten (z. B. Traubenzucker) können zur Stabilisierung beitragen. In der Regel normalisiert sich der Zustand innerhalb weniger Minuten.

Die Dauer der lokalen Gewebereaktion kann variieren und hängt unter anderem von der betroffenen Körperstelle, der lokalen Durchblutung, der Umgebungstemperatur, der Intensität des Traumas sowie individuellen Faktoren ab. Häufig dauert die akute Phase etwa 10 bis 30 min, in der das Gewebe vorübergehend blass, geschwollen oder weniger empfindlich sein kann. Anschließend kann eine Phase der Normalisierung folgen, die sich über ein bis mehrere Stunden erstreckt.

In empfindlicheren Bereichen – etwa an Brustwarze, Bauchnabel oder im Intimbereich – kann die Reaktion etwas länger anhalten; leichte Reizungen, Spannungsgefühle oder vorübergehende Empfindungsänderungen über mehrere Stunden sind hier möglich.

Fazit Ein kurzfristiger Gewebeschock ist nichts Ungewöhnliches und in den meisten Fällen völlig unbedenklich. Wichtig ist, ruhig zu bleiben und dem Körper etwas Zeit zu geben, um sich wieder zu stabilisieren. Es hilft, den Kunden sitzen oder liegen zu lassen, einen Schluck Wasser zu trinken und – falls Kreislauf oder Blutzucker etwas absacken – ein Stück Traubenzucker zu geben. So normalisiert sich der Zustand meist schnell wieder, und das Gewebe kann ohne weitere Probleme abheilen.

16.11 Falsche Platzierung eines Piercings

Was ist das?
Ein Piercing ist falsch platziert, wenn es anatomisch nicht korrekt sitzt: zu oberflächlich, zu tief, schief oder an ungeeigneter Stelle.

Wie kommt es zu einer falschen Platzierung?
- Unerfahrenheit oder unsauberes Arbeiten des Piercers
- Falsche Einschätzung der Anatomie (zu wenig Gewebe)
- Zu oberflächlich → Risiko für Migration/Herauswachsen
- Zu tief → Druck, schlechte Heilung, stärkere Schmerzen
- Schiefer Stichkanal → Schmuck sitzt ungleichmäßig oder scheuert

Welche Folgen kann das haben?
- Schlechte Heilung
- Erhöhtes Risiko für Komplikationen
- Mechanische Probleme (Schmuck drückt, hängt, schmerzt)
- Unästhetisches Ergebnis

Was kann man dagegen tun?
- Frühzeitig erkennen → direkt zum Piercer
- Schmuck anpassen, wenn möglich
- Oft bleibt nur Entfernen und korrektes Neu Stechen
- Bei anhaltenden Beschwerden früh handeln

Wie beugt man vor?

- Erfahrener Piercer mit anatomischem Verständnis
- Vorherige Beratung & Anzeichnen
- Genug Gewebe beachten, nicht jedes Piercing ist überall sinnvoll möglich
- Steriles und präzises Arbeiten

Fazit Falsche Platzierung führt oft zu Heilungsproblemen, Migration oder ästhetisch unzufriedenen Ergebnissen. In vielen Fällen hilft nur Entfernen und korrektes Neustechen. Sorgfältige Planung und erfahrene Ausführung sind entscheidend.

Zusammenfassung Kap. 16

Piercen ist ein kontrollierter, geplanter Eingriff in den Körper – und wie bei jeder Verletzung können dabei Reaktionen auftreten. Die meisten der in diesem Kapitel beschriebenen Risiken sind keine Komplikationen im engeren Sinn, sondern normale Begleiterscheinungen der Wundheilung oder Ausdruck individueller körperlicher Reaktionen.

Entscheidend ist nicht, ob eine Reaktion auftritt, sondern *wie* früh sie erkannt, richtig eingeordnet und verantwortungsvoll begleitet wird. Rötung, Schwellung, Juckreiz oder Lymphabsonderung gehören in vielen Fällen zum Heilungsprozess. Erst wenn Symptome zunehmen, persistieren (bestehen bleiben) oder sich verändern, besteht Handlungsbedarf.

Schwerwiegendere Komplikationen wie Infektionen, Migration oder überschießende Narbenbildung sind eher selten, lassen sich jedoch durch fachgerechtes Arbeiten, geeigneten Schmuck, gute Aufklärung und eine ruhige, angepasste Nachsorge deutlich reduzieren.

Ein professioneller Piercer zeichnet sich nicht dadurch aus, dass „nie etwas passiert", sondern dadurch, dass er normale von problematischen Reaktionen unterscheiden kann, ehrlich kommuniziert und im Zweifel frühzeitig an medizinische Fachstellen verweist.

Wer seinen Körper aufmerksam beobachtet, auf Warnsignale achtet und bei Unsicherheiten nicht zögert, fachlichen Rat einzuholen, schafft die besten Voraussetzungen für eine komplikationsarme Heilung und ein langfristig zufriedenstellendes Piercing.

17 Erforderliche Anatomie – nicht alles ist piercbar

Der Wunsch nach einem bestimmten Piercing entsteht oft sehr konkret, begleitet von der Vorstellung, wie es am eigenen Körper wirken könnte. In der Praxis zeigt sich jedoch, dass anatomische Gegebenheiten nicht immer mit diesen Vorstellungen übereinstimmen. Denn wie bereits mehrfach erläutert, ist der menschliche Körper individuell aufgebaut – und nicht jede Körperstelle eignet sich automatisch für jedes Piercing.

Um nachvollziehbar zu machen, an welchen Stellen die Anatomie eine besonders entscheidende Rolle spielt, folgt eine Übersicht typischer Beispiele:

Ohrpiercings

- **Tragus** → Der Knorpel muss dick und stabil genug sein. Bei sehr dünnem Tragus ist es nicht möglich – was nicht vorhanden ist, kann man auch nicht piercen.
- **Anti-Tragus** → Setzt einen ausgeprägten Anti-Tragus voraus, sonst kaum realisierbar..
- **Daith** → Erfordert eine deutlich ausgeprägte innere Knorpelfalte.
- **Rook** → Nur sinnvoll, wenn die Knorpelleiste ausreichend stabil ist; bei zu schwacher Ausprägung steigt das Risiko des herauswachsens deutlich.
- **Snug** → Anatomisch eher selten möglich, da die Knorpelform häufig zu flach ausgeprägt ist.
- **Industrial** → In der Regel umsetzbar, sofern die Helixfalte ausreichend stabil ist und die anatomischen Voraussetzungen eine saubere Ausrichtung ermöglichen.
- **Second/Third Lobe** → Nur empfehlenswert, wenn zwischen dem ersten Lobe und der Ohrkante genügend Platz vorhanden ist. Während ein zweites Ohrloch meist unproblematisch ist, kann es beim dritten eng werden. Ein Piercing sollte in solchen Fällen nicht erzwungen werden, da dies schnell zu einem unästhetischen Gesamtbild führt.

Gesichtspiercings

- **Medusa (Philtrum)** → Erfordert ein ausreichend tief ausgeprägtes Philtrum. Ist diese Tiefe nicht gegeben, kann das Piercing schief sitzen und einen erhöhten Druck auf Zahnfleisch oder Zähne ausüben.
- **Septum** → Benötigt einen sogenannten „Sweet Spot", eine dünne Hautzone zwischen Knorpel und Knorpelscheidewand. Bei manchen Menschen ist dieser Bereich nur schwach ausgeprägt oder kaum vorhanden.
- **Surface-Piercings** (z. B. Bridge, Nape, Anti-Eyebrow) → Stark abhängig von Hautdicke, Spannung und verfügbarem Gewebe. Bei ungeeigneter Anatomie ist das Risiko für Migration oder Abstoßung deutlich erhöht.

Körperpiercings

- **Bauchnabel** → Funktioniert am zuverlässigsten bei einem leicht überhängenden Nabel oder einer klar ausgeprägten Hautfalte.

S. Draxler, *Modern Piercing*, https://doi.org/10.1007/978-3-662-73801-6_17

Flache Nabel sind häufig ungeeignet, da die erhöhte Hautspannung das Risiko für Komplikationen, Migration und Abstoßung begünstigt.

- **Brustwarzen** → Die Brustwarzen sollten über einen ausreichenden Vorsprung verfügen, damit der Schmuck korrekt positioniert werden kann und dauerhaft stabil sitzt. Alternativ ist auch ein Stich durch den Warzenvorhof möglich. Wird jedoch ein klassisches Brustwarzenpiercing gewünscht, obwohl die Warzen sehr klein oder flach ausgeprägt sind, kann dies zu technischen Einschränkungen sowie zu ästhetischen Abweichungen vom gewünschten Ergebnis führen.

Intimpiercings – weiblich

Im weiblichen Intimbereich ist die individuelle Anatomie stets entscheidend, da Form, Größe und Gewebeausprägung stark variieren. Grundsätzlich eignen sich die äußeren Labien bei vielen Frauen, sofern sie ausreichend groß und stabil ausgeprägt sind.

Beispiele:

- **KVV (Klitorisvorhaut vertikal)** → Nur möglich, wenn ausreichend Vorhaut vorhanden ist und eine mittige Platzierung technisch umsetzbar ist. Sowohl zu wenig als auch zu viel Gewebe kann problematisch sein, da sich der Schmuck eindrehen oder vermehrte Reibung entstehen kann.
- **KVH (Klitorisvorhaut Horizontal)** → Stark abhängig von Breite und Straffheit der Vorhaut. Wie bei der vertikalen Variante sollte weder zu wenig noch zu viel Gewebe vorhanden sein, um eine stabile und reizfreie Position zu gewährleisten.
- **Christina** → Benötigt eine passende Hautfalte im Bereich des Schambeins. Technisch ist dieses Piercing zwar häufig umsetzbar, bei ungeeigneter Anatomie kommt es jedoch oft zu früher Abstoßung und einem wenig ansprechenden optischen Ergebnis.
- **Innere & äußere Labien** → Abhängig von Größe und Gewebedicke. Sehr kleine oder dünne Labien sind eher ungeeignet. Insbesondere bei den inneren Labien kann schwerer Schmuck im Laufe der Zeit auch zu einer deutlichen Gewebestreckung führen.

Intimpiercings – männlich

Bei Männern sind viele Intimpiercings weniger stark von spezifischen anatomischen Voraussetzungen abhängig. Dennoch spielen auch hier Faktoren wie Hautdicke, Vorhautlänge, Elastizität und Schaftform eine relevante Rolle und müssen individuell beurteilt werden.

Zusammenfassende Einschätzung

Piercings an Knorpelwülsten oder ausgeprägten Hautfalten sind besonders stark von der individuellen Anatomie abhängig. Earlobes, Zunge oder Lippenränder sind hingegen in den meisten Fällen problemlos umsetzbar. Piercings wie Rook, Snug, Bauchnabel oder diverse Intimpiercings setzen jedoch passende anatomische Voraussetzungen voraus.

Eine ehrliche und fachkundige Beratung ist daher unerlässlich. Es gehört zur professionellen Verantwortung des Piercers, realistische Einschätzungen zu geben und klar zu kommunizieren, welche Piercings sinnvoll, ästhetisch und dauerhaft tragbar sind.

Teil IV

Schmuck & Materialkunde

18 Ersteinsatz Schmuck – was geht und was nicht

Beim Ersteinsatzschmuck gibt es keine Kompromisse. Es handelt sich um Materialien, die unmittelbar mit frischem Wundgewebe in Kontakt kommen und damit entscheidenden Einfluss auf Heilungsverlauf und Verträglichkeit haben. Entsprechend hoch sind die Anforderungen an Sicherheit und Materialqualität.

Ein Blick in die gesetzlichen Grundlagen zeigt klare Vorgaben: Implantierbarer Schmuck muss steril, nicht allergisierend, gut verträglich und nicht toxisch sein. Diese Kriterien sind nicht verhandelbar und bilden die Basis für jede professionelle Materialauswahl.

Im Zusammenhang mit Piercings fällt immer wieder der Begriff „medizinischer Schmuck" oder „medizinische Stecker". Dieser Begriff klingt hochwertig, beschreibt in der Praxis jedoch häufig lediglich eine sterile Verpackung. Sterilität ist jedoch kein besonderes Qualitätsmerkmal, sondern eine grundlegende Voraussetzung. Entscheidend ist daher nicht die Bezeichnung, sondern das tatsächlich verwendete Material und dessen Eignung für den Ersteinsatz.

In der professionellen Praxis hat sich Titan der Legierung G23 als Standard etabliert. Dieses Material ist speziell für den medizinischen Einsatz vorgesehen, weist eine sehr hohe Biokompatibilität auf und gilt im Piercingbereich als Goldstandard. Darüber hinaus existieren nur wenige weitere Materialien, die für den Ersteinsatz geeignet sind, während viele andere Materialien ausdrücklich ungeeignet sind. Eine detaillierte Übersicht folgt in Kap. 19.

Ringe als Ersteinsatzschmuck

Ringe eignen sich nur bei wenigen Piercings als Ersteinsatzschmuck. Der Grund dafür liegt in der Art des durchstochenen Gewebes und den mechanischen Eigenschaften des Schmucks.

Grundsätzlich können Ringe dort gut funktionieren, wo feines, weiches und gut durchblutetes Gewebe durchstochen wird, etwa beim Septum, beim Smiley oder bei bestimmten Intimpiercings. In diesen Bereichen ist das Gewebe flexibel und kann sich der Bewegung des Schmucks anpassen, ohne übermäßig belastet zu werden.

Bei Knorpelpiercings, beispielsweise am Ohr, stellt sich die Situation anders dar. Knorpelgewebe ist deutlich fester und wird nicht direkt durchblutet, sondern ausschließlich über das umliegende Gewebe versorgt. Dadurch verläuft die Heilung grundsätzlich langsamer. Wird hier ein gerader Stab eingesetzt, bleibt der Stichkanal ruhig und stabil, was günstige Voraussetzungen für eine komplikationsarme Heilung schafft. Ein Ring hingegen erzeugt durch seine Rundung und Beweglichkeit zusätzliche Reibung und Druck an den Einstichstellen. Dies kann zu Reizungen, Mikroverletzungen und einer verzögerten Heilung führen.

Ein vergleichbares Prinzip gilt für Lippenpiercings. Zwar ist die Durchblutung hier sehr

S. Draxler, *Modern Piercing*, https://doi.org/10.1007/978-3-662-73801-6_18

gut, was die Heilung grundsätzlich begünstigt, jedoch kommt es nach dem Stechen häufig zu deutlichen Schwellungen. Ein gerader Stift bietet in dieser Phase ausreichend Platz für die Volumenzunahme des Gewebes. Ein Ring hingegen übt bei Bewegung zusätzlichen Druck aus, was Reizungen begünstigen kann.

Fazit Ringe sind nur bei ausgewählten Piercings als Ersteinsatzschmuck geeignet. Durch ihre ausgeprägte Rundung und hohe Beweglichkeit erzeugen sie eine gleichmäßige Spannung auf den Stichkanal, was häufig zu erhöhter Reibung, Druckbelastung und einer verzögerten Wundheilung führen kann. Zusätzlich kann der Ring die frische Einstichstelle bei Bewegung verdrehen oder verformen, wodurch das Risiko für Reizungen und Schwellungen steigt.

Curved Barbells nehmen hierbei eine Sonderstellung ein. Bei bestimmten Piercings stellen sie nicht nur eine mögliche, sondern die standardmäßige und anatomisch sinnvolle Wahl für den Ersteinsatz dar. Ihre moderate Krümmung erlaubt eine Platzierung entlang der natürlichen Gewebestruktur, ohne die starke, kontinuierliche Spannung eines Rings auszuüben. Gleichzeitig ist ihre Beweglichkeit deutlich geringer, was den Stichkanal stabilisiert und mechanische Reizungen reduziert.

In der Praxis hat es sich bewährt, zunächst einen geraden Stab oder – je nach Piercing – einen Curved Barbell zu verwenden und einen Wechsel auf einen Ring erst nach Abschluss der angegebenen maximalen Heilungsdauer in Betracht zu ziehen. Voraussetzung dafür ist stets, dass das Piercing reizfrei verheilt ist und keine Komplikationen vorliegen. Bestehen weiterhin Empfindlichkeit, Schwellung oder andere Auffälligkeiten, sollte ein Schmuckwechsel entsprechend nach hinten verschoben werden.

Diese differenzierte Auswahl des Ersteinsatzschmucks ist ein wesentlicher Faktor für eine komplikationsarme Heilung und ein langfristig stabiles Ergebnis.

Geeignete Materialien für Ersteinsatzschmuck

Die Auswahl des Materials für den Ersteinsatzschmuck ist von zentraler Bedeutung, da der Schmuck unmittelbar mit frischem Wundgewebe in Kontakt kommt. Für diesen Zweck kommen ausschließlich Materialien in Frage, die medizinisch geprüft, biokompatibel und zuverlässig sterilisierbar sind. Eine detaillierte Erläuterung der einzelnen Materialien sowie ihrer Eigenschaften, Normen und Einsatzbereiche erfolgt in Kap. 19.

1. **Titan (Grad 23/ASTM F136 oder ASTM F67)**
   Titan gilt als Material der ersten Wahl für den Ersteinsatz. Es ist besonders gut verträglich, vollständig nickelfrei, leicht und gleichzeitig sehr stabil. Aufgrund seiner hervorragenden Biokompatibilität wird Titan im professionellen Piercingbereich am häufigsten empfohlen und eingesetzt.
2. **PTFE oder Bioplast (medizinische Kunststoffe)**
   Medizinische Kunststoffe wie PTFE oder Bioplast sind flexibel und gelten als allergikerfreundlich. Sie können sterilisiert werden, sind jedoch mechanisch weniger langlebig als metallische Materialien. Ihr Einsatz als Ersteinsatzschmuck ist situationsabhängig und sollte sorgfältig abgewogen werden.
3. **Hochwertiges Echtgold (14 oder 18 Karat)**
   Echtgold ist für den Ersteinsatz nur in Ausnahmefällen geeignet. Voraussetzung ist eine nachweislich nickelfreie, biokompatible Legierung mit glatter, hochglanzpolierter Oberfläche. Da Zusammensetzung und Qualität stark variieren können, ist bei Gold besondere Vorsicht geboten. Für den routinemäßigen Ersteinsatz wird es daher nur eingeschränkt empfohlen.
4. **Implantatstahl 316 LVM (ASTM F138/ISO 5832-1)**
   Hierbei handelt es sich um geprüften Edelstahl in Implantatqualität. Implantatstahl enthält zwar Nickel, gibt dieses jedoch nur in sehr geringen Mengen ab und liegt damit unter den geltenden EU-Grenzwerten. Er ist nicht mit herkömmlichem Chirurgenstahl (316L) zu verwechseln.
5. **Niobium**
   Niobium ist nickel- und bleifrei und weist eine gute Verträglichkeit auf. Es wird im Ver-

gleich zu Titan seltener verwendet, ist jedoch grundsätzlich für den Ersteinsatzschmuck geeignet.

Nicht geeignete Materialien
Für den Ersteinsatz ausdrücklich ungeeignet sind unter anderem:

- Chirurgenstahl 316L (V4A), der häufig fälschlich als Implantatstahl beworben wird
- Modeschmuck
- Silber
- Acryl
- Holz, Horn oder andere organische Materialien
- Minderwertige Metalle oder Legierungen unbekannter Zusammensetzung

Diese Materialien können allergische Reaktionen auslösen, sich nicht zuverlässig sterilisieren lassen oder das Risiko für Infektionen und Wundheilungsstörungen deutlich erhöhen.

Fazit Ersteinsatzschmuck muss stets den höchsten medizinischen und hygienischen Anforderungen entsprechen. Materialien, die diese Kriterien nicht erfüllen, haben in einem frischen Piercing nichts verloren.

18.1 Erster Schmuckwechsel und Kürzung des Erstschmucks

Der Zeitpunkt des ersten Schmuckwechsels richtet sich nach Piercingart, Gewebetyp, Schwellungsneigung und individuellem Heilverlauf. Ein Wechsel sollte grundsätzlich nur bei unauffälliger Abheilung erfolgen, da ein zu früher Schmuckwechsel den Stichkanal mechanisch reizen und das Risiko für Entzündungen oder verzögerte Heilung erhöhen kann.

Bei Piercings mit kurzer Heilzeit (z. B. Ohrläppchen/Lobe oder Lippenbändchen/Smiley) kann ein Schmuckwechsel bei regelrechter Abheilung in der Regel nach etwa vier Wochen erfolgen.

Bei Schleimhautpiercings, insbesondere im Bereich von Lippe und Zunge, ist in der Frühphase häufig mit stärkeren Schwellungen zu rechnen. In diesen Fällen kann ein stufenweises Kürzen eines überlangen Erstschmucks sinnvoll sein. Eine erste Kürzung kann nach etwa 10–14 Tagen erfolgen, eine weitere Anpassung kann bei Bedarf nach weiteren 10–14 Tagen, sofern der Verlauf unauffällig ist. Ziel ist eine ausreichende Schwellungsreserve bei gleichzeitiger Reduktion mechanischer Reize durch Überlänge.

Für die Mehrzahl der übrigen Piercings gilt: Ein erster Schmuckwechsel ist frühestens nach etwa sechs Wochen in Betracht zu ziehen. Dies ist insbesondere dann sinnvoll, wenn die vorhandene Überlänge funktionell stört oder eine zusätzliche mechanische Belastung verursacht. Liegt die minimale Heilzeit des jeweiligen Piercings unter sechs Wochen, ist diese Mindestheilzeit als frühester Orientierungswert heranzuziehen. Liegt die minimale Heilzeit über sechs Wochen, kann ein Wechsel bei unauffälligem Heilungsverlauf zwar grundsätzlich nach etwa sechs Wochen möglich sein; sofern jedoch keine relevanten Beschwerden durch die Überlänge bestehen, ist aus Vorsichtsgründen das Erreichen der Mindestheilzeit abzuwarten. Unabhängig davon sollte ein Wechsel nur erfolgen, wenn bis zu diesem Zeitpunkt keine Zeichen einer Reizung oder Komplikation vorliegen.

Ein Wechsel auf Ringschmuck sollte grundsätzlich erst nach Ablauf der maximal angegebenen Heilzeit erfolgen und nur bei vollständig unauffälligem Heilungsverlauf, da sich die mechanische Belastung durch Ringformen (Bewegung, Druckverteilung, Reibung) verändert und irritative Reaktionen begünstigt werden können.

Jeder Schmuckwechsel erfordert eine hygienisch einwandfreie Durchführung. Dazu gehören saubere Arbeitsbedingungen, geeignete Desinfektionsmaßnahmen sowie eine konsequente Nachsorge.

Kurzer Hinweis In Ausnahmefällen (z. B. zu kurz eingesetzter Erstschmuck mit Druckzeichen) kann eine frühere Anpassung erforderlich sein.

19 Materialien und Werkzeuge im Überblick

Materialien und Werkzeuge bilden die technische Grundlage des professionellen Piercings. Während Materialien die Verträglichkeit, Haltbarkeit und Einsatzmöglichkeiten von Schmuck bestimmen, beeinflussen Werkzeuge maßgeblich die Präzision und Sicherheit bei der Durchführung.

Dieses Kapitel gibt einen Überblick über die im Piercingbereich verwendeten Materialien und Werkzeuge. Es beschreibt ihre grundlegenden Eigenschaften, typische Einsatzbereiche sowie relevante Unterschiede, die in der Praxis berücksichtigt werden müssen.

19.1 Materialien

Im Piercingbereich kommen unterschiedliche Materialgruppen zum Einsatz, die sich hinsichtlich Verträglichkeit, Haltbarkeit, Sterilisierbarkeit und Einsatzbereich deutlich unterscheiden. Grundsätzlich lassen sich die verwendeten Materialien in folgende Kategorien einteilen:

Metalle
(z. B. Titan, Implantatstahl, Niobium, Gold, Silber, Platin)
Kunststoffe und Polymere
(z. B. PTFE, Bioplast, Acryl, Silikon)
Naturmaterialien
(z. B. Holz, Horn, Stein, Glas)

Jede dieser Materialgruppen weist spezifische Vor- und Nachteile auf. Einige Materialien eignen sich aufgrund ihrer Biokompatibilität und Stabilität für den Ersteinsatz, während andere ausschließlich bei vollständig verheilten Piercings verwendet werden sollten. Bestimmte Materialien sind aus professioneller Sicht grundsätzlich ungeeignet und sollten im Piercingbereich vermieden werden.

Legierung
Der Begriff „Legierung" wird im Zusammenhang mit Piercingschmuck häufig verwendet. Eine Legierung bezeichnet ein metallisches Gemisch, das durch das Verschmelzen von zwei oder mehreren Metallen entsteht. Ziel ist es, die physikalischen und chemischen Eigenschaften des Ausgangsmaterials gezielt zu beeinflussen oder zu verbessern, etwa hinsichtlich Härte, Festigkeit, Farbe oder Korrosionsbeständigkeit.

Titan (Grad 23/ASTM F136 oder F67)
Titan gilt im professionellen Piercingbereich als Referenzmaterial und wird aufgrund seiner hervorragenden Eigenschaften besonders häufig für den Ersteinsatz verwendet. Es handelt sich um ein eigenständiges, leichtes Metall mit sehr hoher Körperverträglichkeit. Titan ist vollständig nickel- und allergenfrei, korrosionsbeständig und äußerst langlebig.

S. Draxler, *Modern Piercing*, https://doi.org/10.1007/978-3-662-73801-6_19

Aufgrund seiner Biokompatibilität findet Titan auch in der Medizin breite Anwendung, unter anderem bei Implantaten, Schrauben oder Gelenkprothesen. Diese Eigenschaften machen es besonders geeignet für den Kontakt mit frischem Wundgewebe.

Ein weiterer Vorteil von Titan ist die Möglichkeit der farblichen Veränderung durch Anodisieren. Dabei wird die Oberfläche elektrochemisch behandelt, ohne das Material selbst oder seine Biokompatibilität zu verändern. Die entstehenden Farben basieren ausschließlich auf Lichtbrechung und enthalten keine zusätzlichen Beschichtungen oder Pigmente.

Optisch weist Titan eine graue Grundfarbe auf und erscheint poliert etwas dunkler als Stahl. Es ist nicht magnetisch und im direkten Vergleich deutlich leichter als Edelstahl.

Fazit Titan bietet eine sehr hohe Verträglichkeit, ist langlebig, leicht und vollständig nickelfrei. Aufgrund dieser Eigenschaften gilt es als ideales Material für den Ersteinsatzschmuck. Nachteile bestehen hauptsächlich in der im Vergleich zu Stahl etwas matteren Farbwirkung sowie in den höheren Anschaffungskosten.

PTFE (Polytetrafluorethylen/„Teflon“) & Bioplast

PTFE und Bioplast zählen zu den medizinisch verwendeten Kunststoffen im Piercingbereich. Beide Materialien zeichnen sich durch ihre Flexibilität und eine in der Regel gute Körperverträglichkeit aus und kommen vor allem dort zum Einsatz, wo starre Metalle zu mechanischer Belastung, Druckstellen oder Reizungen führen könnten.

PTFE ist ein weiches, flexibles Polymer, das sich gut an Bewegungen und Körperformen anpasst. Aufgrund seiner Elastizität kann es bei Bewegung nachgeben und dadurch die mechanische Belastung auf den Stichkanal reduzieren. Dies macht PTFE insbesondere für spezielle Situationen sinnvoll, etwa bei Schwangerschaftspiercings oder in anatomisch stark bewegten Bereichen.

Bioplast ist kein Synonym für PTFE, sondern ein eigenständiger, speziell für den Körperschmuck entwickelter Kunststoff. Es handelt sich um einen geschützten Markennamen. Bioplast weist ähnliche Eigenschaften wie PTFE auf, etwa Flexibilität und gute Biokompatibilität, ist jedoch in Zusammensetzung und Herstellung gezielt auf den Einsatz im Piercingbereich abgestimmt. Je nach Produkt und Hersteller ist eine Sterilisation möglich, wobei die jeweiligen Vorgaben zu beachten sind.

Beide Materialien besitzen eine glatte Oberfläche, an der sich im Vergleich zu porösen Materialien weniger Ablagerungen festsetzen. Zudem lassen sich Schmuckstücke aus PTFE oder Bioplast individuell kürzen und anpassen, unabhängig von festen Normgrößen. Im Vergleich zu Metallen sind Kunststoffe jedoch weniger langlebig und können sich bei längerem Gebrauch mechanisch abnutzen.

Fazit PTFE und Bioplast bieten eine flexible, gut verträgliche Alternative zu metallischem Schmuck und eignen sich insbesondere für sensible Körperstellen oder besondere Situationen wie Schwangerschaften. Ihre Nachteile liegen in der geringeren Haltbarkeit und einer im Vergleich zu Metallen als weniger hochwertig empfundenen Optik.

Implantatstahl 316 LVM (ASTM F138/ISO 5832-1)

Implantatstahl 316 LVM ist ein geprüfter Edelstahl in Implantatqualität und stellt im professionellen Piercingbereich eine etablierte Alternative zu Titan dar. Das Material zeichnet sich durch eine gute Körperverträglichkeit, hohe Stabilität und Langlebigkeit aus und ist zuverlässig sterilisierbar sowie korrosionsbeständig.

Implantatstahl wird nach klar definierten internationalen Normen hergestellt und findet auch in der Medizin Anwendung, beispielsweise bei Schrauben, Platten oder anderen Implantaten. Für Piercings kommt in der Regel 316 LVM zum Einsatz. Dabei handelt es sich um einen 316L-Edelstahl, der unter Vakuum geschmolzen wurde, was sich in der Bezeichnung *LVM* („Low Vacuum Melt“) widerspiegelt. Dieses Herstellungsverfahren führt zu einer höheren Materialreinheit, einer homogeneren Struktur und einer verbesserten Biokompatibilität.

Das „L“ in 316L steht für einen reduzierten Kohlenstoffgehalt („Low Carbon“), der die Korrosionsbeständigkeit erhöht und den Werkstoff besser für den Einsatz im Körper geeignet macht. Im Unterschied zu herkömmlichem Chirurgenstahl (316L) gilt Implantatstahl 316 LVM aufgrund seiner Materialeigenschaften als für den Ersteinsatz geeigneter Werkstoff. Zwar enthält das Material Nickel, dessen Abgabe ist jedoch streng reglementiert und liegt unter den geltenden gesetzlichen Grenzwerten.

Optisch ist Implantatstahl silberfarben, gut polierbar und glänzend. Im Vergleich zu Titan ist er spürbar schwerer. Magnetische Eigenschaften sind, wenn überhaupt, nur sehr schwach ausgeprägt. Für Personen mit ausgeprägter Nickelallergie ist Implantatstahl dennoch nicht die erste Wahl.

Fazit Implantatstahl 316 LVM ist stabil, langlebig, medizinisch geprüft und weit verbreitet. Er stellt eine kostengünstigere Alternative zu Titan dar, ist jedoch aufgrund des enthaltenen Nickels für hochsensible oder stark nickelallergische Personen nur eingeschränkt geeignet und zudem schwerer als Titan.

Niobium

Niobium ist ein reines Metall und zeichnet sich durch eine sehr hohe Biokompatibilität aus. Es ist vollständig nickel- und bleifrei, korrosionsbeständig und gilt als besonders allergikerfreundlich. Aufgrund dieser Eigenschaften stellt Niobium eine hochwertige, wenn auch weniger verbreitete Alternative zu Titan dar.

Im Gegensatz zu vielen anderen Metallen handelt es sich bei Niobium nicht um eine Legierung, sondern um ein elementares Metall. Diese Materialreinheit trägt wesentlich zu seiner guten Verträglichkeit bei. Wie Titan lässt sich auch Niobium durch Anodisieren farblich verändern, ohne dass dabei die Biokompatibilität beeinträchtigt wird. Die Farbgebung entsteht auch hier ausschließlich durch Lichtbrechung an der Oberfläche.

Optisch ähnelt Niobium poliertem Stahl, wirkt jedoch meist etwas dunkler. Das Material ist nicht magnetisch und im direkten Vergleich spürbar schwerer als Titan. Aufgrund seiner besonderen Eigenschaften wird Niobium häufig dann gewählt, wenn eine alternative Optik oder Haptik gewünscht ist oder wenn andere Materialien nicht vertragen werden.

Fazit Niobium ist ein sehr gut verträgliches, reines und hochwertiges Material, das sich besonders für Allergiker eignet. Es ist farblich variabel und optisch edel, jedoch schwerer als Titan, weniger verbreitet und in der Anschaffung oft teurer sowie nicht überall verfügbar.

Echt Gold (14 oder 18 Karat, nickelfrei, hochglanzpoliert)

Gold ist ein traditionelles Edelmetall und wird seit Jahrtausenden für Schmuck verwendet. Auch im Piercingbereich kann Echtgold eingesetzt werden, allerdings nur unter klar definierten Voraussetzungen. Entscheidend sind dabei sowohl die Legierung als auch die Oberflächenverarbeitung.

Für Piercingschmuck ist reines Gold (24 Karat) ungeeignet, da es zu weich ist und sich unter mechanischer Belastung verformen kann. Zudem kann es bei weichem Material leichter zu feinen Oberflächenveränderungen kommen, die hygienisch nachteilig sind. Geeignet sind daher ausschließlich 14- oder 18-Karat-Legierungen, die eine ausreichende Stabilität bei gleichzeitig guter Biokompatibilität bieten.

Die verwendete Legierung muss nachweislich nickelfrei sein. Ebenso ist eine hochglanzpolierte Oberfläche zwingend erforderlich, um eine möglichst glatte, hygienische Oberfläche zu gewährleisten und Ablagerungen im Stichkanal zu minimieren.

Goldschmuck ist langlebig, wertbeständig und weist bei geeigneter Legierung eine gute Körperverträglichkeit auf. Aufgrund seines Gewichts ist Gold spürbar schwerer als Titan oder Niobium und zudem deutlich kostenintensiver.

Als Ersteinsatzschmuck wird Gold nur selten verwendet. Zum einen ist das Material empfindlicher gegenüber mechanischer Belastung, zum anderen erfordert der Ersteinsatz in der Regel eine Überlänge des Schmucks, um Schwellungen auszugleichen. Da dieser Schmuck nach Abschluss der Heilungsphase meist wieder gewechselt wird, ist der Einsatz von kostenintensiven Gold im Ersteinsatz aus praktischer Sicht häufig wenig sinnvoll.

Exkurs (thematischer Einschub): Zur antibakteriellen Wirkung von Gold
In der wissenschaftlichen Forschung wird Gold, insbesondere in Form von Nanopartikeln, auf mögliche antibakterielle Eigenschaften untersucht. Studien zeigen, dass speziell hergestellte Gold-Nanostrukturen unter experimentellen Bedingungen das Wachstum bestimmter Bakterien hemmen oder deren Zellstrukturen schädigen können. Diese Effekte werden vor allem im Kontext der Materialforschung und Nanomedizin diskutiert (Institut für Physik, Universität Augsburg 2020).

Für den Piercingbereich ist diese Forschung jedoch nur eingeschränkt relevant. Die beschriebenen antibakteriellen Eigenschaften beziehen sich nicht auf massives Gold oder Goldlegierungen, wie sie bei 14- oder 18-Karat-Piercingschmuck verwendet werden. Konventioneller Goldschmuck weist im praktischen Gebrauch keine verlässlich belegte antibakterielle Wirkung auf und ersetzt weder hygienische Maßnahmen noch eine fachgerechte Pflege.

Fazit Echtgold bietet bei geeigneter, nickelfreier Legierung eine gute Verträglichkeit und eine hochwertige, luxuriöse Optik. Aufgrund des hohen Preises, des Gewichts und der eingeschränkten Eignung für den Ersteinsatz wird Gold überwiegend für vollständig abgeheilte Piercings empfohlen.

Die oben genannten Materialien zählen zu den gängigsten und bewährten Optionen für hochwertigen Ersteinsatzschmuck. In der Praxis hat sich insbesondere Titan Grad 23 aufgrund seiner sehr guten Verträglichkeit, hohen Stabilität und Alltagstauglichkeit als Standardmaterial etabliert.

In bestimmten Situationen oder auf ausdrücklichen Wunsch können auch Schmuckstücke aus PTFE zum Einsatz kommen, etwa wenn besondere Flexibilität erforderlich ist oder mechanische Belastungen reduziert werden sollen.

Neben den für den Ersteinsatz geeigneten Materialien existieren zahlreiche weitere Werkstoffe, die im Bereich des Körperschmucks häufig verwendet werden. Für frische Piercings sind diese jedoch nur eingeschränkt oder gar nicht geeignet, da sie den Heilungsverlauf beeinträchtigen oder zusätzliche Risiken mit sich bringen können.

Chirurgenstahl 316L (V4A)
Chirurgenstahl 316L ist ein weit verbreitetes Material in der Schmuckherstellung und wird häufig als „medizinischer Stahl" oder „Chirurgenstahl" beworben. Es handelt sich um eine nickelhaltige Edelstahllegierung, die stabil, korrosionsbeständig sowie gut polier- und sterilisierbar ist. Optisch ist 316L silberfarben und lässt sich hochglänzend polieren. Im direkten Vergleich zu Titan ist das Material spürbar schwerer. Je nach Charge und Verarbeitung kann es schwach magnetisch sein oder keine messbare Magnetisierung aufweisen.

Das „L" in der Bezeichnung 316L steht – wie auch bei Implantatstahl – für einen reduzierten Kohlenstoffgehalt („Low Carbon"), der die Korrosionsbeständigkeit verbessert. Im Gegensatz zu Implantatstahl 316 LVM wird 316L jedoch nicht unter Vakuum geschmolzen. Es fehlt damit die zusätzliche Materialreinheit und strukturelle Homogenität, die durch das Vakuumschmelzverfahren erreicht wird.

Aus diesem Grund entspricht Chirurgenstahl 316L nicht den strengen Normen für implantatgeeignete Werkstoffe (ASTM F138/ISO 5832-1). Der enthaltene Nickelanteil kann sich insbesondere bei frischen Piercings über die Zeit lösen und Reizungen oder allergische Reaktionen begünstigen. Für den Ersteinsatz ist dieses Material daher nicht geeignet.

Im direkten Vergleich kann 316L als eine untergeordnete Variante von 316 LVM verstanden werden: Beide basieren auf dem gleichen Grundstahl, unterscheiden sich jedoch deutlich in Herstellung, Reinheit und Eignung für den dauerhaften Kontakt mit frischem Wundgewebe. In der Praxis findet 316L daher vor allem bei vollständig verheilten Piercings Verwendung.

Fazit Chirurgenstahl 316L ist robust, langlebig und kostengünstig und eignet sich für verheilte Piercings. Aufgrund des Nickelgehalts und der fehlenden Implantatqualität ist er für frische Piercings und den Ersteinsatz nicht geeignet und kann bei sensibler Haut Reizungen oder allergische Reaktionen auslösen.

Silber

Silber ist ein Edelmetall und wird seit Jahrhunderten in der Schmuckherstellung verwendet. Aufgrund seiner optischen Eigenschaften ist es weit verbreitet und beliebt. Im Zusammenhang mit Körperschmuck wird Silber jedoch häufig falsch eingeschätzt.

In der wissenschaftlichen Forschung werden silberhaltige Materialien, insbesondere in Form von Silberionen oder speziellen Beschichtungen, aufgrund ihrer antimikrobiellen Eigenschaften untersucht. Diese Effekte sind jedoch nicht auf massiven Silberschmuck übertragbar und spielen im Piercingbereich keine praktische Rolle. Silber ersetzt weder hygienische Maßnahmen noch eine fachgerechte Pflege.

Für den Einsatz als Piercingschmuck ist Silber grundsätzlich ungeeignet, insbesondere für frische Piercings. Klassisches Silber enthält häufig Nickel, was im Kontakt mit frischem Wundgewebe problematisch sein kann. Auch Sterling-Silber, das in der Regel mit Kupfer legiert ist, behebt diese grundlegenden Nachteile nicht.

Ein weiteres zentrales Problem ist die chemische Reaktivität von Silber. In Kontakt mit Luft, Schweiß oder Körperflüssigkeiten oxidiert das Material und bildet Silbersulfid, was sich als Anlaufen oder dunkle Verfärbung zeigt. Diese Ablagerungen können sich im Stichkanal absetzen, ins Gewebe gelangen und Reizungen, Entzündungen oder Verfärbungen verursachen. Zudem ist Silber weicher als Titan oder Stahl und damit anfälliger für Kratzer und Oberflächenveränderungen, was die hygienischen Nachteile weiter verstärkt.

Allenfalls für aufgesetzte Schmuckelemente, die keinen direkten Kontakt mit dem Stichkanal haben – etwa dekorative Aufsätze oder Clip-Elemente – kann Silber aus optischen Gründen verwendet werden. Als Material, das durch den Körper geführt wird, ist es jedoch nicht zu empfehlen.

Fazit Silber ist optisch ansprechend und gut formbar, eignet sich jedoch nicht als Piercingschmuck. Aufgrund seiner chemischen Reaktivität, der Neigung zur Oxidation, möglicher Nickelanteile und des erhöhten Reizpotenzials sollte Silber weder für frische noch für dauerhaft getragene Piercings verwendet werden.

Modeschmuck (klassische Billiglegierungen)

Modeschmuck umfasst eine Vielzahl preisgünstiger Schmuckstücke mit großer Designvielfalt. Die dabei verwendeten Metalllegierungen sind häufig nicht klar deklariert und können unter anderem Nickel, Blei oder andere allergene beziehungsweise gesundheitlich problematische Bestandteile enthalten.

Für den Einsatz als Piercingschmuck ist Modeschmuck grundsätzlich ungeeignet – sowohl für frische als auch für bereits verheilte Piercings. Aufgrund der unbekannten oder wechselnden Legierungszusammensetzung besteht ein erhöhtes Risiko für allergische Reaktionen, Hautreizungen und Entzündungen. In ungünstigen Fällen können auch toxische Effekte durch Schwermetalle nicht ausgeschlossen werden.

Darüber hinaus weist Modeschmuck häufig qualitative Mängel auf. Die Oberflächen sind oft nicht ausreichend poliert oder lediglich beschichtet, was zu rauen Stellen, Abplatzungen und schneller Korrosion führen kann. Eine zuverlässige Sterilisation ist in der Regel nicht möglich, wodurch das Infektionsrisiko zusätzlich erhöht wird. Auch optisch verändert sich Modeschmuck häufig rasch durch Verfärbungen oder Materialabbau.

Fazit Modeschmuck mag durch seinen geringen Preis und die große Designauswahl attraktiv erscheinen, ist jedoch für den Einsatz im Piercingbereich grundsätzlich ungeeignet. Aufgrund mangelnder Materialqualität, fehlender Sterilisierbarkeit und eines hohen Risikos für allergische Reaktionen oder Infektionen sollte er weder für frische noch für verheilte Piercings verwendet werden.

Acryl (Kunststoff)

Acryl ist ein leichter Kunststoff, der aufgrund seiner großen Farb- und Motivvielfalt häufig im Bereich von Modeschmuck, Plugs oder dekorativen Piercings verwendet wird. Das Material ist in der Regel nickelfrei, was es für viele Menschen grundsätzlich verträglicher macht als metallische Billiglegierungen. Dennoch ist Acryl nicht automatisch als hypoallergen einzustufen, da je nach Herstellung Zusatzstoffe, Farbpigmente oder Weichmacher enthalten sein können, die Hautreizungen begünstigen.

Für frische Piercings ist Acryl grundsätzlich ungeeignet. Das Material ist nicht hitzebeständig und kann daher nicht zuverlässig sterilisiert werden. Zudem neigt Acryl bei längerer Tragedauer zur Bildung von Mikrorissen, insbesondere bei mechanischer Belastung oder häufiger Reinigung. In diesen feinen Strukturen können sich Bakterien ansiedeln, was das Risiko für Entzündungen erhöht.

Aufgrund seiner Materialeigenschaften ist Acryl vergleichsweise bruchanfällig und deutlich weniger langlebig als Glas oder Metall. Sein Einsatz sollte sich daher auf vollständig verheilte Piercings beschränken und primär dekorativen oder kurzfristigen Zwecken dienen.

Fazit Acryl ist leicht, preisgünstig und optisch vielseitig, eignet sich jedoch nicht für frische Piercings. Aufgrund fehlender Sterilisierbarkeit, möglicher Materialermüdung und eines erhöhten Hygienerisikos sollte Acryl ausschließlich kurzfristig und nur in vollständig abgeheilten Piercings verwendet werden.

Holz

Holz ist ein natürliches, leichtes Material und wird im Piercingbereich vor allem für Plugs und Tunnels verwendet. Viele schätzen Holz aufgrund seiner warmen Haptik, des geringen Gewichts und der individuellen Optik, die sich je nach Holzart durch unterschiedliche Farben und Maserungen ergibt. Bei hochwertiger Verarbeitung und gut polierter Oberfläche kann Holz auf der Haut angenehm zu tragen sein.

Als organisches Material besitzt Holz jedoch Eigenschaften, die seinen Einsatz klar einschränken. Es ist hygroskopisch, nimmt also Feuchtigkeit aus der Umgebung sowie aus dem Körper auf. Dadurch lässt es sich nicht zuverlässig sterilisieren und kann bei Kontakt mit Wasser, Schweiß oder anderen Flüssigkeiten aufquellen oder sich strukturell verändern. Aus diesem Grund ist Holz für frische Piercings grundsätzlich ungeeignet.

Auch bei abgeheilten Piercings erfordert Holz einen bewussten Umgang. Das Material muss regelmäßig gepflegt, beispielsweise geölt, werden, um ein Austrocknen oder Rissbildung zu vermeiden. Zudem ist Holz empfindlich gegenüber dauerhaft feuchten Umgebungen wie Schwimmbädern, Saunen oder häufigem Duschen, da dies die Materialstruktur beeinträchtigen und hygienische Probleme begünstigen kann.

Fazit Holz kann bei vollständig abgeheilten Piercings eine optisch ansprechende und angenehm zu tragende Alternative darstellen. Aufgrund fehlender Sterilisierbarkeit, Feuchtigkeitsaufnahme und des erhöhten Pflegebedarfs ist es jedoch ausschließlich für verheilte Piercings geeignet und erfordert einen sorgfältigen Umgang.

Glas (Borosilikatglas/Quarzglas)

Glas, insbesondere medizinisches Borosilikatglas oder Quarzglas, wird im Piercingbereich vor allem für Plugs, Tunnels oder speziellen Schmuck wie Septum-Stecker verwendet. Diese Glasarten sind nickelfrei, chemisch inert (gehen keine chemischen Reaktionen mit Körperflüssigkeiten oder Gewebe ein) und zeichnen sich durch eine extrem glatte Oberfläche aus, was sie grundsätzlich sehr hautverträglich und hygienisch macht. Aufgrund dieser Eigenschaften wird Glas häufig von Allergikern gut vertragen.

Für den Ersteinsatz ist Glas dennoch ungeeignet. Zwar ist hochwertiges Borosilikat- oder Quarzglas temperatur- und chemikalienbeständig, im praktischen Studioalltag kann es jedoch durch wiederholte thermische Belastung, mechanische Einwirkungen oder unsachgemäße Handhabung feine Spannungsrisse entwickeln. Solche Materialschäden sind mit bloßem Auge nicht immer erkennbar und bergen ein erhöhtes Verletzungsrisiko im frischen Stichkanal. Zudem ist Glas im Vergleich zu Metall oder Kunststoff deutlich schwerer, was den Heilungsverlauf zusätzlich ungünstig beeinflussen kann.

Bei vollständig abgeheilten Piercings kann Glas hingegen eine sehr gute Option darstellen. Die absolut glatte, nicht poröse Oberfläche lässt sich leicht reinigen, nimmt keine Stoffe auf und neigt nicht zu Korrosion oder chemischen Reaktionen. Voraussetzung ist stets eine hochwertige Verarbeitung ohne sichtbare Beschädigungen.

Fazit Hochwertiges Glas ist hautfreundlich, allergikergeeignet, hygienisch und eignet sich gut für vollständig abgeheilte Piercings. Aufgrund möglicher Materialspannungen, des höheren Gewichts und des Verletzungsrisikos bei Beschädigung ist Glas jedoch nicht für frische Piercings oder den Ersteinsatz geeignet.

Knochen/Horn
Schmuck aus Knochen oder Horn zählt zu den organischen Materialien und wird im Piercingbereich vor allem für Plugs und Tunnels verwendet. Aufgrund ihres geringen Gewichts und der warmen Haptik werden diese Materialien von vielen Trägern als angenehm empfunden. Zudem bieten Knochen und Horn durch ihre natürliche Struktur individuelle Farbverläufe und Maserungen, die jedes Schmuckstück einzigartig machen.

Trotz dieser positiven Eigenschaften sind Knochen und Horn mit klaren Einschränkungen verbunden. Als organische Materialien sind sie nicht zuverlässig sterilisierbar und daher grundsätzlich ungeeignet für frische Piercings. Sie können Feuchtigkeit aufnehmen, was ihre Struktur verändert und hygienische Probleme begünstigen kann. Aus diesem Grund dürfen sie ausschließlich in vollständig abgeheilten Piercings getragen werden.

Auch bei verheilter Haut erfordern Schmuckstücke aus Knochen oder Horn eine regelmäßige Pflege. Um Austrocknung, Rissbildung oder Materialermüdung zu vermeiden, müssen sie in der Regel geölt oder entsprechend behandelt werden. Zudem reagieren sie empfindlich auf Chemikalien, Reinigungsmittel sowie dauerhaft feuchte Umgebungen, was ihren Einsatz weiter einschränkt.

Die Oberfläche von Knochen- und Hornschmuck kann zwar glatt poliert werden, erreicht jedoch nicht die gleichmäßige Glätte von Metall oder Glas. Dadurch ist die Reinigung aufwendiger und eine sorgfältige Handhabung besonders wichtig.

Fazit Knochen und Horn können bei vollständig abgeheilten Piercings eine optisch ansprechende und angenehm zu tragende Alternative darstellen. Aufgrund fehlender Sterilisierbarkeit, hoher Pflegeanforderungen und Empfindlichkeit gegenüber Feuchtigkeit und Chemikalien sind sie jedoch ausschließlich für verheilte Piercings geeignet und nicht für den Ersteinsatz empfehlenswert.

19.2 Werkzeuge

Um Piercings präzise, sicher und hygienisch setzen zu können, ist der Einsatz geeigneter Werkzeuge unerlässlich. In der professionellen Praxis haben sich bestimmte Instrumente bewährt, mit denen sich der Großteil aller gängigen Piercings zuverlässig durchführen lässt. Welche Werkzeuge letztlich bevorzugt werden, hängt auch von persönlichen Arbeitsweisen und Erfahrung ab – entscheidend ist jedoch stets ein sicherer, kontrollierter und hygienischer Umgang.

Neben den hier beschriebenen Instrumenten existieren zahlreiche weitere, teils sehr spezialisierte Klemmen und Hilfsmittel. Für den Studioalltag wird jedoch nur ein überschaubarer Teil davon regelmäßig benötigt. Die nachfolgend aufgeführten Werkzeuge bilden ein sinnvolles Grundset, mit dem sich nahezu alle Standardanwendungen fachgerecht umsetzen lassen.

Zur besseren Übersicht werden die Werkzeuge in drei Gruppen unterteilt:

Nadeln/Punch
- Hohlspitznadeln
- Piercingkanülen
- Biopsie-Punch

Zangen und Klemmen

- Schere
- Mosquito-Klemme
- Förster-Klemme und Duval-Klemme (offen)
- Septumzange
- Dermal-Anchor-Zange
- Ringöffner und Ringschließer

Weitere Werkzeuge

- Einführstäbe
- Receiving Tube
- Kugelschließer
- Schieblehre
- Brow Mapping String/Pre-Inked Mapping String

Im weiteren Verlauf werden die einzelnen Instrumente näher erläutert, ihre Einsatzbereiche beschrieben und auf typische Anwendungs- sowie Fehlerquellen eingegangen.

1. **Nadeln/Punch**:

Hohlspitznadel

Hohlspitznadeln sind vollständig hohle Piercingnadeln mit vergleichsweise kleinem Außendurchmesser. Der zentrale Vorteil dieses Systems besteht darin, dass der Schmuck nach dem Stich direkt durch das Lumen (inneren Hohlraum) der Nadel geführt und unmittelbar eingezogen werden kann. In der Anwendung unterscheidet sich die Handhabung damit von klassischen Piercingkanülen.

In der Praxis kann dieses System zuverlässig funktionieren, erfordert jedoch eine sichere Technik und eine kontrollierte Arbeitsweise. Ein sicherheitsrelevanter Punkt ist das Einführen des Schmucks: Wird der Schmuck über die Schneide bzw. scharfe Kante geführt, besteht Verletzungsgefahr für Gewebe und Stichkanal. Um dies zu vermeiden, sollte zwingend ein geeigneter Einführstift beziehungsweise ein passendes Transfer-Tool verwendet werden.

Aus meiner praktischen Erfahrung sind Hohlspitznadeln für das Erlernen grundlegender Abläufe grundsätzlich geeignet. Im professionellen Studioalltag werden jedoch häufig Kanülen bevorzugt, da sie in vielen Situationen als handlicher und kontrollierbarer empfunden werden. Der größte Vorteil von Hohlspitznadeln liegt vor allem in den geringeren Kosten im Vergleich zu Kanülen.

Für bestimmte anatomisch schwer zugängliche Bereiche existieren auch gebogene Varianten. Diese können das Handling erleichtern, sind jedoch nicht zwingend erforderlich, sofern die Technik sicher beherrscht wird.

Piercingkanülen

Piercingkanülen zählen zu den zentralen Instrumenten im professionellen Piercingbereich. Sie bestehen aus einer Hohlnadel, die von einem flexiblen Kunststoffschlauch ummantelt ist. Dieses System ermöglicht ein präzises, kontrolliertes Arbeiten und hat sich im Studioalltag vielfach bewährt.

Nach dem Durchstechen des Gewebes wird die Nadel entfernt, während der Kunststoffschlauch im Stichkanal verbleibt. Je nach System kann entweder die Spitze oder die Rückseite des Schlauchs geöffnet werden, sodass der Schmuck sauber eingesetzt und kontrolliert durchgezogen werden kann. Alternativ kann der Schmuck – ähnlich wie bei Hohlspitznadeln – mithilfe einer geeigneten Einführhilfe übertragen werden.

Im Laufe der Ausbildung und Praxis werden häufig unterschiedliche Kanülenvarianten getestet, etwa klassische Butterfly-Kanülen oder Venenverweilkanülen aus dem medizinischen Bereich. Diese Instrumente stammen ursprünglich aus der medizinischen Anwendung und sind nicht primär für das Einsetzen von Piercingschmuck konzipiert.

Grundsätzlich können auch solche Systeme im Piercingkontext verwendet werden. In der praktischen Anwendung kann sich jedoch insbesondere das Einsetzen des Schmucks als erschwert gestalten, da die Systeme nicht speziell darauf ausgelegt sind, den Schmuck kontrolliert und direkt durch den Stichkanal zu führen.

Welche Variante bevorzugt wird, hängt letztlich von der individuellen Arbeitsweise und Erfahrung ab. In der Praxis hat sich jedoch die standardisierte Piercingkanüle mit separatem Kunststoffschlauch als besonders flexibel und gut kontrollierbar erwiesen.

Die in diesem Buch beschriebenen Arbeitsschritte orientieren sich an der Verwendung klassischer Piercingkanülen. Andere technisch geeignete Systeme können bei entsprechender Erfahrung ebenfalls angewendet werden, sofern sie ein vergleichbares Maß an Kontrolle und Sicherheit bieten.

Unabhängig vom verwendeten System gilt: Neue Instrumente oder Techniken sollten stets zunächst an geeigneten Übungsobjekten – etwa Silikon- oder Gummimodellen – erprobt werden, bevor sie am Menschen zum Einsatz kommen.

Biopsiepunch (Dermal Punch)

Der Biopsiepunch – im Piercingbereich häufig als Dermal Punch bezeichnet – stammt ursprünglich aus der Medizin und wird dort zur Entnahme kleiner, kreisrunder Hautproben verwendet. Technisch handelt es sich um ein sehr scharfes, zylindrisches Schneidinstrument mit einer zentralen Öffnung. Durch eine kontrollierte Drehbewegung wird es in das Gewebe geführt, wobei gezielt ein kleiner Gewebezylinder entfernt wird.

Im Piercingbereich kommt der Biopsiepunch vor allem bei klassischen Dermal Anchors zum Einsatz (siehe Abschn. 3.6.4). Dabei wird bewusst eine geringe Menge Gewebe entnommen, um eine definierte „Tasche" zu schaffen, in die der Schmuck anschließend eingesetzt wird. Trotz der zunächst ungewohnten Vorstellung handelt es sich hierbei um einen minimalinvasiven Eingriff, der bei fachgerechter Durchführung und entsprechender Nachsorge in der Regel unkompliziert abheilt.

In der Praxis hat sich insbesondere eine Größe von etwa 2 mm für den Einsatz bei Dermal Anchors bewährt. Diese Angabe beruht auf praktischer Erfahrung und stellt keine verbindliche Vorgabe dar.

Darüber hinaus kann der Biopsiepunch in ausgewählten Fällen auch bei bestimmten Knorpelpiercings, etwa an Helix oder Conch, eingesetzt werden. Durch das gezielte Entfernen eines kleinen Gewebeanteils kann der mechanische Druck im Stichkanal reduziert werden, was unter günstigen Bedingungen einen ruhigeren Heilungsverlauf begünstigen kann. Dabei ist zu beachten, dass es aufgrund der Technik zu einer etwas stärkeren Blutung kommen kann, was als normaler Teil des Verfahrens gilt.

2. **Zangen & Klemmen**

Allgemeines zu Klemmen und Zangen

Klemmen und Zangen sind beim professionellen Piercen wichtige Hilfsmittel, um das Gewebe sicher zu fixieren und eine präzise Platzierung zu ermöglichen. Entscheidend ist dabei stets ein kontrollierter und feinfühliger Umgang. Ein zu hoher Druck kann für die zu piercende Person unangenehm oder schmerzhaft sein und das Gewebe unnötig belasten.

Insbesondere bei Instrumenten wie der Förster- oder Duval-Klemme sollte darauf geachtet werden, die Arretierung (den Rastmechanismus der Klemme) nicht vollständig einrasten zu lassen. Ziel ist es nicht, das Gewebe fest einzuklemmen, sondern es sanft zu stabilisieren, sodass der Stichvorgang ruhig, kontrolliert und exakt ausgeführt werden kann. Ein sicherer Halt ist wichtig – jedoch immer mit der nötigen Feinfühligkeit.

Schere

Auch die Schere zählt zu den Instrumenten, die zwingend steril sein müssen – ein Punkt, der in der Praxis häufig unterschätzt wird. Es besteht gelegentlich der Irrglaube, dass eine Schere nicht sterilisiert werden müsse, da sie nicht direkt in die Haut eindringt. Dies ist jedoch ein Fehler.

Wird die Schere beispielsweise verwendet, um nach dem Stechen den Kunststoffschlauch einer Piercingkanüle zu kürzen beziehungsweise anzupassen, besteht die Gefahr, dass Keime auf den Schlauch und somit auch auf den Schmuck übertragen werden. Beim anschließenden Einführen des Schmucks können diese in den frischen Stichkanal gelangen und so eine Kontamination verursachen.

Beim Arbeiten mit Hohlspitznadeln wird in der Regel keine Schere benötigt, da hier kein Führungsschlauch vorhanden ist.

Mosquito-Klemme

Die Mosquito-Klemme ist ein kleines, sehr präzises Instrument und gehört zur Grundausstattung eines professionellen Piercingstudios. Sie eignet sich besonders gut zum sicheren Greifen und Fixieren feiner Elemente wie Piercingschmuck.

Häufig wird sie beim Einfädeln oder Halten des Schmucks verwendet, etwa beim Öffnen oder Schließen von Kugeln. Mit entsprechender Übung lassen sich viele dieser Arbeitsschritte zwar auch ohne Hilfsmittel durchführen, insbesondere an engen oder schwer zugänglichen Stellen erweist sich die Mosquito-Klemme jedoch als große Erleichterung. Auch bei sehr fest sitzenden Kugeln ermöglicht sie ein kontrolliertes Arbeiten ohne unnötige Kraftanwendung.

Förster-Klemme und Duval-Klemme (offene Ausführung)

Förster- und Duval-Klemmen sind bewährte Instrumente zur Fixierung der Haut vor dem Durchstechen und ermöglichen eine präzise Kontrolle über Ein- und Austrittspunkt der Nadel. Für den Einsatz im Piercingbereich sollte ausdrücklich die offene Ausführung verwendet werden.

Als „offen“ wird eine Klemme bezeichnet, die an der Spitze eine kleine Öffnung besitzt. Diese erlaubt es, die Kanüle nach dem Stechen direkt hindurchzuführen, ohne den Führungsschlauch zuvor abschneiden zu müssen. Das erleichtert den Arbeitsablauf, spart Zeit und trägt zu einem kontrollierten und sauberen Vorgehen bei.

Die Förster-Klemme verfügt über einen rundlich geformten Kopf und eignet sich besonders für Bereiche, in denen das Gewebe gut greifbar ist und ohne starke Verformung fixiert werden kann, etwa bei vielen Ohrpiercings, an der Zunge oder beim Nostril.

Bei oberflächennahen Piercings – etwa Bauchnabel-, Augenbrauen- oder Surface-Piercings – ist hingegen die Duval-Klemme oft die bessere Wahl. Sie besitzt eine eher abgeflachte Klemmfläche, wodurch eine gleichmäßige Fixierung der Haut über eine größere Fläche ermöglicht wird. Auch sie sollte in der offenen Ausführung verwendet werden, um nach dem Stechen unmittelbar weiterarbeiten zu können.

Septum-Zange

Die Septum-Zange ist ein spezialisiertes Werkzeug, das insbesondere beim Setzen von Septum-Piercings zum Einsatz kommt. Sie ermöglicht eine sichere Fixierung und exakte Ausrichtung des Gewebes und trägt dadurch wesentlich zu einem geraden Stichkanal und einem reproduzierbaren Ergebnis bei. Durch die stabile Führung lässt sich das Risiko einer schiefen Platzierung deutlich reduzieren.

Je nach Bauart existieren unterschiedliche Ausführungen von Septum-Zangen. Gängig sind Modelle mit integrierter Führung, bei denen verlängerte Enden die präzise Positionierung erleichtern, sowie pinzettenartige Varianten. Welche Ausführung bevorzugt wird, hängt von der individuellen Arbeitsweise ab. In der Praxis werden jedoch häufig klassische, stabile Zangen verwendet, da sie ein hohes Maß an Kontrolle und Sicherheit bieten.

Dermal-Anchor-Zange

Die Dermal-Anchor-Zange ist ein zentrales Werkzeug beim Setzen von Dermal Anchors. Sie dient dazu, den vorbereiteten Schmuck – bestehend aus Trägerplatte und bereits montiertem Aufsatz – sicher zu fixieren und kontrolliert in die zuvor geschaffene Gewebetasche einzusetzen.

Alternativ existieren Systeme mit speziellen Einführstiften, die in die Trägerplatte eingeschraubt werden. Diese ermöglichen ebenfalls das Setzen von Dermal Anchors, erfordern jedoch eine andere Handhabung und werden in der Praxis nicht von allen als gleichwertig empfunden. Die Verwendung einer Dermal-Anchor-Zange erlaubt es hingegen, den vollständig vorbereiteten Anchor stabil zu greifen, präzise zu führen und kontrolliert zu platzieren.

Auch über das eigentliche Einsetzen hinaus kann die Dermal-Anchor-Zange in bestimmten Situationen hilfreich sein, etwa beim Festschrauben von Aufsätzen. In vielen Fällen kommen hierfür jedoch spezialisierte Werkzeuge zum Einsatz.

Ringöffner- und Ringschließzange

Ringöffner- und Ringschließzangen werden vor allem im Umgang mit Ball Closure Rings (BCRs) verwendet. Mit der Ringöffnerzange lässt sich der Ring kontrolliert aufweiten, sodass die

Klemmkugel eingesetzt oder entfernt werden kann. Für die meisten Anwendungen ist dieses Werkzeug ausreichend.

Die Ringschließzange kommt dann zum Einsatz, wenn ein Ring beim Öffnen zu stark gedehnt wurde und wieder in seine ursprüngliche Form zurückgeführt werden muss. Sie stellt somit ein ergänzendes Werkzeug für Ausnahmefälle dar und dient der Formkorrektur, nicht dem regulären Öffnen oder Schließen von Ringen.

3. **Andere**

Einführstäbe
Einführstäbe stellen ein wichtiges Hilfsmittel dar, das in keinem professionellen Piercingstudio fehlen sollte. Sie sind in unterschiedlichen Größen und Ausführungen erhältlich, beispielsweise mit Innen- oder Außengewinde oder mit einer entsprechenden Aufnahme für Push-In-Systeme, sodass sich der Schmuck direkt am Einführstab befestigen lässt. Dadurch kann der gewünschte Schmuck unmittelbar über den Einführstab eingesetzt werden.

Konstruktionsbedingt sind Einführstäbe an einer Seite sehr fein zulaufend und gehen anschließend in die benötigte Materialstärke über. Die Spitze ist in der Regel abgerundet, sodass das Risiko einer Verletzung reduziert wird. Bei unsachgemäßer Anwendung sind Verletzungen jedoch dennoch möglich.

Einführstäbe eignen sich insbesondere dazu, einen vermeintlich zugewachsenen Stichkanal vorsichtig zu reaktivieren, sofern dies anhand des Befundes noch möglich und sinnvoll erscheint. Die Einschätzung sollte stets individuell erfolgen. Zudem können sie beim Einsetzen des Erstschmucks verwendet werden. In diesem Fall kann – abhängig vom verwendeten Nadelsystem – auf das Durchtrennen des Kunststoffschlauchs bei Piercingkanülen verzichtet werden.

Auch beim Wechseln frischer Piercings, bei denen der Stichkanal noch nicht vollständig ausgebildet ist, kann der Einsatz von Einführstäben hilfreich sein. In ihrer Funktion ähneln sie kleinen Dehnstiften, ermöglichen jedoch ein kontrollierteres und schonenderes Arbeiten.

Receiving Tube
Eine Receiving Tube (deutsch: Schutzröhre) ist ein hilfreiches Instrument beim Piercen und dient in erster Linie dazu, auf der Gegenseite der Einstichstelle kontrollierten Gegendruck aufzubauen und umliegendes Gewebe zu schützen. Sie wird an der Stelle positioniert, an der die Nadel austritt, und verhindert so, dass die Nadelspitze unbeabsichtigt angrenzende Bereiche verletzt oder es zu versehentlichen Stichverletzungen bei der zu piercenden Person oder beim Piercer kommt.

Receiving Tubes kommen insbesondere dort zum Einsatz, wo die Platzverhältnisse beengt sind oder eine klassische Fixierung mit Förster- oder Duval-Klemme nicht sinnvoll oder technisch schwierig ist. Sie ermöglichen ein ruhiges und kontrolliertes Arbeiten, ohne das Gewebe zusätzlich zu komprimieren.

In der Praxis haben sich Receiving Tubes beispielsweise bei komplexeren Ohrpiercings wie dem Rook bewährt, lassen sich jedoch grundsätzlich überall dort einsetzen, wo zusätzlicher Schutz und Stabilität erforderlich sind. Sie stellen damit eine sinnvolle Ergänzung zu klassischen Klemmen dar und erweitern die Möglichkeiten der sicheren Gewebefixierung.

Kugelhalter
Kugelhalter sind in unterschiedlichen Ausführungen erhältlich und stellen ein wichtiges Hilfswerkzeug beim Einsetzen und Verschrauben von Piercingschmuck dar. Sie ermöglichen es, Kugeln sicher zu fixieren, kontrolliert abzuschrauben und nach dem Einsetzen des Schmucks präzise wieder aufzuschrauben. Besonders bei sehr kleinen Kugeln oder schwer zugänglichen Stellen erleichtern sie das Arbeiten erheblich und erhöhen die Kontrolle.

Je nach Ausführung eignen sich Kugelhalter unterschiedlich gut für verschiedene Schmuckarten. Bei Kugeln mit glatter Oberfläche oder dekorativen Aufsätzen, etwa mit Steinbesatz, kann ein Kugelhalter mit Silikon-Inlay von Vorteil sein. Diese Variante bietet zusätzlichen Halt und reduziert das Risiko, dass der Aufsatz beim Verschrauben abrutscht.

Wird ein Kugelhalter an frisch gestochenen Piercings verwendet, muss er selbstverständlich steril sein, da er unmittelbar mit dem Schmuck und damit indirekt mit dem Stichkanal in Kontakt kommt.

Einfach ausgeführte Kugelhalter-Pinzetten ohne zusätzliche Fixierung bieten häufig nur begrenzten Halt. In der Praxis kann es dabei leicht passieren, dass die Kugel wegrutscht, was das Arbeiten unnötig erschwert und die Präzision beeinträchtigt. Idealerweise sollte daher ein Kugelhalter verwendet werden, der die Kugel zuverlässig fixiert und ein ruhiges, kontrolliertes Arbeiten bestmöglich unterstützt.

Schieblehre
Die Schieblehre ist ein vielseitig einsetzbares Messwerkzeug im Piercingalltag und dient überall dort, wo präzise Maße erforderlich sind. Sie eignet sich beispielsweise dazu, Abstände zwischen bestehenden Piercings zu messen, um weitere Piercings ästhetisch ansprechend zu platzieren, oder um die passende Schmucklänge beziehungsweise -stärke zu bestimmen.

Darüber hinaus kann sie in zahlreichen weiteren Situationen hilfreich sein, etwa beim Ausmessen von Abständen bei Oberflächenpiercings, beim Anpassen von Stablängen oder bei der allgemeinen Planung von Platzierungen. Durch die exakte Messung lassen sich Fehlplatzierungen vermeiden und ästhetisch stimmige Ergebnisse erzielen.

Schieblehren sind sowohl in analoger als auch in digitaler Ausführung erhältlich. Welche Variante bevorzugt wird, hängt von der individuellen Arbeitsweise ab; beide erfüllen ihren Zweck zuverlässig, sofern sie präzise verarbeitet sind und korrekt verwendet werden.

Besonders wichtig ist der hygienische Umgang: Wird an einer bereits desinfizierten Hautstelle gearbeitet, darf die Schieblehre keinen Kontakt mit dem desinfizierten Bereich haben, um eine Kontamination zu vermeiden und die hygienischen Voraussetzungen nicht zu beeinträchtigen.

Brow Mapping String/Pre-Inked Mapping String
Der Brow Mapping String, auch als Pre-Inked Mapping String bezeichnet, stammt ursprünglich aus dem kosmetischen Bereich und ist mit einer allergikerfreundlichen Farbe, Kreide oder einer vergleichbaren Substanz getränkt. Im Piercingbereich dient er als präzises Planungswerkzeug und ermöglicht das saubere Anzeichnen gerader, gleichmäßiger Linien auf Haut oder Schleimhaut.

Besonders bei Piercings, bei denen eine exakte Ausrichtung und gleichmäßige Abstände entscheidend sind, hat sich der Mapping String bewährt. Er erleichtert die visuelle Orientierung und unterstützt die Planung der Platzierung, auch an anatomisch anspruchsvollen Stellen, an denen klassisches Anzeichnen mit Stift oder Marker erschwert ist. In Kombination mit einer Schieblehre lassen sich auf dieser Basis Abstände zuverlässig bestimmen und die Einstichpunkte präzise vorbereiten.

Der Brow Mapping String ist kein steriles Produkt und darf daher ausschließlich vor der finalen Haut- oder Schleimhautdesinfektion verwendet werden. Nach dem Anzeichnen wird die Markierung vollständig entfernt und die betreffende Stelle gemäß den hygienischen Standards desinfiziert.

In der Praxis sind die zuvor angezeichneten Linien nach der Desinfektion häufig noch dezent erkennbar. Diese dienen als Orientierung, um die endgültige Einstichstelle anschließend mit einem sterilen Hautmarker präzise festzulegen. Die finale Markierung und der eigentliche Stichvorgang erfolgen somit stets unter hygienisch einwandfreien Bedingungen.

Der Brow Mapping String stellt damit ein einfaches, aber äußerst effektives Hilfsmittel für die Planungsphase dar und trägt wesentlich zu einer kontrollierten, ästhetisch ansprechenden und reproduzierbaren Platzierung von Piercings bei.

19.3 Schusspistolen im Piercingbereich

Schusspistolen (umgangssprachlich auch „Ohrlochpistolen") werden seit Jahrzehnten vor allem im Einzelhandel eingesetzt, um Ohrlöcher zu setzen. Aus professioneller Sicht ist ihr Einsatz im Piercingbereich jedoch kritisch zu bewerten. Insbesondere für Knorpelbereiche gelten Schusspistolen als ungeeignet, da die unkontrollierte Krafteinwirkung das empfindliche Gewebe erheblich traumatisieren kann (Bellaud et al. 2017).

Hinzu kommen hygienische Probleme, da Schusspistolen konstruktionsbedingt nicht vollständig sterilisiert werden können und somit ein erhöhtes Risiko mikrobieller Kontamination besteht (Association of Professional Piercers [APP], n.d.). Auch im Hinblick auf Komplikationsraten zeigen Studien ein erhöhtes Risiko im Vergleich zu professionellen Piercingtechniken (Bellaud et al. 2017).

Die Hintergründe und fachlichen Aspekte dieses Themas werden in den folgenden Unterkapiteln näher betrachtet

1. **Technischer Vergleich: Schuss Pistole und Piercingnadel**

Eine Schusspistole arbeitet mit mechanischem Federdruck. Dabei wird ein vergleichsweise stumpfer Ohrstecker mit hoher Geschwindigkeit durch das Gewebe getrieben. Dieser Vorgang führt nicht zu einem sauberen Schnitt, sondern zu einer Quetschung des Gewebes. Insbesondere im Knorpelbereich kann dies zu strukturellen Schäden, erhöhtem Gewebetrauma und einem gesteigerten Risiko für Komplikationen führen.

Demgegenüber werden beim professionellen Piercen sterile, laser-geschliffene Einweg-Piercingnadeln oder Kanülen verwendet. Diese durchtrennen das Gewebe präzise und kontrolliert, wodurch ein klar definierter Stichkanal entsteht. Die Fachliteratur empfiehlt den Einsatz steriler Nadeln ausdrücklich, da sie das Risiko für Knorpelschäden und bakterielle Komplikationen deutlich reduzieren, während der Einsatz von Schusspistolen signifikant häufiger mit Verletzungen und Infektionen assoziiert ist (Bellaud et al. 2017).

2. **Gewebeschädigung durch Schusspistolen**

Der Einsatz einer Schusspistole führt im Vergleich zur Arbeit mit einer sterilen Einweg-Kanüle zu einem deutlich erhöhten Gewebetrauma. Während eine Piercingnadel das Gewebe kontrolliert trennt und einen gleichmäßigen, glatten Stichkanal erzeugt, wirkt die Schusspistole mit hoher, ungerichteter Krafteinwirkung. Der verwendete Stecker durchdringt das Gewebe nicht schneidend, sondern verdrängend und quetschend, was zu unregelmäßigen und mechanisch belasteten Wundkanälen führen kann.

Solche traumatisierten Stichkanäle zeigen häufig einen ungünstigeren Heilungsverlauf. In der Praxis werden vermehrt ausgeprägte Schwellungen, erhöhte Schmerzhaftigkeit sowie verzögerte oder instabile Abheilungsprozesse beobachtet. Besonders im Knorpelbereich kann die unkontrollierte Krafteinwirkung zusätzlichen Stress auf das Gewebe ausüben und strukturelle Irritationen begünstigen.

Auch spätere Komplikationen wie Migration, chronische Reizzustände oder ausgeprägte Narbenbildungen treten erfahrungsgemäß häufiger auf, wenn der Stichkanal durch die Schusstechnik unregelmäßig geformt oder das umliegende Gewebe stark beeinträchtigt wurde. Die anatomischen und mechanischen Unterschiede zwischen beiden Verfahren erklären, warum mit Schusspistolen erzeugte Kanäle sich deutlich von den präzisen, kontrollierten Stichkanälen professioneller Piercingnadeln unterscheiden.

Ein anschauliches Beispiel für den Unterschied zwischen Piercingnadel und Pistole findet sich in zahlreichen Demonstrationsvideos im Internet.

3. **Probleme des verwendeten Schmucks**

Der bei Schusspistolen eingesetzte Schmuck ist für frische Piercings in vielen Fällen ungeeignet. Häufig handelt es sich um Stecker aus Chirurgenstahl 316L, der – im Gegensatz zu Implantatmaterialien – nicht optimal für den Ersteinsatz geeignet ist (siehe Abschn. 19.1). Insbesondere bei empfindlichen oder sensiblen Personen kann dies den Heilungsverlauf negativ beeinflussen.

Ein weiteres Problem stellt das verwendete Verschlusssystem dar. Die typischen Butterfly-Verschlüsse liegen sehr eng am Gewebe an und bieten kaum Platz für die physiologische Schwellung, die nach dem Setzen eines Piercings zu erwarten ist. Dadurch kann es zu erhöhtem Druck auf den Stichkanal kommen.

Zusätzlich ist die Oberflächenbearbeitung dieser Stecker häufig nicht auf den Einsatz in offenen Wunden ausgelegt. Unzureichend polierte Oberflächen können mechanische Reizungen begünstigen und die Abheilung erschweren.

Die Kombination aus ungeeignetem Material, engem Verschlusssystem und nicht optimaler Oberflächenbeschaffenheit erhöht das Risiko für Komplikationen wie Einwachsen des Schmucks, Drucknekrosen sowie verschiedene Reizungs- und Entzündungsreaktionen deutlich.

4. **Hygienische Mängel**

Ein wesentlicher Kritikpunkt an herkömmlichen Schusspistolen betrifft die hygienischen Einschränkungen, die sich aus ihrer Bauweise ergeben. Viele Modelle bestehen überwiegend aus Kunststoff oder Verbundmaterialien und sind konstruktionsbedingt nicht für eine vollständige Sterilisation im Autoklaven geeignet. Stattdessen erfolgt in der Praxis meist lediglich eine oberflächliche Desinfektion, die keine zuverlässige Keimfreiheit gewährleistet (Association of Professional Piercers [APP] n.d.).

Dadurch besteht das Risiko, dass Schusspistolen trotz Reinigung mikrobiell kontaminiert bleiben und bei wiederholtem Einsatz als potenzielle Infektionsquelle fungieren. Insbesondere im Umfeld frischer Stichkanäle stellt dies ein relevantes hygienisches Problem dar (APP n.d.).

Zusätzlich wird in der Fachliteratur darauf hingewiesen, dass der mechanische Auslöseprozess der Pistole – einschließlich des Rückstoßes – die unkontrollierte Verlagerung von Keimen begünstigen kann. Diese können sich auf Bauteilen der Pistole befinden und in unmittelbare Nähe der frisch gesetzten Wunde gelangen, wodurch das Kontaminationsrisiko weiter erhöht wird (APP n.d.).

Einweg-Schusspistolen werden häufig als hygienische Alternative beworben. Sie reduzieren zwar das Risiko der Keimübertragung durch wiederverwendbare Geräte, lösen jedoch nur einen Teil der Problematik. Die grundlegenden technischen und medizinischen Nachteile der Schusstechnik bleiben bestehen: Der eingesetzte Stecker ist weiterhin vergleichsweise stumpf, das Gewebe wird gequetscht statt präzise durchtrennt, und eine kontrollierte Führung des Stichkanals ist auch bei Einweg-Systemen nicht gegeben (APP n.d.).

5. **Gesetzliche Einordnung (Österreich)**

Zulässiger Bereich
Gemäß der österreichischen Gewerbeordnung ist das Ohrlochstechen am Ohrläppchen unter bestimmten Voraussetzungen auch außerhalb des Piercinggewerbes zulässig. Nach ***§ 154 Abs. 3 GewO (Fassung 2025)*** dürfen Schmuckhändler, Goldschmiede und Friseure Ohrlöcher stechen, jedoch ausschließlich am Ohrläppchen und nur unter Verwendung steriler Einweg-Ohrlochknöpfe.

Nicht zulässiger Bereich
Sobald Knorpelgewebe, die Nase oder andere Körperregionen betroffen sind, handelt es sich rechtlich nicht mehr um Ohrlochstechen, sondern um Piercen. Diese Tätigkeit fällt gemäß **§ 109 Abs. 3 Gewerbeordnung 1994 (konsolidierte Fassung 2025, RIS)** in das reglementierte Gewerbe der Kosmetik (Schönheitspflege), eingeschränkt auf Piercen, und darf ausschließlich mit entsprechender Gewerbeberechtigung ausgeübt werden (Wirtschaftskammer Österreich 2019).

Daraus ergibt sich eine klare rechtliche Abgrenzung:

- Schusspistolen dürfen ausschließlich für das Ohrläppchen im gesetzlich vorgesehenen Rahmen verwendet werden.
- Der Einsatz von Schusspistolen in Knorpelbereichen oder an anderen Körperstellen ist rechtlich nicht zulässig und stellt unerlaubtes Piercen dar.

6. **Mangelnde Präzision der Pistole**

Schusspistolen erlauben keine präzise Kontrolle über Position, Einstichtiefe oder Einstichwinkel. Die Platzierung erfolgt ausschließlich über die vorgegebene Mechanik des Geräts, wodurch Abweichungen kaum korrigierbar sind. In der Praxis führt dies häufig zu schiefen oder seitlich versetzten Platzierungen sowie zu ungleichmäßigen Stichkanälen, deren Verlauf nur eingeschränkt vorhersehbar ist.

Insbesondere bei mehreren Ohrlöchern kann dies zu ästhetisch unausgewogenen Ergebnissen führen. Solche Fehlplatzierungen lassen sich später oft nur mit erheblichem Aufwand oder gar nicht mehr korrigieren.

Demgegenüber ermöglicht die Arbeit mit sterilen Einweg-Piercingnadeln oder Kanülen eine millimetergenaue Ausrichtung. Position, Tiefe, Winkel und Verlauf des Stichkanals können gezielt gesteuert werden, was einen zentralen Qualitätsfaktor im professionellen Piercing darstellt.

7. **Fehlende Ausbildung**

Für den Einsatz von Schusspistolen existiert keine geregelte oder standardisierte Ausbildung. In der Praxis erfolgt die Handhabung meist auf Basis kurzer Einweisungen durch Hersteller oder Arbeitgeber, ohne dass fundierte Kenntnisse in den Bereichen Anatomie, Wundheilung, Hygiene, Infektionslehre oder Materialkunde vorausgesetzt werden. Entsprechend verfügen Personen, die Ohrlöcher mit einer Schusspistole setzen, in der Regel nicht über die medizinisch-hygienischen Grundlagen oder das fachliche Know-how, das für eine sichere und verantwortungsvolle Anwendung erforderlich wäre.

Demgegenüber unterliegt das professionelle Piercen – zumindest in Österreich – klar definierten gesetzlichen Anforderungen. Das Piercen fällt gemäß ***§ 109 Abs. 3 Gewerbeordnung*** in das reglementierte Gewerbe der Kosmetik (Schönheitspflege), eingeschränkt auf Piercen. Damit verbunden sind festgelegte Zugangsvoraussetzungen, eine medizinische Grundausbildung, umfassende Kenntnisse in Hygiene und Desinfektion sowie die Beherrschung professioneller Arbeitstechniken (siehe Kap. 10).

Fazit Schusspistolen mögen auf den ersten Blick unkompliziert erscheinen, sind jedoch aus medizinischer und hygienischer Sicht problematisch und rechtlich ausschließlich auf das Ohrläppchen beschränkt. Sie verursachen ein unnötig hohes Gewebetrauma, erhöhen das Risiko für Komplikationen und führen nicht selten zu ästhetisch unbefriedigenden Ergebnissen.

Für ein fachgerechtes, sicheres und kontrolliertes Piercing gelten daher professionelle Arbeitsweise, fundierte Ausbildung sowie der Einsatz steriler Einweg-Piercingnadeln oder -kanülen als anerkannter Standard.

20 Schmuck nach der Heilung – Formen, Systeme und Individualisierung

Sobald ein Piercing vollständig abgeheilt ist, eröffnet sich eine Vielzahl an Möglichkeiten, den Schmuck individuell anzupassen und den eigenen Stil zu unterstreichen. Die Bandbreite reicht von schlichten, funktionalen Designs bis hin zu auffälligen oder verspielten Varianten. Neben persönlichen Vorlieben spielen dabei auch ästhetische Proportionen und die jeweilige Körperstelle eine Rolle. Nicht jede Schmuckform wirkt an jeder Position harmonisch. Grundsätzlich gilt jedoch: Bei vollständig verheilten Piercings besteht gestalterische Freiheit, solange Funktion und Tragekomfort gewährleistet bleiben.

Im Folgenden werden die gängigsten Schmuckformen vorgestellt.

Barbell (gerader Stab)
Das Barbell zählt zu den klassischen Piercingschmuckformen. Es besteht aus einem geraden Stab mit zwei aufschraubbaren Enden. Durch die große Auswahl an Längen, Stärken und Aufsätzen ist es vielseitig einsetzbar und eignet sich unter anderem für Zungenpiercings, Brustwarzenpiercings, bestimmte Intimpiercings sowie für spezielle Ohrpiercings wie das Industrial. Auch nach der Abheilung bleibt das Barbell aufgrund seiner Stabilität und Funktionalität eine beliebte Wahl.

Labret (Labret Stud)
Der Labret Stud zählt zu den am häufigsten verwendeten Schmuckformen im Piercingbereich. Charakteristisch ist die flache Platte auf der Rückseite, die für einen sicheren Sitz und hohen Tragekomfort sorgt. Er wird sowohl als Ersteinsatzschmuck als auch bei vollständig abgeheilten Piercings häufig verwendet, insbesondere bei Lippenpiercings, Nasenflügelpiercings, Ohrknorpelpiercings und Ohrläppchen. Durch seine Stabilität und die vergleichsweise geringe Beweglichkeit gilt der Labret als besonders alltagstauglich und komplikationsarm im Handling.

Nasenstecker
Der Nasenstecker ist eine klassische Schmuckform, die nahezu ausschließlich beim Nostril-Piercing Verwendung findet. Für andere Piercingstellen spielt er praktisch keine Rolle. Er ist in zahlreichen Varianten erhältlich, etwa in gerader, einfach oder doppelt gebogener Ausführung sowie mit unterschiedlichen Aufsätzen. Grundsätzlich kann ein Nasenstecker im Nostril getragen werden, er gilt jedoch nicht als ideale Schmuckform. Aufgrund seiner Bauweise besteht ein erhöhtes Risiko, dass er sich unbeabsichtigt löst oder verloren geht, beispielsweise beim Abtrocknen des Gesichts oder durch Hängenbleiben. Auch der Halt im Stichkanal ist im Vergleich zu anderen Schmuckformen weniger stabil.

Aus diesen Gründen werden für das Nostril-Piercing häufig Labret Studs bevorzugt, da sie deutlich sicherer sitzen, eine kontrolliertere Führung im Stichkanal ermöglichen und insgesamt als zuverlässiger und alltagstauglicher gelten.

S. Draxler, *Modern Piercing*, https://doi.org/10.1007/978-3-662-73801-6_20

Surface Bar & Dermal Anchor

Surface Bars kommen bei Oberflächenpiercings zum Einsatz und sind speziell an die flache Platzierung im Gewebe angepasst. Sie besitzen eine U-förmige Grundform, bei der der mittlere Bereich unter der Haut verläuft, während die beiden Enden parallel zueinander an die Hautoberfläche treten. Diese Konstruktion reduziert die mechanische Spannung auf den Stichkanal und verbessert die Stabilität des Piercings. Dermal Anchor und Skin Diver gehören zu den sogenannten Single-Point-Systemen, bei denen lediglich ein sichtbarer Aufsatz aus der Haut herausragt.

Bei diesen Systemen wird in der Regel nicht der gesamte Schmuck gewechselt, sondern nur der Aufsatz. Die im Gewebe verankerte Basis verbleibt dauerhaft an Ort und Stelle, was einen sicheren Sitz ermöglicht.

Curved Barbell (gebogener Stab)

Das Curved Barbell ist ein leicht gebogener Stab mit zwei aufschraubbaren Enden. Es eignet sich besonders für anatomisch geschwungene Bereiche und wird häufig bei Augenbrauenpiercings, Bauchnabelpiercings, bestimmten Ohrknorpelpiercings sowie im Intimbereich getragen.

Eine spezielle Variante stellt das sogenannte „Bananen"-Design dar, bei dem die beiden Enden unterschiedlich groß sind. Besonders im Bauchnabelbereich hat sich diese Form etabliert. Übliche Standardmaße liegen hier bei etwa 12 mm Länge und 1,6 mm Stärke, mit unterschiedlich großen Kugeln für einen anatomisch günstigen Sitz.

Hufeisen (Circular Barbell)

Das Hufeisen, auch als Circular Barbell bezeichnet, ist eine offene, halbkreisförmige Schmuckform mit zwei aufschraubbaren Enden. Aufgrund seiner Bauform ist es vielseitig einsetzbar und wird bei unterschiedlichen Piercings verwendet, unter anderem im Septum, beim Lippenbändchen (Smiley) sowie an weiteren geeigneten Körperstellen. Durch die große Auswahl an Durchmessern und Stärken lässt sich das Hufeisen flexibel an die jeweilige Anatomie und den gewünschten Tragekomfort anpassen.

Da diese Schmuckform über zwei aufschraubbare Enden verfügt, besteht im Vergleich zu geschlossenen Ringsystemen ein erhöhtes Risiko, dass sich eine der Kugeln unbeabsichtigt löst. Aus diesem Grund gilt das Hufeisen in Bezug auf die Sicherung des Schmucks als etwas weniger zuverlässig als vollständig geschlossene Ringsysteme, etwa Clicker oder Segmentringe.

Segmentring & Clicker

Beim klassischen Segmentring wird der Ring durch ein herausnehmbares Segment geschlossen, das passgenau in dafür vorgesehene Einbuchtungen eingesetzt wird. Dadurch entsteht ein vollständig geschlossener Ring, der sehr sicher sitzt und sich im Alltag nicht unbeabsichtigt öffnet. Das Öffnen und Schließen klassischer Segmentringe erfordert in der Regel den Einsatz einer Ringöffnerzange, abhängig von Größe, Durchmesser und Übung, was den Schmuckwechsel etwas aufwendiger machen kann.

Eine moderne Weiterentwicklung stellen sogenannte Clicker-Ringe dar. Diese verfügen über ein integriertes Scharnier- und Verschlusssystem, das ein einfaches Öffnen und Schließen ohne zusätzliches Werkzeug ermöglicht. Clicker-Ringe verbinden die Sicherheit eines geschlossenen Rings mit hoher Benutzerfreundlichkeit und haben sich daher als besonders alltagstauglich erwiesen.

Clicker-Segmentringe gelten derzeit als bevorzugte Variante unter den geschlossenen Ringsystemen, da sie eine zuverlässige Fixierung mit einfacher Handhabung kombinieren.

Screw-in BCR

Der sogenannte Screw-in BCR stellt eine Abwandlung des klassischen Ball Closure Rings dar. Im Unterschied zum herkömmlichen BCR wird die Kugel hierbei nicht durch Spannung im Ring gehalten, sondern mittels Gewinde fixiert. Streng genommen handelt es sich damit nicht um einen klassischen BCR, sondern um einen Ring mit verschraubtem Verschlusselement.

Diese Schmuckform ist in der Regel erst ab größeren Materialstärken erhältlich, meist ab etwa 3–4 mm, und findet daher vor allem bei gedehnten Piercings Anwendung.

Ein möglicher Nachteil dieser Bauform besteht darin, dass durch den konstruktionsbedingten Zwischenraum zwischen Ring und Kugel Gewebe eingeklemmt werden kann. Insbesondere in sensiblen Bereichen, etwa im Intimbereich, kann es vorkommen, dass Haut in diesen Spalt gerät.

Insgesamt kann der Halt im Vergleich zu vollständig geschlossenen Ringsystemen etwas weniger zuverlässig sein. In der Praxis wird dies jedoch meist frühzeitig bemerkt, sodass entsprechend reagiert werden kann.

BCR (Ball Closure Ring)

Der Ball Closure Ring zählt zu den klassischen Ringsystemen im Piercingbereich. Auch wenn er durch moderne Segment- und Clicker-Ringe etwas an Verbreitung verloren hat, wird er weiterhin häufig verwendet. Insbesondere Personen, die die klassische Optik eines Rings mit sichtbarem Kugelverschluss schätzen, greifen nach wie vor gerne auf diese Schmuckform zurück.

BCRs sind in einer großen Bandbreite an Stärken und Durchmessern sowie in unterschiedlichen Ausführungen erhältlich und dadurch vielseitig einsetzbar. Das Öffnen und Schließen erfolgt über das kontrollierte Lösen beziehungsweise Einsetzen der Kugel, was – abhängig von Größe, Durchmesser und Bauart – in der Regel den Einsatz einer Ringöffner- oder gegebenenfalls auch einer Ringschließzange erforderlich machen kann.

Bei größeren Materialstärken kann es, ähnlich wie bei verschraubten Ringsystemen, je nach Bauart des Verschlusses dazu kommen, dass Gewebe in den Bereich zwischen Ring und Kugel gelangt oder durchrutscht. Dies ist insbesondere in sensiblen Bereichen zu berücksichtigen.

Übersicht Schmuckarten – Vor- & Nachteile

Schmuckart	Vorteile	Nachteile
Barbell (gerader Stab)	Universell einsetzbar, stabil, in vielen Längen und Stärken verfügbar	Optisch eher schlicht, nicht an allen Körperstellen komfortabel
Labret (Labret Stud)	Flache Platte sorgt für hohen Tragekomfort, geringe Reibung, sehr alltagstauglich	Bei starker Bewegung oder ungünstiger Länge mögliches Druckgefühl
Nasenstecker	Einfache Bauform, große Designauswahl	Verlustanfällig, vergleichsweise unsicherer Sitz
Surface Bar	Anatomisch angepasste Form für Oberflächenpiercings, stabile Verankerung	Erhöhtes Risiko für Herauswachsen oder Hängenbleiben
Dermal Anchor/ Skin Diver	Sehr dekorativ, flexibel durch wechselbare Aufsätze	Risiko von Migration oder Abstoßung, Verankerung verbleibt im Gewebe, Entfernung häufig nur chirurgisch möglich
Curved Barbell (Banane)	Optimal für Bauchnabel- und bestimmte Intimpiercings, bewährte Standardgrößen	Eingeschränkter Einsatzbereich
Curved Barbell (klassisch)	Vielseitig einsetzbar (z. B. Augenbraue, Intimbereich, Ohr)	Krümmung nicht für jede Anatomie optimal
Hufeisen (Circular Barbell)	Universell einsetzbar, variabel durch unterschiedliche Kugelgrößen	Zwei Schraubverbindungen erhöhen das Risiko von Lockerung oder Verlust im Vergleich zu geschlossenen Ringsystemen
Segmentring	Sehr sicherer Verschluss, elegante Optik, alltagstauglich	Schmuckwechsel meist nur mit Werkzeug (außer Clicker)
Clicker-Ring	Werkzeugloses Öffnen und Schließen, sicherer Sitz, hoher Tragekomfort	Scharnier kann bei starker mechanischer Belastung verschleißen
Screw-in BCR	Stabiler Kugelverschluss, geeignet für größere Stärken	Haut kann sich einklemmen, dadurch kein vollständig verlustsicheres System
BCR (Ball Closure Ring)	Klassisches Ringsystem, vielseitig einsetzbar	Öffnen und Schließen oft nur mit Werkzeug, Kugelverlust möglich

21 Piercing-Begriffe – was sie wirklich bedeuten

Hypoallergen
Der Begriff „hypoallergen" bedeutet „allergiearm" und beschreibt Materialien, bei denen das Risiko für allergische Reaktionen besonders gering ist. Titan zählt aufgrund seiner chemischen Stabilität, seiner Nickelfreiheit und seiner hohen Biokompatibilität zu den bestverträglichen Materialien im Piercingbereich. Allergische Reaktionen auf Titan sind extrem selten.

Im allgemeinen Sprachgebrauch wird Titan häufig als „antiallergen" bezeichnet. Fachlich korrekt ist diese Bezeichnung jedoch nicht, da Titan keine allergischen Reaktionen verhindert oder behandelt, sondern in der Regel keine allergische Sensibilisierung auslöst, weil es kaum mit dem Körper reagiert.

Medizinischer Stecker
Der Begriff klingt fachlich präzise, ist jedoch unscharf definiert und wird häufig missverständlich verwendet. In der Regel ist damit lediglich der **sterile** Erstschmuck gemeint, der während der Heilungsphase getragen wird. Entscheidend ist dabei nicht die Bezeichnung „medizinisch", sondern das tatsächlich verwendete Material (z. B. Titan oder PTFE) sowie die sterile Verarbeitung. Der Ausdruck beschreibt daher keine eigenständige Qualitätsstufe, sondern wird häufig als Marketingbegriff genutzt.

Sterilisation/autoklaviert
Sterilisation bezeichnet die vollständige Abtötung bzw. Inaktivierung aller Mikroorganismen, einschließlich Sporen. Im Piercingbereich erfolgt dies üblicherweise mittels Dampfsterilisation im Autoklaven. Davon zu unterscheiden ist die Desinfektion, bei der lediglich eine Reduktion der Keimzahl erreicht wird. Dieser Unterschied ist wesentlich, da nur sterilisiertes Instrumentarium den hygienischen Anforderungen beim Piercen vollständig entspricht.

Antiseptikum
Ein Antiseptikum ist ein Mittel zur Keimreduktion auf Haut oder Schleimhäuten. Es wird vor oder nach medizinischen bzw. kosmetischen Eingriffen eingesetzt, um das Infektionsrisiko zu senken. Im Piercingbereich kommen beispielsweise Octenisept, Cutasept oder Prontolind zum Einsatz.

Anodisieren
Beim Anodisieren handelt es sich um ein elektrochemisches Verfahren, mit dem die Oberfläche

S. Draxler, *Modern Piercing*, https://doi.org/10.1007/978-3-662-73801-6_21

von Metallen verändert wird. Dabei entstehen farbige Oxidschichten, ohne dass zusätzliche Beschichtungen oder Farbstoffe aufgetragen werden. Die Biokompatibilität des Materials bleibt dabei vollständig erhalten.

Biokompatibel
Biokompatible Materialien werden vom Körper in der Regel gut toleriert, ohne ausgeprägte Abwehr- oder Abstoßungsreaktionen auszulösen. Titan gilt hier als Referenzmaterial und ist daher im professionellen Piercingbereich weit verbreitet.

PTFE/Bioplast
PTFE (Polytetrafluorethylen, auch als Teflon bekannt) ist ein flexibler, biokompatibler Kunststoff, der sich besonders für Körperstellen eignet, an denen starre Metalle Druck oder Reibung verursachen könnten, etwa bei Schwangerschaftspiercings. Bioplast ist kein Synonym für PTFE, sondern ein eigenständiger, speziell für Körperschmuck entwickelter Kunststoff. Er weist ähnliche Eigenschaften wie PTFE auf (Flexibilität, Biokompatibilität, Sterilisierbarkeit), ist jedoch in Zusammensetzung und Herstellung optimiert. Bioplast ist zudem ein geschützter Markenname.

Internally Threaded (Innengewinde)
Bei Schmuck mit innenliegendem Gewinde befindet sich das Gewinde im Inneren des Stabes. Dadurch werden beim Einsetzen keine scharfen Kanten durch den Stichkanal geführt, was den Schmuckwechsel schonender macht und das Verletzungsrisiko reduziert.

Externally Threaded (Außengewinde)
Hier befindet sich das Gewinde außen am Schmuck. Diese Bauweise ist günstiger in der Herstellung, kann jedoch beim Einsetzen oder Wechseln des Schmucks zu vermehrter Reibung und Irritationen im Stichkanal führen.

Kontraindikation
Als Kontraindikationen bezeichnet man Umstände, unter denen ein Piercing nicht oder nur eingeschränkt gesetzt werden sollte. Dazu zählen unter anderem bestimmte Hauterkrankungen, akute Infektionen, Blutgerinnungsstörungen, Diabetes oder eine Schwangerschaft. In solchen Fällen hat der Schutz der Gesundheit stets Vorrang (siehe Kap. 7).

22 Welcher Piercingschmuck passt am besten zu mir?

Diese Frage stellt sich in der Praxis häufig – und sie ist berechtigt. Die passende Schmuckwahl hängt zunächst davon ab, um welches Piercing es sich handelt. Nicht jede Schmuckform ist an jeder Körperstelle sinnvoll oder wirkt ästhetisch harmonisch. Gleichzeitig spielen persönliche Vorlieben eine entscheidende Rolle: Bei vollständig abgeheilten Piercings darf und soll Schmuck auch Ausdruck des eigenen Stils sein.

Sobald ein Piercing vollständig verheilt ist, kann – mit sorgfältiger Hygiene und einem bewussten Blick auf Tragekomfort und Funktion – mit unterschiedlichen Formen experimentiert werden. Genau hier liegt ein wesentlicher Reiz von Piercings: Schmuck lässt sich variieren, kombinieren und individuell interpretieren.

Ein Beispiel ist das Conch-Piercing. Viele entscheiden sich nach der Abheilung für einen Ring, da dieser das Piercing optisch betont und sich häufig gut in die Ohrform einfügt. Neben Segment- oder Clicker-Ringen können – je nach Anatomie und Platzverhältnissen – jedoch auch andere Schmuckformen wie ein Hufeisen oder spezielle Designs (z. B. Spiralen) reizvolle Alternativen darstellen.

Wichtig ist, neben der Optik stets auch die praktische Seite zu berücksichtigen. Schmuck, der für eine andere Körperstelle konzipiert ist oder ungünstige Proportionen aufweist, kann Druckstellen verursachen und dadurch Reizungen oder Komplikationen begünstigen.

Wenn Unsicherheit besteht, kann es hilfreich sein, eine geplante Schmuckvariante kurzzeitig zu testen, ein Foto anzufertigen und anschließend wieder den gewohnten Schmuck einzusetzen. Mit etwas Abstand lässt sich die Wirkung oft objektiver beurteilen. Auch Rückmeldungen aus dem eigenen Umfeld können bei der Entscheidung unterstützen. Auf diese Weise lässt sich schrittweise ein Schmuckstil finden, der sowohl ästhetisch als auch funktional überzeugt.

S. Draxler, *Modern Piercing*, https://doi.org/10.1007/978-3-662-73801-6_22

Teil V

Pflege & Nachsorge

23 Pflege und Reinigung

Eine konsequente und korrekt durchgeführte Pflege ist einer der entscheidenden Faktoren für eine komplikationsarme Heilung von Piercings. Auf Basis langjähriger praktischer Erfahrung hat sich die nachfolgend beschriebene Pflegeroutine als zuverlässig und effektiv erwiesen. Sie erfordert etwas Disziplin und Sorgfalt, bietet dafür jedoch sehr gute Voraussetzungen für einen stabilen Heilungsverlauf.

Die erste Reinigung erfolgt unmittelbar nach dem Stechen im Studio. Dabei wird die Pflegeroutine Schritt für Schritt erklärt, sodass sie anschließend eigenständig zu Hause durchgeführt werden kann. Zu Beginn verwende ich Octenisept Spray, da das Gewebe unmittelbar nach dem Piercen besonders gereizt ist und das Präparat in dieser Phase durch seine antiseptische Wirkung sinnvoll unterstützen kann.

Wichtig Octenisept ist nicht für die dauerhafte Pflege vorgesehen. Nähere Informationen dazu finden sich in Kap. 24.

Für die fortlaufende Pflege können beispielsweise Prontolind oder eine isotonische Kochsalzlösung (NaCl 0,9 %) verwendet werden. Detaillierte Hinweise hierzu finden sich in Kap. 24.

Pflegeroutine

Die Reinigung erfolgt wie folgt:

1. Das Pflegemittel wird ein- bis zweimal von vorne auf die Piercingstelle aufgesprüht. Ein Tupfer oder Wattestäbchen kann darunter gehalten werden, um überschüssige Flüssigkeit aufzufangen.
2. Anschließend wird etwas Pflegemittel auf ein frisches Wattestäbchen gegeben und der Schmuck vorsichtig rund um die Einstichstelle gereinigt.
3. Danach wird der Schmuck behutsam ein kleines Stück durch den Stichkanal bewegt, sodass auch der innere Kanal benetzt und gepflegt wird.
4. Dieser Vorgang wird auf der Rückseite wiederholt und abschließend nochmals von vorne durchgeführt. Im Idealfall wird der Schmuck insgesamt **dreimal** sanft durch den Stichkanal bewegt.

Bei korrekter Durchführung lässt sich häufig bereits nach dem zweiten oder dritten Durchgang feststellen, dass der Schmuck deutlich leichter gleitet. Dies ist ein typisches Zeichen dafür, dass der Stichkanal ausreichend befeuchtet, gereinigt und nicht verklebt ist.

Pflegeplan

Grundschema der Pflege

- **Erste 4 Wochen**: zweimal täglich reinigen
- **Bei komplikationsfreiem Verlauf**: weitere 2 Wochen einmal täglich
- **Danach**: Pflege langsam ausklingen lassen (z. B. nach kleineren Reizungen noch 1–2

S. Draxler, *Modern Piercing*, https://doi.org/10.1007/978-3-662-73801-6_23

Tage reinigen, ansonsten keine regelmäßige Pflege mehr notwendig)

Treten während dieses Zeitraums Komplikationen auf (siehe Kap. 16), sollte abhängig von Art und Ausprägung der Beschwerden vorübergehend ein stärker wirksames Antiseptikum wie zB Octenisept eingesetzt werden oder Rücksprache mit dem Piercer des Vertrauens gehalten werden. Sobald die Beschwerden abgeklungen sind, beginnt der Pflegezyklus erneut nach dem **4 + 2-Wochen-Schema**. Dieses Vorgehen ist zwar etwas aufwendiger, hat sich in der Praxis jedoch als sehr zuverlässig erwiesen.

Krustenbildung

Wie bei jeder Wunde kann es auch bei Piercings zur Krustenbildung kommen. Diese besteht in der Regel aus getrockneter Lymphflüssigkeit (einer natürlichen Reinigungs- und Abwehrflüssigkeit des Körpers, die häufig fälschlich mit Eiter verwechselt wird), Wundsekret sowie gegebenenfalls geringen Blutresten.

Krusten sollten niemals gewaltsam entfernt oder aufgekratzt werden, da dadurch erneut Gewebe verletzt und der Heilungsprozess gestört werden kann. Stattdessen empfiehlt es sich, die betroffene Stelle unter der Dusche mit einem sanften Wasserstrahl einzuweichen und die aufgeweichten Rückstände anschließend vorsichtig mit einem sauberen Wattestäbchen zu entfernen.

Saubere Hände

In den ersten vier Wochen sollte das Piercing nicht unnötig berührt werden. Ist ein Kontakt erforderlich – etwa im Rahmen der Pflege – sollten die Hände zuvor gründlich gewaschen und mit Händedesinfektionsmittel desinfiziert werden. Über die Hände können Keime leicht in den Stichkanal gelangen und innerhalb kurzer Zeit zu Entzündungen bis hin zu Infektionen führen.

Pflegeprodukte

Zur regelmäßigen Pflege eignen sich beispielsweise Prontolind oder eine sterile isotonische Kochsalzlösung (NaCl 0,9 %). Beide sind mild, für den Langzeitgebrauch geeignet und unterstützen einen störungsfreien Heilungsverlauf.

Im Mundbereich können diese Produkte ebenfalls verwendet werden. Ergänzend können milde, alkoholfreie Mundspüllösungen eingesetzt werden. Produkte mit Alkohol oder stark reizenden Zusätzen sollten vermieden werden, da sie die Schleimhäute zusätzlich belasten können. Bei entzündlichen Reaktionen im Mundbereich kann vorübergehend auf Octenisept oder Chlorhexamed zurückgegriffen werden.

Wichtige Hinweise

- Der Schmuck sollte in den ersten vier Wochen **nicht selbstständig entfernt** werden.
- Eine Überpflege ist zu vermeiden: Zweimal tägliche Reinigung ist ausreichend. Häufigeres Reinigen kann das Gewebe unnötig reizen und den Heilungsprozess eher verzögern als fördern.

23.1 Pflege mit Eigenurin – ein wissenschaftlicher Blick

Das Thema der Wundpflege mit Eigenurin taucht immer wieder auf, insbesondere im Zusammenhang mit Intimpiercings. Aus fachlicher Sicht gilt jedoch klar: Urin stellt **keinen Ersatz für eine gezielte, hygienische Pflege** dar.

Aktuelle mikrobiologische Untersuchungen zeigen, dass Urin selbst bei gesunden Erwachsenen nicht steril ist, sondern eine bakterielle Flora enthalten kann (Hilt et al. 2014). Entgegen weit verbreiteter Annahmen besitzt Urin daher keine antiseptische Wirkung.

Zwar besteht Urin überwiegend aus Wasser und enthält unter anderem Harnstoff – eine Substanz, die in der Dermatologie gezielt eingesetzt wird –, daraus lässt sich jedoch kein therapeutischer Nutzen für die Pflege frischer Wunden ableiten. Insbesondere bei neu gestochenen Piercings sind bewährte Pflegemittel wie eine isotonische Kochsalzlösung (NaCl 0,9 %) oder milde Antiseptika wie Prontolind deutlich besser geeignet.

Bei bestimmten Intimpiercings, etwa dem Prinz-Albert-Piercing, kann subjektiv der Eindruck entstehen, dass der Kontakt mit Urin den Heilungsverlauf positiv beeinflusst. Dieser

Effekt beruht jedoch nicht auf einer aktiven Heilwirkung, sondern vielmehr auf der regelmäßigen Spülung der Wunde, die mechanisch Sekrete entfernt.

Zusammenfassend lässt sich festhalten: Urin kann aufgrund seiner Zusammensetzung zwar grundsätzlich gut verträglich sein, ersetzt jedoch keine strukturierte und hygienisch kontrollierte Pflege. Zur Reduktion von Entzündungs- und Infektionsrisiken ist daher die Verwendung einer isotonischen Kochsalzlösung (NaCl 0,9 %) oder eines geeigneten antiseptischen Pflegeprodukts eindeutig zu bevorzugen. Insbesondere bei Unsicherheit oder bestehenden Reizungen sollten ausschließlich diese bewährten Pflegemaßnahmen angewendet werden.

24 Pflegemittel im Vergleich

Bevor wir uns die beiden wichtigsten Pflegemittel – Prontolind und Octenisept – im Detail ansehen, lohnt sich ein kurzer Blick auf eine weitere, sehr häufig verwendete Option: die isotonische Kochsalzlösung (NaCl 0,9 %).

Sie zählt zu den einfachsten und körpernahen Pflegemitteln, wird häufig als Basisversorgung empfohlen und kann in vielen Fällen ausreichend sein. Im Gegensatz zu Prontolind oder Octenisept besitzt sie jedoch keine desinfizierende Wirkung, weshalb sie primär als unterstützende oder begleitende Pflege zu verstehen ist.

Im Folgenden wird erläutert, wo ihre Stärken liegen und in welchen Situationen der Einsatz gezielter Pflegemittel sinnvoller ist.

Natürlich existieren darüber hinaus zahlreiche weitere Pflegeprodukte und Methoden, die je nach Studio, Region oder persönlicher Arbeitsweise Anwendung finden. Die hier beschriebenen Varianten haben sich jedoch über viele Jahre hinweg als praxisbewährter Standard im professionellen Piercingbereich etabliert.

Isotonische Kochsalzlösung (NaCl 0,9 %)
Eine sterile isotonische Kochsalzlösung besteht aus Natriumchlorid (NaCl) in einer Konzentration von 0,9 %, was 9 g Salz pro Liter Wasser entspricht. Diese Zusammensetzung entspricht in etwa dem Salzgehalt des menschlichen Körpers und ist daher besonders gut verträglich, ohne zu brennen oder das Gewebe zu reizen.

Eine isotonische Kochsalzlösung besitzt keine antiseptische Wirkung, unterstützt jedoch die mechanische Reinigung der Wunde. Sie hilft dabei, Krusten, Lymphflüssigkeit und Sekrete schonend zu lösen und hält das Gewebe feucht und geschmeidig. Damit eignet sie sich gut für die tägliche Basispflege, solange keine Anzeichen von Reizung oder Entzündung vorliegen.

Hinweis zur Anwendung
Sofern eine Kochsalzlösung nicht als sterile Fertiglösung verwendet wird, sollte sie ausschließlich mit destilliertem, demineralisiertem oder abgekochtem Wasser angesetzt werden, um das Risiko einer mikrobiellen Verunreinigung zu minimieren. Selbst hergestellte Lösungen sind stets nur frisch zu verwenden und ersetzen keine industriell steril abgefüllten Produkte.

Treten jedoch Rötungen, Brennen, Schwellungen oder andere Reizungszeichen auf, empfiehlt sich der Einsatz gezielter Pflegemittel mit antimikrobieller Wirkung, da diese das Risiko einer bakteriellen Besiedelung reduzieren können.

Zusammenfassend stellt die isotonische Kochsalzlösung eine sinnvolle und schonende Basispflege dar, ersetzt jedoch keine antiseptische Nachbehandlung, wenn diese medizinisch oder hygienisch angezeigt ist.

S. Draxler, *Modern Piercing*, https://doi.org/10.1007/978-3-662-73801-6_24

24.1 Prontolind vs. Octenisept

Im Piercingbereich haben sich insbesondere zwei antiseptische Pflegemittel etabliert, die je nach Situation sehr unterschiedliche Aufgaben erfüllen: **Octenisept®** und **Prontolind®**. Beide sind wirksam, erfüllen jedoch unterschiedliche Funktionen und sollten daher gezielt eingesetzt werden.

Octenisept®
- **Haupt Wirkstoff**: Octenidin + Phenoxyethanol
- **Anwendungsbereich**: Akute Wunddesinfektion, frisch gestochene Piercings, Schleimhäute sowie bei Komplikationen oder Infektionsverdacht
- **Wirkweise**: Laut Herstellerangaben verfügt das Produkt über ein breites antiseptisches Wirkungsspektrum mit schnellem Wirkungseintritt und wirkt unter anderem bakterizid sowie fungizid und begrenzt viruzid (Schülke & Mayr GmbH 2023).
- **Anwendungsdauer**: Nur kurzfristig empfohlen (in der Regel maximal 10–14 Tage)
- **Besonders geeignet für**: Frisch gestochene Piercings, akute Entzündungen oder Infektionen, Piercings mit Schleimhautkontakt, da Octenisept für die Desinfektion von Schleimhäuten vor dem Eingriff zugelassen ist (z. B. Lippen-, Nasen- oder Intimpiercings)
- **Reizungspotenzial**: Mittel – bei längerer Anwendung kann es die Hautbarriere austrocknen oder irritieren
- **Heilungsfördernd**: Neutral – dient primär der Keimreduktion

Prontolind®
- **Haupt Wirkstoff**: Polyhexanid (PHMB) + Betain
- **Anwendungsbereich**: Langfristige Pflege von Piercings, Tattoos, PMU und oberflächlichen Wunden
- **Wirkweise**: Laut Herstellerangaben wirkt das Produkt mild antiseptisch, feuchtigkeitsregulierend und biofilm-lösend. Es soll dadurch Mikroorganismen und Beläge von Schmuck und Haut entfernen und die Pflege der betroffenen Stelle unterstützen (Prontolind o.J.).
- **Anwendungsdauer**: Für die Langzeitanwendung geeignet
- **Besonders geeignet für**: Tägliche Piercingpflege, Empfindliche oder zu Reizungen neigende Haut, Allergiker, Langzeitnachsorge
- **Reizung Potenzial**: Sehr gering
- **Heilungsfördernd**: Indirekt unterstützend durch Erhalt eines feuchten, stabilen Wundmilieus

Fazit Für die dauerhafte Pflege eines Piercings eignet sich Prontolind besonders gut. Es ist mild, gut verträglich und kann über einen längeren Zeitraum hinweg angewendet werden, ohne die Hautbarriere unnötig zu belasten. In seiner Sanftheit ist es mit einer isotonischen Kochsalzlösung vergleichbar, bietet jedoch zusätzlich eine milde antimikrobielle Wirkung.

Octenisept ist das Mittel der Wahl bei frisch gestochenen Piercings – insbesondere in den ersten Tagen nach dem Eingriff – sowie bei akuten Entzündungen oder Infektionen.

Darüber hinaus eignet es sich zur Desinfektion von Schleimhautgewebe vor dem Piercingvorgang, etwa bei Lippen-, Nasen- oder Intimpiercings, da alkoholhaltige klassische Hautdesinfektionsmittel Schleimhäute reizen oder schädigen können.

Aufgrund des enthaltenen Phenoxyethanols sollte Octenisept zeitlich begrenzt eingesetzt werden, da eine längere oder routinemäßige Anwendung reizend auf Haut und Schleimhaut wirken kann und daher nicht für die dauerhafte Pflege vorgesehen ist.

24.2 Knorpeltoxizität – was stimmt wirklich?

Im Zusammenhang mit der Nachsorge von Knorpelpiercings taucht immer wieder die Behauptung auf, dass Pflegemittel wie Prontolind oder Octenisept „knorpeltoxisch“ seien. Diese

Aussage wird gelegentlich auch von Fachkollegen weitergegeben und führt nicht selten zu Verunsicherung bei Kunden.

Grundsätzlich ist hierbei eine klare Differenzierung notwendig:

Die in der Literatur beschriebene Knorpeltoxizität bezieht sich nicht auf Ohrknorpel, sondern auf hyalinen Knorpel, wie er beispielsweise in Gelenken vorkommt. Zudem zeigen entsprechende Untersuchungen, dass eine potenziell schädigende Wirkung nur bei direktem, längerem Kontakt mit dem Knorpelgewebe auftritt – in der Regel bei Kontaktzeiten von über 15 min.

In der praktischen Piercingpflege sind solche Bedingungen nicht gegeben. Pflegemittel wie Prontolind oder Octenisept werden äußerlich angewendet, ziehen innerhalb weniger Minuten ein oder werden wieder entfernt und kommen nicht über einen ausreichend langen Zeitraum mit Knorpelgewebe in Kontakt, um eine toxische Wirkung zu entfalten.

Die folgende Stellungnahme stammt direkt vom Hersteller und wird hier unverändert wiedergegeben

> „Die beschriebenen Kontraindikationen beziehen sich ursprünglich auf die chirurgische Anwendung bei hyalinem Knorpel (Gelenke). Auch die kritische Kontaktzeit von über 15 Minuten wird bei der Piercingpflege bei Weitem nicht erreicht. Es ist jedoch zu beachten, dass das Produkt nur äußerlich angewendet werden sollte und nicht in den Gehörgang läuft.
>
> Prontolind wird bereits seit 2007 weltweit, millionenfach bei Piercings aller Art verwendet. „Probleme bei Knorpelpiercings sind uns seither nicht bekannt.""

Fazit Bei sachgemäßer Anwendung im Rahmen der professionellen Piercingpflege besteht kein relevantes Risiko einer Knorpeltoxizität durch Prontolind oder Octenisept. Die oft zitierte Problematik betrifft andere Knorpelarten und Anwendungsszenarien und ist auf die alltägliche Piercingpraxis nicht übertragbar.

24.3 Wann nehme ich welches Pflegemittel?

Situation	Prontolind®	Octenisept®
Direkt nach dem Stechen	Unterstützend möglich, aber nicht zwingend notwendig	✅ Geeignet zur kurzfristigen Erstdesinfektion (1–2× täglich für wenige Tage, max. 1–2 Wochen)
Regelmäßige Pflege während der Heilung	✅ Beste Wahl – mild, gut verträglich, für die tägliche Anwendung geeignet	✕ Nicht empfohlen für die Dauerpflege aufgrund möglicher Reizung bei Langzeitanwendung
Komplikationen (Entzündung, Reizung, Wildfleisch, Lymphbläschen)	Kann begleitend weiterverwendet werden, wirkt jedoch nicht ausreichend stark bei akuten Problemen	✅ Kurzzeitig anwenden, bis die Symptome abklingen (max. 1–2 Wochen)
Langfristige Pflege nach Abheilung	✅ Sehr gut geeignet – auch bei empfindlicher Haut oder Allergieneigung	✕ Nicht für die langfristige Routinepflege vorgesehen
Schleimhaut Piercings (Mund, Intim, Nase)	✅ Möglich zur milden Nachpflege (z. B. Spray oder Mundspüllösung)	✅ Geeignet zur Schleimhautdesinfektion vor Eingriffen oder kurzfristig bei Problemen, nicht zur Dauerpflege

Kurz zusammengefasst

- **Prontolind®**
  = Mittel der Wahl für die **tägliche Pflege**, Heilungsphase und langfristige Nachsorge (mild, feuchtigkeitserhaltend, sehr gut verträglich)
- **Octenisept®**
  = **Kurzzeitlösung** für Erstdesinfektion, akute Reizungen, Infektionen oder zur **Schleimhautdesinfektion vor Eingriffen** (stark wirksam, aber nicht für den Dauergebrauch geeignet)

25 Heilzeiten und Verhalten während der Heilphase

Heilzeiten

Die Heilung eines Piercings erfordert vor allem eines: Geduld. Die Dauer des Heilungsprozesses ist stark von der jeweiligen Körperstelle abhängig. Während Weichteilpiercings wie das Ohrläppchen häufig bereits nach wenigen Wochen weitgehend abgeheilt sind, benötigen Knorpelpiercings oder anatomisch stärker belastete Regionen deutlich mehr Zeit und können mehrere Monate in Anspruch nehmen.

Die in diesem Buch angegebenen Heilzeiten verstehen sich als Richtwerte unter optimalen Bedingungen, also bei fachgerechter Platzierung, geeignetem Schmuck und konsequenter Pflege. Eine detaillierte Übersicht der jeweiligen Heilzeiten findest du in Kap. 3, wo die einzelnen Piercings gesondert aufgeführt sind.

Hygiene

Hygiene spielt während der gesamten Heilphase eine zentrale Rolle. Ein frischer Stichkanal stellt eine offene Wunde dar und verhält sich in gewisser Weise wie eine zusätzliche Körperöffnung. Dabei entstehen natürliche Ablagerungen, die regelmäßig entfernt werden sollten – nicht nur während der Heilung, sondern auch bei vollständig abgeheilten Piercings.

Diese Ablagerungen bestehen typischerweise aus Talg, abgestorbenen Hautzellen, Schweiß, Wundsekret sowie Mikroorganismen, die zur normalen Hautflora gehören. Werden sie nicht entfernt, können sie Reizungen begünstigen oder den Heilungsverlauf negativ beeinflussen.

Daher gilt: regelmäßig, aber schonend reinigen. Eine sanfte Pflege mit einem geeigneten Pflegemittel und einem sauberen Wattestäbchen ist in der Regel vollkommen ausreichend. Übermäßiges Reinigen oder mechanisches Reiben sollte hingegen vermieden werden, da dies das Gewebe unnötig reizen kann.

Verhalten während der Heilphase

Die ersten vier Wochen nach dem Stechen sind für den Heilungsverlauf besonders entscheidend. Je weniger mechanische Belastung, Reibung und äußere Einflüsse in dieser Zeit auf das Piercing einwirken, desto stabiler und komplikationsärmer verläuft die Abheilung.

- **Berühren nur bei der Pflege** – und ausschließlich mit frisch gewaschenen und desinfizierten Händen. Handschuhe ersetzen eine Händedesinfektion nicht.
- **Nicht drehen, nicht spielen, nicht manipulieren** – auch wenn es verlockend erscheint.
- **Krustenbildung ist normal.** Sie besteht aus Lymphflüssigkeit, Wundsekret und ggf. geringen Blutresten. Diese bitte niemals aufkratzen. Im Idealfall werden diese unter der Dusche mit einem sanften Wasserstrahl

S. Draxler, *Modern Piercing*, https://doi.org/10.1007/978-3-662-73801-6_25

aufgeweicht und anschließend vorsichtig mit einem sauberen Wattestäbchen entfernt. Halte dein Piercing stets sauber.

Bereiche und Einflüsse, die während der Heilphase vermieden werden sollten

- **Solarium**: UV-Strahlung trocknet das Gewebe aus und kann die Wundheilung negativ beeinflussen.
- **Sauna**: Hitze und starkes Schwitzen fördern Keimvermehrung und erhöhen das Infektionsrisiko.
- **Dampfbad**: Warme, feuchte Umgebung – idealer Nährboden für Mikroorganismen.
- **Schwimmbad**: Zwar wirkt Chlor keimtötend, jedoch stellen Böden, Duschen und Umkleiden häufig eine hohe Keimbelastung dar.
- **Meerwasser**: Salz hemmt zwar bestimmte Keime, andere vermehren sich darin gut. Zusätzlich können Sand und Schwebstoffe in den Stichkanal gelangen.

Nach etwa vier Wochen kann man sich – bei unauffälligem Heilungsverlauf – langsam wieder an diese Aktivitäten herantasten. Dabei gilt: **schrittweise und mit Bedacht**, nicht sofort mit intensiven oder lang andauernden Belastungen beginnen.

Weitere wichtige Hinweise

- **Hände weg** – Keime werden am häufigsten über die Hände übertragen.
- **Schmuck in den ersten vier Wochen nicht selbstständig entfernen.**
- **Überpflege vermeiden**: Zwei Pflegedurchgänge täglich sind vollkommen ausreichend.
- **Bei Auffälligkeiten oder Problemen:** Siehe Kap. 16 (Komplikationen). Kurzzeitig kann ein stärkeres Antiseptikum wie Octenisept eingesetzt werden. Nach Abklingen der Beschwerden wird wieder auf den regulären Pflegezyklus (4 + 2 Wochen) umgestellt.
- **Kein Wasserstoffperoxid verwenden!** Dieses schädigt auch gesundes Gewebe und kann den Heilungsprozess verzögern (Lineweaver et al. 1985; Maier 2026).
- **Bei Unsicherheit:** Rücksprache mit dem Piercer halten – genau dafür sind professionelle Anlaufstellen da.

Fazit Ein Piercing heilt nicht über Nacht. Mit konsequenter Pflege, einem bewussten Umgang in den ersten Wochen und etwas Geduld lässt sich jedoch ein stabiles, langfristig problemloses Ergebnis erzielen.

26 Was tun bei Problemen?

Zunächst stellt sich eine grundlegende Frage: Was ist überhaupt ein „Problem"?

Nicht jede Veränderung, die ungewohnt aussieht oder sich ungewohnt anfühlt, stellt automatisch eine Komplikation dar.

Leichte Schwellungen oder Rötungen treten bei frischen Piercings sehr häufig auf und sind in den meisten Fällen Teil der normalen Wundheilung. Auch Juckreiz kann auftreten, insbesondere dann, wenn die Heilungsprozesse einsetzen. Diese Reaktionen sind in der Regel unbedenklich und kein Anlass zur Sorge. Die typischen Risiken, Begleiterscheinungen und möglichen Komplikationen werden in Kap. 16 ausführlich behandelt und können bei Unsicherheiten ergänzend herangezogen werden.

Normale Heilreaktionen oder echte Komplikationen?

In der Praxis zeigt sich häufig, dass Kunden im Heilungsverlauf verunsichert sind und Veränderungen vorsorglich als problematisch einschätzen. Bei Nachkontrollen bestätigt sich jedoch in den meisten Fällen, dass es sich lediglich um normale Heilungserscheinungen handelt.

Grundsätzlich ist es positiv zu bewerten, wenn auf den eigenen Körper geachtet wird und im Zweifel Rücksprache gehalten wird. Gleichzeitig können externe Einflüsse – etwa durch gut gemeinte, aber fachlich nicht fundierte Einschätzungen aus dem Umfeld – zu unnötiger Verunsicherung führen.

Ein typisches Beispiel aus der Praxis ist ein Zungenpiercing in den ersten Tagen nach dem Stechen. Eine deutliche Schwellung am zweiten oder dritten Tag ist hier ein erwartbarer und normaler Verlauf. Dennoch wird diese Reaktion von Außenstehenden nicht selten als gefährlich interpretiert, was beim Kunden zusätzliche Sorgen auslösen kann.

Daher gilt grundsätzlich: Bei Unsicherheiten sollte immer der Kontakt zum ausführenden Piercer gesucht werden. Eine fachliche Einschätzung, Kontrolle des Heilungsverlaufs sowie gegebenenfalls eine Anpassung der Pflege oder des Schmucks gehören zur professionellen Nachbetreuung. Wenn Anzeichen auf eine behandlungsbedürftige Komplikation hindeuten, kann und sollte zudem eine ärztliche Abklärung empfohlen werden.

Wann wird es ernst?

Treten Symptome auf, die über den normalen Heilungsverlauf hinausgehen oder sich deutlich verschlechtern, ist eine fachliche Abklärung erforderlich. Dazu zählen unter anderem:

S. Draxler, *Modern Piercing*, https://doi.org/10.1007/978-3-662-73801-6_26

- ausgeprägte Entzündungszeichen, die nicht rückläufig sind (siehe Abschn. 16.3),
- anhaltende oder stark zunehmende Schmerzen,
- ungewöhnliche oder länger anhaltende Blutungen,
- auffällige Gewebeveränderungen wie überschießende Narbenbildung (siehe Abschn. 16.5).

In solchen Fällen sollte nicht eigenständig experimentiert werden. Der erste Schritt ist stets die Kontaktaufnahme mit dem ausführenden Piercer.

Rolle von Piercer und Arzt
Ein Piercer ist kein Arzt, verfügt jedoch – insbesondere in Ländern mit klar geregelten Ausbildungs- und Befähigungsanforderungen wie Österreich – über fundiertes Fachwissen in den Bereichen Anatomie, Wundheilung, Hygiene und Risikoeinschätzung. Aufgabe eines verantwortungsvoll arbeitenden Piercers ist es, den Heilungsverlauf fachlich zu beurteilen, bei Bedarf Pflege oder Schmuck anzupassen und klar zu erkennen, wann die eigenen Handlungsmöglichkeiten enden.

Bestimmte Komplikationen, etwa ausgeprägte bakterielle Infektionen, erfordern eine medizinische Behandlung und gegebenenfalls den Einsatz von Medikamenten. In solchen Fällen ist eine ärztliche Abklärung notwendig und sinnvoll. Gleichzeitig zeigt die Praxis, dass pauschale Maßnahmen wie das sofortige Entfernen des Schmucks nicht in jeder Situation erforderlich sind. Umso wichtiger ist eine realistische Einschätzung der Situation und eine sachliche Abwägung der nächsten Schritte.

Empfehlung für den Umgang mit Auffälligkeiten
Wenn Unsicherheiten oder Beschwerden auftreten, sollte zunächst der Piercer des Vertrauens kontaktiert werden. Eine persönliche Vorstellung ist dabei oft hilfreicher als eine rein telefonische Beschreibung, da Veränderungen visuell besser beurteilt werden können.

Der Piercer kann einschätzen, ob es sich um eine normale Heilreaktion oder um eine behandlungsbedürftige Komplikation handelt und gegebenenfalls zur ärztlichen Abklärung raten. Bis zur fachlichen Beurteilung gilt: Das Piercing nicht unnötig berühren, drehen oder manipulieren, da mechanische Reizung den Heilungsverlauf stören und gleichzeitig das Risiko erhöhen kann, Keime in die Wunde einzutragen.

Fazit Normale Heilungserscheinungen wie Rötung, Schwellung oder Juckreiz sind in den meisten Fällen unbedenklich. Komplikationen sind vergleichsweise selten und lassen sich bei frühzeitiger und sachgerechter Reaktion meist gut kontrollieren. Entscheidend ist, professionelle Unterstützung in Anspruch zu nehmen und auf eigenständige Experimente zu verzichten. Der Piercer ist dabei der erste Ansprechpartner und wird bei Bedarf an medizinische Stellen weiterverweisen.

Teil VI

Spezielle Themen

27 Intimpiercings

Eine detaillierte Übersicht der einzelnen Intimpiercing-Varianten findet sich in den Kapiteln 3,7 (weiblich) und 3,8 (männlich). Da dieses Thema in der Praxis regelmäßig mit Unsicherheiten, Fragen und Vorbehalten verbunden ist, werden an dieser Stelle ergänzende Aspekte zu Anatomie, Unterschieden, Schmerz, Heilung sowie zu häufigen Missverständnissen zusammengefasst.

Anatomische Voraussetzungen

Wie bei allen Piercings gilt auch im Intimbereich: Nicht jede gewünschte Variante ist bei jeder Person anatomisch sinnvoll oder dauerhaft tragbar. In manchen Fällen fehlen die notwendigen Voraussetzungen vollständig, in anderen ist ein Piercing zwar technisch umsetzbar, jedoch aufgrund von Gewebedicke, Spannung oder Lage funktionell oder ästhetisch nicht empfehlenswert.

Zu dünnes oder ungünstig ausgeprägtes Gewebe kann dazu führen, dass ein Piercing instabil sitzt, optisch nicht harmonisch wirkt oder ein erhöhtes Risiko für Migration, Herauswachsen oder mechanische Belastung besteht. Gerade im Intimbereich ist eine sorgfältige Beurteilung daher besonders wichtig.

Bei Personen mit weiblicher Anatomie spielen individuelle Unterschiede eine zentrale Rolle. Nicht jede Klitorisvorhaut, jedes Labium oder der Bereich des Venushügels eignet sich gleichermaßen für alle Varianten. Bei männlicher Anatomie sind die Unterschiede in der Regel geringer, wodurch bestimmte Piercings häufiger realisierbar sind. Einschränkungen ergeben sich jedoch beispielsweise bei beschnittenen Männern, bei denen Vorhautpiercings entfallen und – abhängig vom Ausmaß der Beschneidung – auch ein Frenulum-Piercing nicht immer möglich ist.

Die anatomische Eignung muss dabei nicht selbst eingeschätzt werden. Aufgabe des Piercers ist es, die individuellen Voraussetzungen fachlich zu beurteilen, realistische Möglichkeiten aufzuzeigen und gemeinsam mit dem Kunden eine Lösung zu finden, die sowohl anatomisch sinnvoll als auch langfristig tragbar ist.

Unterschiede zwischen Mann und Frau

Die anatomischen Voraussetzungen im Intimbereich unterscheiden sich nicht nur zwischen männlicher und weiblicher Anatomie, sondern weisen auch innerhalb eines Geschlechts eine große individuelle Variabilität auf. Diese Unterschiede haben unmittelbaren Einfluss auf Machbarkeit, Platzierung, Schmerzempfinden und Heilungsverlauf von Intimpiercings.

Bei weiblicher Anatomie ist eine pauschale Beurteilung häufig nur eingeschränkt möglich. Die Ausprägung der Klitorisvorhaut, der inneren und äußeren Schamlippen sowie angrenzender Bereiche variiert stark. Ob ein bestimmtes Piercing sinnvoll oder dauerhaft tragbar ist, lässt sich daher oft erst nach einer individuellen anatomischen Beurteilung entscheiden. Viele weibliche Intimpiercings verlaufen durch vergleichs-

S. Draxler, *Modern Piercing*, https://doi.org/10.1007/978-3-662-73801-6_27

weise dünnes, gut durchblutetes Gewebe, was in der Regel mit einer moderaten Schmerzintensität und guten Heilungsvoraussetzungen einhergeht. Eine Ausnahme stellt beispielsweise das Christina-Piercing dar, das aufgrund seiner Lage und Gewebestruktur vergleichsweise erhöhte Anforderungen an Planung und Nachsorge stellt.

Trotz dieser günstigen Heilungsvoraussetzungen sind Intimpiercings bei weiblicher Anatomie technisch keineswegs „einfacher" umzusetzen. Die hohe individuelle Variabilität erfordert eine sorgfältige Einschätzung, da sich im Vorfeld nicht immer eindeutig vorhersagen lässt, ob eine gewünschte Platzierung anatomisch sinnvoll oder langfristig stabil ist. Gleichzeitig ermöglicht diese Vielfalt sehr unterschiedliche, individuell angepasste Platzierungen.

Bei männlicher Anatomie sind die anatomischen Unterschiede meist geringer ausgeprägt. Abgesehen von individuellen Größenunterschieden sind die grundlegenden Strukturen vergleichsweise einheitlich, was die Planung vieler Intimpiercings erleichtert. Gleichzeitig handelt es sich je nach Variante häufig um dichteres und stärker ausgeprägtes Gewebe, was sich sowohl auf die Schmerzintensität als auch auf die Dauer des Heilungsprozesses auswirken kann. Auch hier existieren sowohl unkomplizierte als auch deutlich anspruchsvollere Piercingvarianten.

Schmerz

Der Intimbereich wird häufig als besonders schmerzempfindlich wahrgenommen. In der Praxis zeigt sich jedoch, dass das tatsächliche Schmerzempfinden bei vielen Intimpiercings geringer ausfällt, als es im Vorfeld erwartet wird. Neben der individuellen Anatomie spielen dabei auch psychische Faktoren wie Erwartungshaltung und Anspannung eine Rolle.

Weibliche Anatomie

Viele Intimpiercings, etwa an der Klitorisvorhaut oder den inneren und äußeren Schamlippen, verlaufen durch vergleichsweise dünnes Haut- oder Schleimhautgewebe. Der Schmerz wird dabei meist als kurzzeitig und stechend beschrieben, insgesamt jedoch als gut aushaltbar.

Eine Ausnahme stellen Piercings dar, die direkt die Klitoris betreffen. Diese werden nur selten gestochen und erfordern eine besonders sorgfältige anatomische Beurteilung, da sie aufgrund der hohen Dichte an Nervenendigungen mit einer deutlich intensiveren Schmerzempfindung einhergehen können.

Der Heilungsverlauf ist bei vielen weiblichen Intimpiercings vergleichsweise zügig und unkompliziert. Die gute Durchblutung der Schleimhaut wirkt sich in der Regel positiv auf die Wundheilung aus, sofern Pflege und Schonung eingehalten werden.

Männliche Anatomie

Bei männlicher Anatomie gelten einige Intimpiercings, wie etwa Frenulum-, Prince-Albert- oder Hafada-Piercings, als eher moderat in der Schmerzintensität. Der Stich ist kurz, und bei unauffälligem Verlauf verläuft die Heilung häufig unkompliziert.

Piercings an der Vorhaut oder bestimmte Varianten an der Eichel betreffen stärker ausgeprägtes Gewebe. Hier wird der Schmerz meist als etwas intensiver beschrieben, und die Heilungsphase kann entsprechend länger ausfallen.

Als besonders anspruchsvoll gelten Piercings, die durch dickes und stark innerviertes Gewebe verlaufen, wie etwa Ampallang oder Apadravya. Diese Varianten können mit einer höheren Schmerzintensität und längeren Heilzeiten einhergehen und erfordern sowohl vom Piercer als auch von der zu piercenden Person ein hohes Maß an Erfahrung, Vorbereitung und Geduld.

Persönlicher Praxishinweis zum Prinz Albert Piercing

Das Prinz Albert Piercing zählt zu den bekanntesten Intimpiercings und ist zugleich eines der am häufigsten überschätzten, wenn es um Schmerzempfinden geht. In der öffentlichen Wahrnehmung gilt es oft als besonders „extrem" oder außergewöhnlich schmerzhaft.

Aus praktischer Erfahrung lässt sich jedoch festhalten, dass diese Einschätzung in vielen Fällen nicht zutrifft. Trotz seiner markanten Optik wird das tatsächliche Schmerzempfinden von vielen Trägern als moderat beschrieben. Wie bei allen Piercings hängt die individuelle Wahrnehmung stark von Anatomie, Technik, Tagesverfassung und persönlicher Schmerzverarbeitung ab.

Die Entscheidung für einen Prinz Albert sollte daher nicht von verbreiteten Annahmen über dessen angebliche Schmerzhaftigkeit bestimmt werden, sondern von ästhetischen Vorlieben, anatomischer Eignung und einer fundierten Beratung. Die visuelle Wirkung eines Piercings erlaubt keine verlässlichen Rückschlüsse auf den tatsächlichen Stichschmerz oder den Heilungsverlauf.

Vorurteile zu Intimpiercings

- **„Das ist nur etwas für extreme Typen."**
  Intimpiercings finden sich in allen Altersgruppen und Lebensstilen und werden häufig diskret sowie aus persönlichen Gründen getragen.
- **„Das muss doch sehr schmerzhaft sein."**
  Das Schmerzempfinden ist stark individuell und abhängig von Piercingart und Anatomie. Viele Varianten werden als gut aushaltbar beschrieben, sowohl bei weiblicher als auch bei männlicher Anatomie.
- **„Das ist unhygienisch oder gefährlich."**
  Bei professioneller Durchführung und konsequenter Nachsorge gelten Intimpiercings nicht als grundsätzlich risikoreicher als andere Piercings. Probleme entstehen meist durch unsachgemäße Durchführung oder mangelnde Pflege.
- **„Intimpiercings dienen ausschließlich der sexuellen Stimulation."**
  Erotische Aspekte können eine Rolle spielen, sind jedoch nicht der einzige Beweggrund. Häufig stehen ästhetische, symbolische oder persönliche Motive im Vordergrund.
- **„Man ist dadurch dauerhaft gezeichnet."**
  Viele Intimpiercings können nach dem Entfernen problemlos zuwachsen und hinterlassen – abhängig von Piercingart und individueller Heilung – nur geringe oder kaum sichtbare Spuren.
- **„Das ist etwas Exotisches."**
  Intimpiercings existieren seit Jahrhunderten in unterschiedlichen Kulturen und historischen Kontexten.

Tabus & Selbstbestimmung

Intimpiercings sind ein Bereich der Körpermodifikation, der stark von gesellschaftlichen Tabus, kulturellen Vorstellungen und persönlichen Hemmschwellen geprägt ist. Entsprechend häufig sind sie mit Vorurteilen oder Erwartungen von außen verbunden.

Umso wichtiger ist die klare Einordnung: Die Entscheidung für oder gegen ein Intimpiercing ist eine persönliche Entscheidung. Sie sollte nicht darauf beruhen, Erwartungen von Partnern, dem sozialen Umfeld oder gesellschaftlichen Normen zu erfüllen, sondern auf dem eigenen Wunsch und einer bewussten Auseinandersetzung mit dem Thema.

Ein Intimpiercing kann Ausdruck von Selbstbestimmung und Individualität sein. Als eine der intimsten Formen der Körpermodifikation entfaltet es seine Bedeutung vor allem dann, wenn es im Einklang mit den eigenen Bedürfnissen, Vorstellungen und Grenzen steht.

Auch ein bewusster Umgang mit gesellschaftlichen Tabus kann für manche Menschen eine positive Erfahrung darstellen. Voraussetzung dafür ist jedoch stets, dass die Entscheidung frei getroffen wird und nicht aus äußerem Druck oder Anpassung entsteht.

Fazit Im Bereich der Intimpiercings zeigen sich geschlechtsspezifische Unterschiede im Heilungsverlauf und im Schmerzempfinden, die jedoch nicht pauschalisiert werden können. Während bei weiblicher Anatomie viele Varianten vergleichsweise zügig abheilen, reicht das Spektrum bei männlicher Anatomie von sehr moderaten bis hin zu deutlich anspruchsvolleren Piercings. Entscheidend sind stets die individuellen anatomischen Voraussetzungen, eine fachgerechte Technik, konsequente Nachsorge sowie die persönliche Wahrnehmung.

28 Stretching und große Kaliber – Alles rund ums dehnen

Das Dehnen von Piercings, häufig als Stretching bezeichnet, ist seit vielen Jahren eine verbreitete Form der Körpermodifikation. Besonders im Bereich der Ohrläppchen, aber auch an anderen geeigneten Körperstellen, wird das schrittweise Vergrößern des Stichkanals praktiziert. Während das Thema in den Jahren um 2010 bis 2015 eine besonders starke öffentliche Präsenz hatte, ist Stretching bis heute für viele Menschen ein bewusster Ausdruck von Individualität.

Grundsätzlich gilt jedoch: Nicht jedes Piercing eignet sich zum Dehnen. Insbesondere Knorpelpiercings sind hierfür meist ungeeignet, da Knorpelgewebe nur eine sehr eingeschränkte Dehnfähigkeit besitzt und auf mechanische Belastung empfindlich reagiert. Weichgewebepiercings wie Ohrläppchen bieten dagegen anatomisch bessere Voraussetzungen für ein kontrolliertes Stretching.

Wann darf gedehnt werden?

Mit dem Dehnen sollte erst begonnen werden, wenn das ursprüngliche Piercing vollständig abgeheilt ist. Empfehlenswert ist es, nach abgeschlossener Heilung zusätzlich etwas Zeit verstreichen zu lassen, damit sich der Stichkanal stabilisieren und festigen kann. Wird zu früh gedehnt, besteht ein erhöhtes Risiko für Einrisse, Entzündungen oder einen instabilen Stichkanal.

Grundsätze des Stretchings

Gerade die ersten Dehnschritte erfordern Geduld und Sorgfalt. Der Widerstand des Gewebes ist zu Beginn meist höher, während spätere Vergrößerungen – abhängig von Gewebemenge, Elastizität und individueller Anatomie – oft leichter erfolgen.

Am Beispiel des Ohrläppchens zeigt sich deutlich, wie wichtig eine fachgerechte Ausgangssituation ist. Wurde ein Ohrloch zu tief oder ungünstig platziert, kann nach unten hin nur wenig tragfähiges Gewebe verbleiben. In solchen Fällen sind die Möglichkeiten zum sicheren Dehnen stark eingeschränkt, und das Risiko für Einrisse oder Ausdünnung des Gewebes steigt erheblich.

Gerade während der Hochphase des Stretching-Trends wurde häufig versucht, möglichst große Durchmesser in kurzer Zeit zu erreichen, ohne die individuellen anatomischen Grenzen zu berücksichtigen. Die Folge waren nicht selten beschädigte oder eingerissene Ohrläppchen. Ist es zu einem vollständigen Einriss gekommen, bleibt in der Regel nur eine chirurgische Rekonstruktion durch einen Facharzt, um die ursprüngliche Form wiederherzustellen.

Ein verantwortungsvoller Umgang mit Stretching bedeutet daher, das vorhandene Gewebe realistisch einzuschätzen, schrittweise vorzu-

S. Draxler, *Modern Piercing*, https://doi.org/10.1007/978-3-662-73801-6_28

gehen und ästhetische sowie funktionelle Grenzen zu respektieren.

Dehnwerkzeuge und Materialien

Zum Dehnen von Piercings werden am häufigsten sogenannte Dehnstäbe verwendet. Diese sind in unterschiedlichen Ausführungen erhältlich, etwa als gerade Stifte, Schnecken oder in sonstigen Formen. Das grundlegende Prinzip ist dabei identisch: Der Durchmesser nimmt entlang des Werkzeugs allmählich zu, sodass das Gewebe schrittweise an einen größeren Durchmesser angepasst werden kann.

Dehnstäbe sind in verschiedenen Materialien erhältlich. Häufig anzutreffen sind Ausführungen aus Acryl, da sie vergleichsweise leicht sind und sich kostengünstig herstellen lassen. Aus fachlicher Sicht ist jedoch zu berücksichtigen, dass Acryl nicht zu den hochwertigsten Materialien zählt und insbesondere bei längerer Tragedauer oder empfindlichem Gewebe problematisch sein kann.

Alternativ sind Dehnwerkzeuge auch aus Glas oder Metall erhältlich. Diese Materialien bieten zwar eine sehr glatte Oberfläche und hohe Formstabilität, sind jedoch aufgrund ihres höheren Eigengewichts beim aktiven Dehnen häufig unhandlicher. Das zusätzliche Gewicht kann zu einer ungleichmäßigen Belastung des Gewebes führen und sollte daher mit Bedacht eingesetzt werden.

Zur Fixierung der Dehnstäbe werden oft kleine Gummiringe (O-Ringe) an den Enden verwendet. Diese dienen lediglich der Positionssicherung und sollten regelmäßig kontrolliert sowie hygienisch sauber gehalten werden, da sie Feuchtigkeit und Hautsekret aufnehmen können.

Nach abgeschlossener Dehnung oder bei bereits stabilen Durchmessern werden häufig Silikon-Ösen eingesetzt. Aufgrund ihrer Flexibilität und des geringen Gewichts werden sie von vielen Trägern als angenehm empfunden, auch im Alltag oder während des Schlafens. Silikon eignet sich jedoch nicht für aktive Dehnschritte, sondern primär für das Tragen in bereits abgeheilten und stabilen Größen.

Eine detaillierte Einordnung der verschiedenen Schmuckmaterialien findet sich in Kap. 19.

Das folgende Beispiel beschreibt ein mögliches Vorgehen aus der Praxis. Je nach individueller Anatomie und Gewebesituation können jedoch abweichende Schritte erforderlich sein.

Praxisnahes Beispiel: Erstes Dehnen eines Ohrläppchens (1,2–1,6 mm)

Ob ein Ohrloch ursprünglich mit 1,2 mm oder 1,6 mm gestochen wurde, spielt für den ersten Dehnschritt in vielen Fällen eine untergeordnete Rolle. Entscheidend sind vielmehr Gewebemenge, Elastizität und der individuelle Heilungsverlauf.

Als erster Dehnschritt wird in der Praxis häufig ein Durchmesser von etwa 2 mm gewählt. Abhängig von Anatomie und Gewebespannung sind in Einzelfällen auch etwas größere Schritte möglich, dies sollte jedoch stets vorsichtig und ohne Zwang erfolgen.

Vor dem Dehnen sind gründliche Hygiene und Vorbereitung unerlässlich. Hände, Schmuck und die betreffende Körperstelle müssen sorgfältig gereinigt und desinfiziert werden. Ein leicht feuchter Stichkanal, etwa nach der Desinfektion, kann das Einführen erleichtern. Zusätzliche Gleitmittel sollten nur sehr zurückhaltend eingesetzt werden und sind fachlich nicht unumstritten.

Der Dehnstab wird anschließend langsam und kontrolliert eingeführt. Treten deutlicher Widerstand oder ausgeprägte Schmerzen auf, sollte der Vorgang unterbrochen werden. Ein leichtes Spannungs- oder Druckgefühl ist möglich, starke Schmerzen hingegen ein klares Warnsignal.

In der Praxis zeigt sich, dass sich das Gewebe nach einer gewissen Zeit entspannen kann, sodass sich der Dehnstab weiter positionieren lässt. Ob und in welchem Umfang dies sinnvoll ist, hängt stark von der individuellen Situation ab. Ein zu rasches Vorgehen erhöht das Risiko für Reizungen, Entzündungen oder Einrisse deutlich.

Rhythmus und Geduld

Nach einem Dehnschritt sollte dem Gewebe ausreichend Zeit zur Beruhigung gegeben werden. In den ersten Tagen bleibt der eingesetzte Schmuck in der Regel unverändert, damit sich der Stichkanal stabilisieren kann. Weitere Dehnschritte sollten erst erfolgen, wenn das Gewebe reizfrei, schmerzfrei und stabil erscheint.

In der Praxis liegen die Abstände zwischen einzelnen Größensteigerungen meist im Bereich von mehreren Tagen bis zu einigen Wochen, abhängig von Gewebe, Ausgangsgröße und individueller Heilung. Entscheidend ist dabei weniger ein fester Zeitplan als vielmehr der tatsächliche Zustand des Stichkanals.

Grundsätzlich gilt: Lieber in kleinen Schritten und mit ausreichend Zeit zwischen den einzelnen Größen vorgehen, als das Gewebe durch zu schnelle Dehnung zu überlasten. Geduld ist einer der wichtigsten Faktoren für ein langfristig stabiles und ästhetisches Ergebnis.

Persönliche Praxiserfahrung

Der Autor trägt seit etwa 15 Jahren Ohrschmuck mit einem Durchmesser von rund 20 mm. Bis zu einer Größe von 8 mm erfolgte das Dehnen klassisch mit Dehnstäben (3 mm, 5 mm, 8 mm). Ab dieser Größe wurde auf Silikon-Ösen umgestellt und das Dehnen durch schrittweises Einsetzen größerer Durchmesser fortgeführt.

In diesem individuellen Fall wurde dieses Vorgehen als angenehmer empfunden als das klassische Dehnen mit Stäben. Auch im Alltag sowie während des Schlafens erwiesen sich Silikon-Ösen aufgrund ihres geringen Gewichts und ihrer Flexibilität als besonders komfortabel im Vergleich zu schwereren Materialien wie Stahl oder Holz.

Diese Vorgehensweise ist jedoch nicht für jede Person oder Dehnsituation geeignet und entspricht nicht der allgemein empfohlenen Standardmethode. Silikon-Ösen werden in der Regel primär zum Tragen bereits stabil verheilter Größen eingesetzt und weniger für den aktiven Dehnprozess.

Risiken beim Dehnen

Wie bei jeder Form der Körpermodifikation bestehen auch beim Stretching bestimmte Risiken, insbesondere bei unsachgemäßem Vorgehen oder zu schnellen Dehnschritten.

- **Entzündungen**:
  Können durch mangelnde Hygiene oder übermäßige mechanische Reizung entstehen. Sorgfältige Pflege und ausreichende Pausen zwischen den Dehnschritten reduzieren dieses Risiko deutlich.
- **Einrisse**:
  Wird das Gewebe überlastet, kann es zu Rissen kommen. Diese sind teilweise irreversibel und können zu funktionellen oder ästhetischen Problemen führen.
- **Ausdünnung des Gewebes**:
  Schwerer Schmuck oder dauerhaft zu große Durchmesser können das Gewebe ungewollt weiter ausdehnen und langfristig ausdünnen.

Rückbildung – ist das möglich?

Eine häufig gestellte Frage beim Stretching betrifft die Rückbildungsfähigkeit gedehnter Piercings.

Bis zu einem Durchmesser von etwa 8–10 mm, in manchen Fällen auch bis etwa 12 mm, bestehen gute Chancen, dass sich das Gewebe nach dem Entfernen des Schmucks weitgehend zurückzieht. Dies ist jedoch stark von individuellen Faktoren abhängig.

Ab etwa 12 mm spricht man in der Praxis häufig vom sogenannten „Point of no Return". Damit ist gemeint, dass sich das Gewebe in vielen Fällen nicht mehr vollständig zurückbildet und ein sichtbar gedehntes Loch oder ein Hautüberschuss zurückbleiben kann.

Die Rückbildungsfähigkeit hängt unter anderem von folgenden Faktoren ab:

- Alter und Regenerationsfähigkeit der Haut
- Elastizität des Gewebes
- Geschwindigkeit und Vorgehensweise beim Dehnen
- Tragedauer der jeweiligen Größe

Langsames, schonendes Dehnen verbessert in der Regel die Chancen auf eine spätere Rückbildung. Selbst bei kleineren Durchmessern kann jedoch ein feines Restloch bestehen bleiben, das meist unauffällig ist.

Bei sehr großen Durchmessern, etwa ab 20 mm und darüber, ist ohne chirurgische Korrektur in der Regel keine vollständige Rückbildung mehr zu erwarten.

Fazit Stretching ermöglicht eine deutliche Veränderung der Schmuckgröße und kann ein bewusster Ausdruck persönlicher Ästhetik sein. Entscheidend für ein gutes Ergebnis sind Geduld, sorgfältige Hygiene und ein realistischer Umgang mit den anatomischen Grenzen des eigenen Gewebes.

Wer langsam und kontrolliert dehnt, reduziert das Risiko für Entzündungen, Einrisse oder Gewebeausdünnung erheblich. Gleichzeitig sollte stets bedacht werden, dass sich gedehnte Piercings nur bis zu einem bestimmten Durchmesser wieder vollständig zurückbilden können.

29 Akupunktur-Piercing – medizinische Einordnung

Unter dem Begriff „Akupunktur-Piercing" werden Piercings verstanden, die angeblich gezielt durch bestimmte Akupunkturpunkte gestochen werden und dadurch eine therapeutische Wirkung entfalten sollen. In der Praxis betrifft dies meist den Ohrbereich, vereinzelt werden jedoch auch andere Piercingstellen – etwa im Bereich des Philtrums – in diesem Zusammenhang erwähnt.

Am bekanntesten ist das sogenannte „Migräne-Piercing", das häufig mit dem Daith-Piercing in Verbindung gebracht wird. In der öffentlichen Wahrnehmung wird diesem Piercing teilweise eine lindernde Wirkung bei Kopfschmerzen oder Migräne zugeschrieben.

Im Jahr 2016 kam es in Deutschland zu einem Rechtsstreit um die Vermarktung entsprechender Bezeichnungen. In diesem Zusammenhang wurde der Begriff „Migräne-Piercing" untersagt, da er ein medizinisches Heilsversprechen impliziert. Für eine solche Wirkung existiert jedoch kein belastbarer wissenschaftlicher Nachweis (DMKG 2016; netDoktor 2022; Pradhan et al. 2024).

Das zentrale Missverständnis

In vielen Gesprächen wird das sogenannte „Migräne-Piercing" mit einem klassischen Daith-Piercing gleichgesetzt. Diese Gleichsetzung ist jedoch fachlich nicht haltbar.

Der angeblich wirksame Akupunkturpunkt wird je nach System, Schule und individueller Anatomie unterschiedlich lokalisiert und liegt nicht zwingend an der Stelle, an der üblicherweise ein Daith-Piercing gestochen wird. Eine einheitliche, verbindliche Zuordnung zwischen einem standardisierten Piercingpunkt und einem bestimmten Akupunkturpunkt existiert nicht.

Daraus ergibt sich, dass ein herkömmliches Daith-Piercing nicht automatisch als gezielt gesetztes „Migräne-Piercing" betrachtet werden kann. Wird ein solches Piercing dennoch als spezifische Behandlung oder als gezielte Stimulation eines bestimmten Punktes vermarktet, kann dies auf einem verbreiteten Missverständnis beruhen.

Wissenschaftlicher Hintergrund

Zur klassischen Akupunktur existieren verschiedene Studien, die bei bestimmten Indikationen – vor allem bei Schmerz- oder Übelkeitsbehandlungen – positive Effekte zeigen (Deutsche Schmerzgesellschaft 2024). Für sogenannte Akupunktur-Piercings liegen hingegen bis heute keine belastbaren wissenschaftlichen Studien vor.

Vereinzelt berichtete positive Effekte lassen sich möglicherweise durch Placebo-Mechanismen erklären. In solchen Fällen tritt eine subjektive Verbesserung ein, weil eine Wirkung erwartet wird, nicht weil das Piercing nachweislich eine therapeutische Funktion erfüllt.

Die zugrunde liegende Theorie basiert überwiegend auf Erfahrungsberichten einzelner Trä-

S. Draxler, *Modern Piercing*, https://doi.org/10.1007/978-3-662-73801-6_29

ger und nicht auf wissenschaftlich geprüften Daten. Dabei wird angenommen, dass das Piercing einen Akupunkturpunkt dauerhaft stimuliert und so eine Art kontinuierliche Akupunkturwirkung entfaltet. Für diese Annahme existiert jedoch keine belastbare wissenschaftliche Grundlage.

Aus fachlicher Sicht lässt sich die Durchführung sogenannter „Akupunktur-Piercings“ nicht begründen, da eine medizinische Wirkung bislang nicht belegt ist und entsprechende Heilsversprechen wissenschaftlich nicht abgesichert sind.

Normale Piercings und Akupunkturpunkte
Im Beratungsgespräch taucht immer wieder die Sorge auf, ein Ohrpiercing könne unbeabsichtigt einen Akupunkturpunkt treffen und dadurch gesundheitliche Probleme verursachen.

Aus fachlicher Sicht besteht hierfür kein realistisches Risiko, sofern das Piercing unter hygienischen und professionellen Bedingungen durchgeführt wird. Für dauerhafte gesundheitliche Schäden durch das Durchstechen einzelner Akupunkturpunkte im Rahmen eines regulären Piercings gibt es keine belastbaren Hinweise.

Entscheidend ist daher weniger die Lage eines möglichen Akupunkturpunktes, sondern vielmehr die fachgerechte Durchführung, hygienische Arbeitsweise sowie eine konsequente Nachsorge.

Fazit Akupunktur-Piercings als angebliche Behandlung gegen Migräne oder andere Beschwerden sind wissenschaftlich nicht belegt. Entsprechende Heilsversprechen sind daher kritisch zu betrachten.

Ein reguläres Piercing, das fachgerecht und unter hygienischen Bedingungen gestochen wird, stellt hingegen kein besonderes gesundheitliches Risiko dar – auch dann nicht, wenn es zufällig im Bereich eines Akupunkturpunktes liegt.

Die Entscheidung für ein Piercing sollte daher auf ästhetischen oder persönlichen Motiven beruhen und nicht auf medizinischen Heilsversprechen.

30 Piercings im Berufsleben

Gesellschaftliche Wahrnehmung in Österreich

Piercings sind längst kein Randphänomen mehr, sondern ein verbreiteter Ausdruck von persönlichem Stil und Individualität. Dennoch werden sie im Berufsleben nach wie vor unterschiedlich wahrgenommen. Die Reaktionen hängen meist von der jeweiligen Branche, der Arbeitsumgebung sowie vom gesellschaftlichen Umfeld ab.

Zwischen Individualität und beruflichen Erwartungen

In bestimmten Berufsfeldern – insbesondere dort, wo Kundenkontakt oder repräsentative Aufgaben im Vordergrund stehen – gelten sichtbare Piercings, vor allem im Gesichtsbereich, teilweise noch als auffällig oder unüblich. Diese Einschätzung beruht weniger auf objektiven Gründen als auf traditionellen Vorstellungen davon, wie ein „professionelles" Erscheinungsbild auszusehen hat.

Personen mit sichtbaren Piercings weichen von solchen Normvorstellungen ab, was in konservativen Arbeitsumfeldern weiterhin zu Vorbehalten führen kann.

Wandel der Wahrnehmung

In den letzten zwei Jahrzehnten hat sich das gesellschaftliche Bild von Piercings deutlich verändert. Was in den 1990er-Jahren oft als rebellisch oder subkulturell wahrgenommen wurde, ist heute in vielen Bereichen alltäglich.

Insbesondere in kreativen, technischen oder dienstleistungsorientierten Branchen, etwa in Design, Medien, IT oder Gastronomie, gehören sichtbare Piercings für viele Beschäftigte zum gewohnten Erscheinungsbild. Insgesamt lässt sich eine Entwicklung hin zu mehr Vielfalt und individueller Ausdrucksfreiheit beobachten.

Realität im Berufsalltag

Trotz dieser Entwicklung bestehen je nach Branche und Umfeld weiterhin Unterschiede in der Akzeptanz. Auffällige oder zahlreiche Piercings können insbesondere in sehr traditionellen Arbeitsbereichen oder bei konservativ geprägtem Publikum zu zurückhaltenden Reaktionen führen.

Ein bewusster und situationsangepasster Umgang mit sichtbaren Piercings kann im Berufsalltag hilfreich sein, ohne dass dies zwangsläufig bedeutet, auf individuelle Ausdrucksformen vollständig zu verzichten.

Entwicklungsperspektive

Die gesellschaftliche Entwicklung der letzten Jahre deutet darauf hin, dass sichtbare Körpermodifikationen zunehmend als normaler Bestandteil persönlicher Erscheinungsbilder wahr-

S. Draxler, *Modern Piercing*, https://doi.org/10.1007/978-3-662-73801-6_30

genommen werden. Mit dem Generationenwechsel in vielen Unternehmen und Führungspositionen dürfte die äußere Erscheinung langfristig weiter an Bedeutung verlieren, während fachliche Kompetenz und berufliche Leistung stärker in den Vordergrund treten.

Umgang im Alltag
Im alltäglichen Berufsleben zeigt sich häufig ein entspannter Umgang mit Piercings. Reaktionen beschränken sich meist auf gelegentliche Nachfragen oder neugierige Blicke, während offene Ablehnung in vielen Bereichen seltener geworden ist.

Entscheidend für die berufliche Wahrnehmung sind neben dem äußeren Erscheinungsbild vor allem Faktoren wie Auftreten, Kommunikationsfähigkeit und fachliche Kompetenz.

30.1 Rechtliche Aspekte

Persönlichkeitsrecht und Weisungsrecht
In Österreich besteht grundsätzlich ein Spannungsfeld zwischen dem Persönlichkeitsrecht des Arbeitnehmers und dem Weisungsrecht des Arbeitgebers.

Arbeitnehmer haben das Recht auf freie Entfaltung ihrer Persönlichkeit, wozu auch das äußere Erscheinungsbild gehört, etwa in Form von Piercings, Tattoos oder Frisuren. Gleichzeitig sind Arbeitgeber berechtigt, Vorgaben zum Erscheinungsbild zu machen, sofern dafür nachvollziehbare und sachliche Gründe vorliegen (Arbeiterkammer Oberösterreich 2026).

Das bedeutet, dass Piercings nur dann eingeschränkt oder untersagt werden können, wenn ein berechtigtes betriebliches Interesse besteht, etwa aus Gründen der Sicherheit, Hygiene oder Repräsentation.

Wann Einschränkungen zulässig sind
Piercings können untersagt oder deren Abdeckung verlangt werden, wenn sie beispielsweise:

- ein Sicherheitsrisiko darstellen
  (z. B. bei Maschinenarbeit oder in technischen Produktionsbereichen),
- hygienische Vorschriften beeinträchtigen
  (z. B. in Gastronomie, Lebensmittelproduktion oder Pflege),
- das Unternehmensimage oder den Kundenkontakt erheblich beeinflussen könnten
  (z. B. in Banken, gehobener Hotellerie oder repräsentativen Funktionen).

Beispiele
- Nasenring im Büro ohne Kundenkontakt
  → in der Regel unproblematisch.
- Zungenpiercing bei Bankangestellten im direkten Kundenservice
  → kann unter Umständen untersagt werden.
- Augenbrauenpiercing in der Küche
  → aus hygienischen Gründen meist nicht zulässig.

Fehlt ein sachlicher Grund
Besteht kein nachvollziehbarer betrieblicher Grund, ist ein Verbot von Piercings arbeitsrechtlich schwer zu begründen. In der Praxis wird jedoch häufig auf Aspekte wie Kundenkontakt, Repräsentation oder betriebliche Ordnung verwiesen.

Eine Kündigung ausschließlich wegen eines Piercings wäre in vielen Fällen rechtlich angreifbar, sofern kein triftiger betrieblicher Grund vorliegt.

Gerichtliche und praktische Erfahrungen
In Österreich existieren nur wenige gerichtliche Entscheidungen speziell zu Piercings. Es gibt jedoch zahlreiche Urteile zu Tattoos, Kleidung oder allgemeinem Erscheinungsbild, aus denen sich eine Tendenz ableiten lässt:

- Je stärker Kundenkontakt und Repräsentation im Vordergrund stehen, desto eher sind Einschränkungen zulässig.
- Je technischer oder interner die Tätigkeit ist, desto stärker wiegt das Persönlichkeitsrecht des Arbeitnehmers.

Praktische Empfehlung
Wer bereits sichtbare Piercings trägt oder ein solches plant, sollte sich im beruflichen Kontext über mögliche Regelungen informieren. Ein offe-

nes Gespräch mit dem Arbeitgeber oder ein Blick in Dienstanweisungen, Arbeitsverträge oder Betriebsvereinbarungen kann helfen, Missverständnisse zu vermeiden.

Bei vermuteter Diskriminierung können sich Betroffene unter anderem an die Gleichbehandlungsanwaltschaft oder die Arbeiterkammer wenden.

Fazit Im österreichischen Arbeitsrecht besteht ein Ausgleich zwischen persönlicher Erscheinungsfreiheit und betrieblichen Interessen. Einschränkungen von Piercings sind vor allem dort zulässig, wo nachvollziehbare Gründe wie Sicherheit, Hygiene oder Repräsentation vorliegen.

Die konkrete Bewertung hängt stets von Tätigkeit, Branche und Arbeitsumfeld ab.

31 Piercing Trends und Social Media – Einfluss, Darstellung und Verantwortung

Social Media hat einen erheblichen Einfluss darauf, wie Piercings wahrgenommen und präsentiert werden. Plattformen wie Instagram, TikTok oder Pinterest tragen dazu bei, dass neue Trends sehr schnell entstehen und sich weltweit verbreiten. Dabei kommt es regelmäßig vor, dass ältere Stilrichtungen erneut an Popularität gewinnen und ein Comeback erleben.

Gleichzeitig verbreiten sich über soziale Medien auch Fehlinformationen. Nicht jedes Piercing, das online im Trend liegt, ist medizinisch unbedenklich oder für jede Anatomie geeignet. Manche Platzierungen können problematisch sein, zu Komplikationen führen oder langfristig nicht stabil verheilen.

Daher ist es wichtig, sich nicht ausschließlich von ästhetischen Eindrücken aus dem Internet leiten zu lassen, sondern die gezeigten Inhalte kritisch zu hinterfragen. Was auf Fotos oder kurzen Videos überzeugend wirkt, kann in der Realität anatomisch ungeeignet oder mit erhöhten Risiken verbunden sein.

Im Zweifelsfall sollte immer ein persönliches Beratungsgespräch mit einem erfahrenen Piercer erfolgen. Eine fachliche Einschätzung hilft dabei, realistische Erwartungen zu entwickeln und zu entscheiden, ob ein bestimmtes Piercing tatsächlich sinnvoll und dauerhaft tragbar ist.

S. Draxler, *Modern Piercing*, https://doi.org/10.1007/978-3-662-73801-6_31

Ultraschall Reinigung und Sterilisation

32

Dieses Kapitel widmet sich einem der zentralen Themen im Studioalltag: der fachgerechten Reinigung und Sterilisation von Instrumenten. Neben dem vollständigen Instrumentenkreislauf werden auch die dafür notwendigen Geräte vorgestellt – vom Ultraschallreiniger über Desinfektionslösungen bis hin zum Autoklaven.

Darüber hinaus enthält dieses Kapitel praxisnahe Hinweise sowie eine verständliche Übersicht über gängige Verfahren, deren Einsatzbereiche und ihre Bedeutung im Piercingstudio. Ein besonderer Fokus liegt auf den verschiedenen Autoklavtypen und der Rolle des Klasse-B-Dampfautoklaven als hygienischer Standard.

Ziel ist es, eine fundierte Orientierung zu bieten, damit Instrumente sicher, effizient und nachvollziehbar aufbereitet werden können.

32.1 Der Instrumentenkreislauf im Piercingstudio

Der Instrumentenkreislauf beschreibt den vollständigen Weg eines Instruments – von der Verwendung bis zur erneuten Bereitstellung. Jeder einzelne Schritt dient der sicheren, hygienischen und nachvollziehbaren Aufbereitung.

Der Ablauf gestaltet sich in der Regel wie folgt:

Nutzung → Vorreinigung → Desinfektionsbad („Kaltsterilisation") → Abspülen → Ultraschallreinigung und Desinfektion → Abspülen → Trocknen → Kontrolle und Funktionsprüfung → Kennzeichnen und Verpacken → Sterilisation und Dokumentation → Lagerung → Bereitstellung

1. Nutzung
Das Instrument wird während der Behandlung verwendet und kommt dabei mit Haut, Schleimhäuten sowie gegebenenfalls mit Blut, Wundsekret oder Gewebsflüssigkeit in Kontakt.

Nach Abschluss des Piercingvorgangs darf es nicht offen abgelegt oder mit anderen Materialien in Berührung gebracht werden. Es wird unmittelbar in den vorgesehenen Behälter zur Aufbereitung gelegt, um eine Kontamination der Umgebung zu verhindern.

Wichtig
Während der gesamten Aufbereitung erfolgt jeder Arbeitsschritt mit gewaschenen, desinfizierten und behandschuhten Händen.

2. Vorreinigung
Grobe Verschmutzungen wie Blut- oder Gewebereste werden mechanisch entfernt, etwa mit einem Einwegtuch oder unter fließendem Wasser. Dieser Schritt verhindert das Antrocknen von

S. Draxler, *Modern Piercing*, https://doi.org/10.1007/978-3-662-73801-6_32

Rückständen, was die spätere Desinfektion oder Sterilisation beeinträchtigen könnte.

3. Desinfektionsbad („Kaltsterilisation")
Nach der Vorreinigung wird das Instrument in ein Desinfektionsbad gegeben (z. B. Instrusol AF+). Dieses sorgt für eine sofortige Keimreduktion und verhindert die weitere Verbreitung von potenziellen Erregern.

Konzentration und Einwirkzeit müssen stets nach Herstellerangaben eingehalten werden. Das Desinfektionsbad wird täglich frisch angesetzt und deutlich beschriftet – mit Datum, Uhrzeit und Konzentration.

Der Begriff „Kaltsterilisation" hat sich für diesen Schritt umgangssprachlich etabliert. Eine tatsächliche Sterilisation erfolgt jedoch erst im Autoklaven. Nähere Informationen zur sogenannten Kaltsterilisation sowie zur fachlich korrekten Einordnung finden sich in Abschn. 32.2.

4. Abspülen
Nach der Einwirkzeit wird das Instrument unter fließendem Wasser abgespült, um sowohl Desinfektionsmittelreste als auch gelöste Verschmutzungen (z. B. Blut- und Gewebereste) zu entfernen.

5. Ultraschallreinigung und Desinfektion
Das vorgereinigte und abgespülte Instrument wird anschließend in das Ultraschallreinigungsgerät gegeben, das mit einer geeigneten Reinigungs- und Desinfektionslösung (z. B. Instrusol AF+) befüllt ist.

Die Ultraschallwellen erzeugen mikroskopisch kleine Druckschwankungen, einen physikalischen Prozess, der als Kavitation bezeichnet wird. Dabei lösen sich selbst feinste Schmutzpartikel auch an schwer zugänglichen Stellen wie Scharnieren, Gewinden oder Rillen. Gleichzeitig erfolgt eine chemische Desinfektion.

Die Laufzeit beträgt in der Regel etwa 10–15 min, abhängig von Gerät, Reinigungsmittel und Beladung.

6. Abspülen
Nach dem Ultraschallbad folgt ein weiterer Spülvorgang, vorzugsweise mit demineralisiertem oder destilliertem Wasser, um chemische Rückstände sowie verbleibende feine Verschmutzungen vollständig zu entfernen.

Alternativ kann zunächst mit fließendem Wasser gespült werden, wobei abschließend ein kurzes Spülen oder Eintauchen in demineralisiertes bzw. destilliertes Wasser erfolgen sollte.

So wird das Risiko chemischer Reaktionen, Ablagerungen oder Materialschäden im Autoklaven reduziert.

7. Trocknen
Das Instrument wird anschließend sorgfältig getrocknet – entweder mit Einmaltüchern oder durch Lufttrocknung in einem desinfizierten Bereich. Für die Lufttrocknung stehen auch spezielle Trocknungsgeräte zur Verfügung, die eine kontrollierte und hygienische Trocknung ermöglichen.

Restfeuchtigkeit darf nicht in den Autoklaven gelangen, da sie die Sterilisation sowie die Integrität der Verpackung beeinträchtigen kann.

8. Visuelle Kontrolle und Funktionsprüfung
Nun wird jedes Instrument einzeln geprüft:

- Sauberkeit (keine Rückstände, Flecken oder Korrosion)
- Funktion (Zangenmechanik, Spitzen, Gelenke, Gewinde usw.)
- Beschädigungen oder Abnutzung

Defekte oder unklare Instrumente werden ausgesondert, gewartet oder ersetzt.

9. Kennzeichnung & Verpackung
Nach der Kontrolle wird das Instrument in einen sterilisationsgeeigneten Beutel oder eine geeignete Folie mit integriertem chemischem Indikator verpackt und beschriftet – mit Inhalt, Sterilisationsdatum, Chargennummer und gegebenenfalls Größe.

Für die Beschriftung sollten ausschließlich sterilisationsfeste Stifte verwendet werden, deren Markierung beim Sterilisationsprozess nicht verläuft. Nur so bleibt die Kennzeichnung dauerhaft lesbar und die Rückverfolgbarkeit gewährleistet. Verlaufende Markierungen können unleserlich werden und zusätzlich die Sterilisationsbleche verschmutzen.

In einzelnen Befähigungsprüfungen wird teilweise gefordert, dass die Beschriftung beim Sterilisieren sichtbar verläuft, um zu demonstrieren, dass sie vor dem Sterilisationsvorgang angebracht wurde. Diese Anforderung dient jedoch primär Prüfzwecken und entspricht nicht unbedingt der gängigen Praxis im Studioalltag.

Für das Datieren kann ein Stempel verwendet werden, da dieser eine einheitliche und zeitsparende Kennzeichnung ermöglicht. Initialen sind optional, können jedoch bei mehreren Mitarbeitern zur besseren Nachvollziehbarkeit beitragen.

Das Instrument sollte grundsätzlich einzeln verpackt werden, da überlappende Teile verhindern können, dass der Dampf alle Flächen gleichmäßig erreicht.

10. Sterilisation, Dokumentation und Freigabe

Der entscheidende Schritt im Aufbereitungsprozess ist die Sterilisation im Autoklaven. Dabei erfolgt die eigentliche Abtötung von Mikroorganismen und Sporen bei Temperaturen von etwa 121–134 °C, abhängig vom Gerät und dem gewählten Sterilisationsprogramm.

Im Studioalltag kommen unterschiedliche Sterilisationssysteme zum Einsatz. In diesem Buch beziehen sich die folgenden Angaben bewusst auf den Einsatz eines Autoklaven der Klasse B, da dieser im professionellen Piercingbereich den gängigen Standard darstellt. Eine genauere Einordnung verschiedener Sterilisationssysteme findet sich in Abschn. 32.4.

Die Dauer eines vollständigen Zyklus kann je nach Gerätetyp, Programm und Beladung variieren. Beim klassischen Standardprogramm eines Klasse-B-Autoklaven liegen die Gesamtzeiten in der Praxis häufig bei etwa:

- rund 30 min bei Kaltstart,
- etwa 20 min, wenn das Gerät bereits aufgeheizt ist.

Diese Angaben beziehen sich auf typische Standardprogramme inklusive Aufheizphase und sind als praxisnahe Richtwerte zu verstehen.

Bedeutung der richtigen Beladung

Für eine erfolgreiche Sterilisation ist die korrekte Beladung des Autoklaven entscheidend. Sterilverpackungen dürfen teilweise übereinander liegen, jedoch sollte kein Metall direkt auf Metall liegen. Andernfalls kann es dazu kommen, dass der Dampf nicht alle Oberflächen gleichmäßig erreicht.

Ein mögliches Anzeichen für eine Überladung oder unzureichende Sterilisation ist sichtbare Restfeuchtigkeit im Autoklaven. Befinden sich nach dem Öffnen des Geräts Wassertropfen auf dem Sterilgut oder in den Verpackungen, kann dies darauf hindeuten, dass der Zyklus nicht optimal verlaufen ist. In solchen Fällen sollte das Sterilgut nicht freigegeben werden. Das Instrumentarium ist erneut zu verpacken und der Sterilisationsvorgang mit angepasster Beladung zu wiederholen.

Dokumentation und Freigabe

Nach jedem Sterilisationszyklus werden die Prozessdaten dokumentiert, um eine lückenlose Nachvollziehbarkeit zu gewährleisten. Moderne Autoklaven erstellen automatisch ein Sterilisationsprotokoll mit Angaben zu Datum, Uhrzeit, Temperatur, Druck und Programmdetails oder speichern diese digital, etwa auf einem USB-Speicher oder einer Speicherkarte.

Nach Abschluss des Programms werden die chemischen Indikatoren überprüft. Der vorgesehene Farbwechsel zeigt an, dass die erforderlichen Parameter erreicht wurden.

Das Sterilgut darf erst freigegeben werden, wenn der Sterilisationsprozess ohne Fehlermeldungen oder sonstige Auffälligkeiten verlaufen ist und die Indikatoren korrekt reagiert haben. Sichtbare Restfeuchtigkeit oder andere Unregelmäßigkeiten schließen eine Freigabe aus.

11. Lagerung

Nach der Freigabe wird das Sterilgut trocken sowie staub- und lichtgeschützt gelagert. Ein sauberer, geschlossener Schrank oder eine Schublade ist dafür ausreichend, solange das Sterilgut vor direkter Sonneneinstrahlung geschützt ist.

UV-Licht kann Kunststoffe mit der Zeit spröde machen und dadurch die Sterilbarriere beschädigen. Auch starke Hitzeeinwirkung kann die Haltbarkeit beeinträchtigen.

Die Haltbarkeit von Sterilgut hängt maßgeblich von der Verpackungsart und den Lagerbedingungen ab. Nach *DIN 58953-7* gelten folgende Richtwerte:

Verpackungsart	Lagerung	Haltbarkeit
Einfach verpackt	ungeschützt	1 Woche
Einfach verpackt	staubgeschützt	2 Monate
Zweifach verpackt	ungeschützt	2 Monate
Zweifach verpackt	staubgeschützt	6 Monate
Industriell sterilisiert	geschützt oder ungeschützt	bis 5 Jahre

Diese Zeitangaben gelten nur, solange die Verpackung:

- unbeschädigt,
- trocken und
- fest verschlossen bleibt.

(Daten basierend auf: Deutsches Institut für Normung, DIN 58953-7 2010)

12. Bereitstellung und erneute Nutzung
Vor jeder Behandlung wird das Sterilgut idealerweise direkt vor dem Kunden geöffnet. So kann dieser nachvollziehen, dass ausschließlich frisch sterilisiertes Material verwendet wird.

Diese transparente Vorgehensweise schafft Vertrauen und macht hygienische Standards im Studio sichtbar. Auch wenn dieses Vorgehen etwas mehr Zeit in Anspruch nimmt, haben Sicherheit und Sauberkeit stets Vorrang vor Schnelligkeit.

Nach jeder Behandlung beginnt der Instrumentenkreislauf erneut. Auf diese Weise bleibt der gesamte Ablauf hygienisch, nachvollziehbar und professionell organisiert.

32.2 Kaltsterilisation

Die fachliche Einordnung eines verbreiteten Begriffs

Der Begriff „Kaltsterilisation" taucht im Piercingbereich immer wieder auf – meist im Zusammenhang mit dem Einlegen von Instrumenten in ein Desinfektionsbad nach der Nutzung. Doch was steckt tatsächlich dahinter, und warum hat sich diese Bezeichnung überhaupt etabliert?

In den 1960er- bis 1980er-Jahren kamen neuartige chemische Desinfektionsmittel auf den Markt, die in der Werbung mit einer „sterilisierenden Wirkung" beworben wurden – und das ohne Hitzeeinwirkung, also „kalt". So entstand im englischen Sprachraum der Begriff „Cold Sterilization", der später auch in den deutschsprachigen Raum übernommen wurde.

In vielen Studios wurde daraufhin das Einlegen von Instrumenten in Desinfektionslösungen als „Kaltsterilisation" bezeichnet, obwohl es sich fachlich betrachtet lediglich um eine Desinfektion handelt. Eine tatsächliche Sterilisation – also die vollständige Abtötung aller vermehrungsfähigen Mikroorganismen einschließlich Sporen – erfolgt ausschließlich durch geeignete Sterilisationsverfahren, etwa im Autoklaven.

Warum sich der Begriff gehalten hat
Mehrere Faktoren haben dazu beigetragen, dass sich der Begriff bis heute im Sprachgebrauch hält:

Gewohnheit und Alltagssprache:
Der Ausdruck „Kaltsterilisation" hat sich über Jahrzehnte im Studioalltag etabliert und wurde oft unkritisch weitergegeben.
Fehlende fachliche Differenzierung:
In älteren Lehrunterlagen oder informellen Ausbildungswegen wurde der Unterschied zwischen Desinfektion und Sterilisation nicht immer klar vermittelt.
Marketing und Außenwirkung:
Der Begriff „steril" vermittelt subjektiv ein höheres Sicherheitsgefühl als „desinfiziert" und wurde daher auch im Kundenkontakt verwendet.

Die tatsächliche „Kaltsterilisation" – technische Verfahren bei niedrigen Temperaturen

Der Begriff „Kaltsterilisation" ist also nicht grundsätzlich falsch, wird im Studioalltag jedoch häufig unpräzise verwendet. Die tatsächliche Kaltsterilisation hat nichts mit einem Desinfektionsbad zu tun, sondern beschreibt ein technisch aufwändiges Sterilisationsverfahren bei vergleichsweise niedrigen Temperaturen.

Dabei kommen reaktive Gase oder gasbasierte Verfahren zum Einsatz, etwa:

- Ethylenoxid (EO),
- Formaldehyd oder
- moderne Wasserstoffperoxid-Plasmaverfahren.

Diese Verfahren ermöglichen eine vollständige Sterilisation, da die eingesetzten Gase tief in Materialien eindringen und die Zellstrukturen sowie die DNA von Mikroorganismen – einschließlich hitzeresistenter Sporen – zerstören.

Warum „kalt"?
Der Begriff bezieht sich auf die vergleichsweise niedrigen Prozesstemperaturen. Je nach Verfahren liegen diese meist im Bereich von etwa 30–60 °C und damit deutlich unter den Temperaturen der klassischen Dampfsterilisation im Autoklaven (121–134 °C).

Diese Verfahren eignen sich daher insbesondere für Materialien, die empfindlich auf Hitze reagieren.

Typische Einsatzbereiche
Die echte Kaltsterilisation wird vor allem in der medizinischen und industriellen Sterilisation eingesetzt, beispielsweise bei:

- hitzeempfindlichen Kunststoffinstrumenten,
- elektronischen Komponenten oder
- medizinischen Implantaten wie Kathetern oder Endoskopen.

Da diese Verfahren technisch aufwändig, kostenintensiv und teilweise mit toxischen Gasen verbunden sind, kommen sie im Studioalltag oder in kleineren Praxen in der Regel nicht zum Einsatz. Dort stellt die Dampfsterilisation im Autoklaven weiterhin den üblichen Standard dar.

Fazit Im Studioalltag bezeichnet der Begriff „Kaltsterilisation" meist lediglich ein Desinfektionsverfahren. Die tatsächliche Kaltsterilisation hingegen ist ein spezialisiertes medizinisch-technisches Verfahren und hat mit einem einfachen Desinfektionsbad nur den historischen Begriff gemeinsam.

32.3 Ultraschallreiniger – Funktion und Anwendung im Studioalltag

Der Ultraschallreiniger ist ein zentrales Gerät im Studioalltag. Er sorgt dafür, dass selbst feinste Verschmutzungen von Instrumenten gelöst werden, bevor diese in den Sterilisationsprozess gelangen. Dabei gibt es einige Unterschiede bei Größe, Ausstattung und Anwendung, die für einen sicheren und effizienten Betrieb wichtig sind.

Größe und Ausstattung
Professionelle Ultraschallreiniger sind in unterschiedlichen Größen erhältlich – von kleinen Geräten für den Privatgebrauch mit unter einem Liter Fassungsvermögen bis hin zu deutlich größeren Modellen für den gewerblichen Einsatz. Für den Studioalltag haben sich Geräte mit mittlerem Volumen als praktikabel erwiesen, da sie ausreichend Platz für mehrere Instrumente bieten und dennoch gut handhabbar bleiben.

Ein Gerät mit mittlerem Fassungsvermögen ermöglicht:

- die gleichzeitige Reinigung mehrerer Instrumente,
- ausreichend Abstand zwischen den Instrumenten und
- eine flexible Nutzung im täglichen Arbeitsablauf.

Grundsätzlich ist es sinnvoll, ein Gerät zu wählen, das etwas mehr Volumen bietet, als im Alltag unbedingt nötig ist. So bleibt ausreichend Platz, ohne das Gerät überladen zu müssen. Gleichzeitig ist zu beachten, dass größere Geräte in der Regel eine höhere Geräuschentwicklung aufweisen.

Füllung und Mittel
Für den Betrieb eines Ultraschallreinigers sollte ausschließlich destilliertes oder demineralisiertes Wasser verwendet werden. Leitungswasser kann

Kalkrückstände hinterlassen, die sich auf den Instrumenten absetzen und deren Oberfläche beeinträchtigen kann .

Zusätzlich wird ein geeignetes Reinigungs- und Desinfektionsmittel in der vom Hersteller vorgegebenen Konzentration zugesetzt. Im professionellen Bereich dürfen nur Produkte verwendet werden, die für den medizinisch-hygienischen Einsatz zugelassen sind, beispielsweise mit Zertifizierung durch:

- ÖGHMP,
- VAH
- oder DGHM.

Nur so ist gewährleistet, dass die erforderliche Reinigungs- und Desinfektionswirkung erreicht wird.

Klassische Ultraschallreinigungsflüssigkeiten für den Privatgebrauch, etwa für Brillen oder Schmuck, sind für diesen Einsatz ungeeignet. Sie bieten in der Regel keine ausreichende Desinfektionswirkung und können Rückstände auf den Instrumenten hinterlassen.

Die korrekte Konzentration und Einwirkzeit sind entscheidend und müssen stets den Herstellerangaben entsprechen. Je nach Produkt und Verschmutzungsgrad liegt die empfohlene Einwirkzeit häufig im Bereich von etwa 3 bis 5 min. Eine Gesamtlaufzeit von etwa 10 bis 15 min im Ultraschallbad hat sich in der Praxis bewährt.

Flüssigkeitswechsel

Spezifische gesetzliche Vorgaben in Österreich, die exakt festlegen, wie häufig die Flüssigkeit im Ultraschallreiniger eines Piercingstudios zu wechseln ist, existieren derzeit nicht. In der Praxis richtet sich der Wechsel daher nach dem Grad der Verschmutzung sowie nach den Herstellerangaben des Gerätes und der verwendeten Reinigungsflüssigkeit.

Als praxisnahe Orientierung hat sich ein Wechsel nach etwa zwei bis vier Anwendungen bewährt. Bei stärkerer Belastung – etwa bei deutlicher Verfärbung, Trübung oder auffälligem Geruch – muss die Flüssigkeit entsprechend früher ausgetauscht werden.

Besonders Geräte mit Auslassventil erfordern erhöhte Aufmerksamkeit, da sich im Ventilbereich leichter Blut- und Schmutzreste ansammeln können. Eine sorgfältige Reinigung dieses Bereichs ist daher erforderlich.

Vor jeder Verwendung sollte die Flüssigkeit kurz auf Farbe, Klarheit und Geruch überprüft werden. Bei sichtbarer Verunreinigung ist ein sofortiger Wechsel notwendig. Nach dem Entleeren wird der Behälter gründlich ausgespült und mit frischer Lösung befüllt.

Beim Nachfüllen dürfen ausschließlich geeignete, für medizinische Instrumente zugelassene Reinigungsmedien in der vom Hersteller vorgegebenen Konzentration verwendet werden. Eine einfache Dokumentation der Wechselintervalle kann zusätzlich zur Einhaltung eines konstanten Hygienestandards beitragen.

Heizfunktion – vorsichtiger Einsatz empfohlen

Viele Ultraschallreiniger verfügen über eine integrierte Heizfunktion, die die Reinigungslösung erwärmt und damit grundsätzlich die Reinigungswirkung verbessern kann. Für den Einsatz im Piercingbereich ist diese Funktion jedoch mit Vorsicht zu betrachten.

Befinden sich noch Blut- oder Eiweißreste an Instrumenten oder Schmuck, kann die Erwärmung dazu führen, dass die enthaltenen Proteine gerinnen. Blut beginnt bereits bei Temperaturen von etwa 40–45 °C zu koagulieren (gerinnen). Dabei können sich feste Eiweißschichten an Oberflächen, in Gelenken oder Rillen ablagern.

Diese fixierten Rückstände lassen sich deutlich schwerer entfernen und können den Reinigungsprozess sogar erschweren. Aus diesem Grund wird im Studioalltag häufig auf die Heizfunktion verzichtet und stattdessen mit unbeheizter Reinigungslösung gearbeitet.

Fazit Der Ultraschallreiniger ist ein wichtiges Gerät im Aufbereitungsprozess. Er ersetzt keine Sterilisation, sorgt jedoch für die notwendige Vorreinigung, damit der anschließende Sterilisationsprozess im Autoklaven zuverlässig erfolgen kann.

Eine sachgerechte Anwendung mit geeignetem Reinigungsmedium, korrekter Dosierung und ausreichender Einwirkzeit stellt sicher, dass Instrumente vor der Sterilisation gründlich gereinigt werden.

32.4 Sterilisatoren und Autoklaven

Was ist ein Autoklav?
Der Begriff „Autoklav“ leitet sich vom lateinischen autoclavis ab und bedeutet sinngemäß „selbstverschließend“. Gemeint ist damit eine druckdichte Kammer, die sich unter definierten Bedingungen verriegelt.

Ein Autoklav ist ein Sterilisationsgerät, das mit gesättigtem Wasserdampf unter Druck arbeitet. Durch die Kombination aus hoher Temperatur (etwa 121–134 °C) und Druck (ca. 2–3 bar) werden Mikroorganismen wie Bakterien, Viren und auch widerstandsfähige Sporen zuverlässig abgetötet.

Im Unterschied zur Desinfektion, bei der die Keimzahl lediglich reduziert wird, führt die Sterilisation zur vollständigen Abtötung aller vermehrungsfähigen Mikroorganismen. Der Autoklav stellt damit den letzten und entscheidenden Schritt im Aufbereitungsprozess dar, um ein sterilisiertes und sicher verwendbares Instrument zu erhalten.

Im professionellen Piercingstudio gilt der Klasse-B-Autoklav als fachlicher Standard, da er sowohl verpackte und unverpackte als auch massive und hohle Instrumente zuverlässig sterilisieren kann.

Wichtiger Hinweis zur Anwendung
Nach jedem abgeschlossenen Sterilisationszyklus sollte der Autoklav geöffnet werden, damit Restwärme und Wasserdampf entweichen können. Kühlt der Dampf in einer geschlossenen Kammer ab, kondensiert er, wodurch das Sterilgut feucht werden kann. Feuchtes Sterilgut gilt in der Regel nicht mehr als steril.

Beim Öffnen ist jedoch Vorsicht geboten: Es können heiße Luft und Wasserdampf austreten, die zu Verbrennungen führen können. Die Tür sollte daher langsam und mit ausreichendem Abstand geöffnet werden.

Kurz erklärt – die Autoklav-Klassen
Die Klasseneinteilung von Autoklaven in **N, S** und **B** geht auf die europäische Norm EN 13060 zurück (European Committee for Standardization 2004), die kleine Dampfsterilisatoren regelt. Jede Klasse beschreibt den Leistungsumfang des Geräts und legt fest, welche Materialien damit zuverlässig sterilisiert werden können.

Klasse N – das „N“ steht für *Naked* – ist ausschließlich für unverpackte, massive Instrumente geeignet. Diese Geräte arbeiten ohne Vorvakuum, sodass Luft aus Hohlräumen oder Schläuchen nicht zuverlässig entfernt werden kann. Daher können nur einfache, unverpackte Instrumente ohne Hohlräume, wie etwa Pinzetten oder Scheren, sicher sterilisiert werden.

Klasse B – das „B“ steht ursprünglich für *Big* – stellt die leistungsfähigste Geräteklasse dar. Diese Autoklaven arbeiten mit einem mehrstufigen, fraktionierten Vorvakuum, das die Luft vollständig aus der Kammer sowie aus Hohlräumen entfernt, bevor der Dampf einströmt. Dadurch können alle Arten von Sterilgut zuverlässig aufbereitet werden – verpackt oder unverpackt, massiv oder hohl. Klasse-B-Autoklaven gelten daher als fachlicher Standard für professionelle Anwendungen, etwa in der Medizin, im Tattoo- oder Piercingbereich.

Klasse S – das „S“ steht für *Special* oder *Specified* – bildet eine Zwischenstufe. Ihre Leistungsfähigkeit muss vom Hersteller genau angegeben werden. Je nach Modell können bestimmte Verpackungen oder teilhohle Instrumente sterilisiert werden, jedoch nicht alle. Der genaue Einsatzbereich hängt daher immer von der technischen Ausstattung des jeweiligen Geräts ab.

Heißluftsterilisator – Eingeschränkte Eignung im Piercingbereich
Ein Heißluftsterilisator arbeitet mit trockener, heißer Luft, in der Regel bei Temperaturen von etwa 160–180 °C. Die Sterilisation erfolgt dabei ausschließlich durch Hitzeeinwirkung, ohne den Einsatz von Wasserdampf.

Dieses Verfahren erscheint auf den ersten Blick einfach, ist im praktischen Einsatz im Piercingbereich jedoch mit mehreren Nachteilen verbunden.

Lange Sterilisationsdauer
Damit die trockene Hitze eine ausreichende Wirkung entfalten kann, muss die Zieltemperatur über einen längeren Zeitraum konstant gehalten werden. In der Regel beträgt die notwendige Haltezeit mindestens etwa 30 min, nachdem die Zieltemperatur erreicht wurde.

Da zusätzlich die Aufheiz- und Abkühlphasen berücksichtigt werden müssen, dauert ein kompletter Zyklus deutlich länger als bei einem Dampfsterilisator.

Höherer Energieverbrauch
Durch die längeren Laufzeiten ergibt sich in der Regel ein höherer Energieverbrauch im Vergleich zu einem Autoklaven. Auch die regelmäßige technische Überprüfung der Temperaturstabilität kann zusätzlichen Wartungsaufwand verursachen.

Einschränkungen bei Verpackungen
Ein wesentlicher Nachteil betrifft die Verpackung des Sterilguts. Die üblichen Sterilisationsbeutel, die für den Einsatz im Autoklaven ausgelegt sind, halten den hohen Temperaturen eines Heißluftsterilisators oft nicht stand und können beschädigt oder verformt werden.

Daher sind spezielle hitzebeständige Verpackungsmaterialien erforderlich, was zusätzlichen Aufwand und Kosten verursachen kann.

Materialbelastung
Die Kombination aus hohen Temperaturen und langen Einwirkzeiten kann das Material der Instrumente stärker beanspruchen. Besonders feine Instrumente, Gelenke oder Federmechanismen können durch die wiederholte thermische Belastung schneller verschleißen.

Eingeschränkte Zuverlässigkeit bei komplexen Formen
Im Gegensatz zu gesättigtem Wasserdampf verteilt sich trockene Hitze weniger gleichmäßig. Bei Instrumenten mit Hohlräumen, Rillen oder Gelenken besteht daher ein erhöhtes Risiko, dass bestimmte Bereiche nicht ausreichend sterilisiert werden.

Fazit Aufgrund der längeren Sterilisationszeiten, des höheren Energieverbrauchs, der eingeschränkten Verpackungsmöglichkeiten sowie der geringeren Eignung für komplexe Instrumente gelten Heißluftsterilisatoren im professionellen Piercingbereich als wenig praktikabel.

Für den Studioalltag hat sich der Dampfsterilisator, insbesondere der Klasse-B-Autoklav, als fachlicher Standard etabliert.

Wartung, Service & Validierung
Wie bereits in Abschn. 11.2 erläutert, muss auch ein Autoklav regelmäßig validiert werden. Dort wird die rechtliche Einordnung sowie die grundlegende Bedeutung der Validierung beschrieben.

Im praktischen Studioalltag bedeutet Validierung den dokumentierten Nachweis, dass das Gerät unter den vorgesehenen Bedingungen zuverlässig sterilisiert und die geforderten Parameter dauerhaft einhält.

Neben der Validierung ist auch die regelmäßige Wartung des Geräts erforderlich. Diese umfasst unter anderem die Überprüfung technischer Komponenten sowie der Temperatur- und Druckwerte.

Die genauen Wartungsintervalle können je nach Hersteller und Modell variieren. Als praxisnahe Orientierung gilt:

- nach etwa 500 bis 1000 Sterilisationszyklen oder
- spätestens alle zwei Jahre,

je nachdem, welcher Zeitpunkt zuerst eintritt.

Durch diese regelmäßigen Kontrollen wird sichergestellt, dass das Gerät technisch einwandfrei funktioniert und die hygienischen Anforderungen dauerhaft erfüllt werden.

Während die Wartung die technische Funktionsfähigkeit des Autoklaven sicherstellt, dient die Validierung dem Nachweis, dass der Sterilisationsprozess unter realen Bedingungen tatsächlich wirksam ist.

Weitere Sterilisationsverfahren im Überblick
Neben den im Studioalltag üblichen Dampfsterilisatoren existieren weitere Sterilisationsverfahren, die jedoch überwiegend im medizinischen oder industriellen Bereich eingesetzt werden. Der Vollständigkeit halber werden sie hier kurz dargestellt.

Gassterilisation (Ethylenoxid)
Bei der Gassterilisation werden reaktive Gase wie Ethylenoxid oder Formaldehyd bei niedrigen Temperaturen von etwa 30–60 °C eingesetzt. Dieses Verfahren eignet sich besonders für hitzeempfindliche Materialien wie bestimmte Kunststoffe, elektronische Komponenten oder medizinische Implantate.

Dieses Verfahren gehört zu den Niedertemperaturverfahren und wird fachlich häufig unter dem Begriff „Kaltsterilisation" zusammengefasst, wie in Abschn. 32.2 näher erläutert.

Die Methode ist sehr effektiv, jedoch technisch aufwändig, kostenintensiv und aufgrund der verwendeten Gase mit besonderen Sicherheitsanforderungen verbunden. Daher wird sie überwiegend in der industriellen Sterilisation sowie in spezialisierten medizinischen Einrichtungen eingesetzt.

Für den Einsatz in Piercingstudios oder kleineren Praxen ist dieses Verfahren in der Regel weder praktikabel noch zulässig.

Plasma-Sterilisation (Wasserstoffperoxid-Plasma)
Bei der Plasma-Sterilisation wird Wasserstoffperoxid verdampft und anschließend durch ein elektrisches Feld in einen Plasma-Zustand überführt. Dieses Plasma zerstört Mikroorganismen auf molekularer Ebene.

Auch dieses Verfahren zählt zu den Niedertemperatur-Sterilisationsmethoden, die im fachlichen Sinne unter den Begriff „Kaltsterilisation" fallen (siehe Abschn. 32.2).

Das Verfahren arbeitet bei vergleichsweise niedrigen Temperaturen von etwa 40–60 °C und eignet sich daher ebenfalls für hitzeempfindliche Instrumente. Es zeichnet sich durch kurze Prozesszeiten und eine weitgehend rückstandsfreie Sterilisation aus.

Aufgrund der technischen Komplexität und der hohen Anschaffungskosten kommen Plasma-Sterilisatoren vor allem in Krankenhäusern oder spezialisierten Einrichtungen zum Einsatz.

Fazit Für den professionellen Einsatz im Piercingstudio hat sich der Dampfsterilisator, insbesondere der Klasse-B-Autoklav, als fachlicher Standard etabliert. Andere Sterilisationsverfahren wie Heißluft-, Gas- oder Plasma-Sterilisation sind entweder technisch ungeeignet, wirtschaftlich nicht sinnvoll oder für den Studioalltag nicht vorgesehen.

33 Vorgehensweise bei Piercings, die man bislang noch nicht gestochen hat

Im Berufsalltag eines Piercers ist es nahezu unvermeidlich, dass früher oder später ein Piercingwunsch auftritt, der zwar theoretisch bekannt ist, in der praktischen Umsetzung jedoch noch nicht durchgeführt wurde. Dies ist ein normaler Teil der beruflichen Entwicklung, da kein Piercer sämtliche Varianten bereits gestochen haben kann – unabhängig von Erfahrung oder Ausbildungsweg.

Entscheidend ist daher nicht, ob eine Variante neu ist, sondern wie professionell und verantwortungsvoll mit einer solchen Situation umgegangen wird.

1. Erste Einschätzung – fachliche und anatomische Eignung

Vor jeder Durchführung steht die grundlegende Beurteilung, ob das gewünschte Piercing anatomisch sinnvoll, technisch umsetzbar und langfristig tragbar ist.

Piercer tragen Verantwortung nicht nur für das ästhetische Ergebnis, sondern vor allem für die gesundheitliche Unversehrtheit der zu piercenden Person. Dazu gehört:

- eine ehrliche Aufklärung über mögliche Risiken,
- eine sorgfältige anatomische Beurteilung,
- sowie das Aufzeigen sinnvoller Alternativen, falls erforderlich.

Entscheidend ist hierbei nicht der Anspruch, jede Variante anbieten zu können, sondern die fachliche Kompetenz, Grenzen zu erkennen und entsprechend zu handeln.

2. Fachliche Vorbereitung

Wird entschieden, das Piercing durchzuführen, ist eine gründliche Vorbereitung unerlässlich. Diese umfasst insbesondere:

- sichere Kenntnis der theoretischen Grundlagen,
- praktische Erfahrung mit vergleichbaren Piercings,
- Verständnis der anatomischen und medizinischen Zusammenhänge.

Eine strukturierte Vorbereitung kann beispielsweise darin bestehen, den gesamten Ablauf vorab gedanklich oder praktisch zu simulieren, um die einzelnen Arbeitsschritte zu verinnerlichen. Ziel ist es, den Eingriff erst dann durchzuführen, wenn ein sicherer und routinierter Ablauf gewährleistet ist.

Grundsätzlich gilt: Ein Piercing sollte nur dann durchgeführt werden, wenn der Piercer überzeugt ist, es fachgerecht und sicher umsetzen zu können. Unsicherheit im Ablauf kann sich auf die Behandlungssituation übertragen und das Vertrauen des Kunden beeinträchtigen.

S. Draxler, *Modern Piercing*, https://doi.org/10.1007/978-3-662-73801-6_33

3. Professionelles Auftreten
Auch bei einer neuen oder selten durchgeführten Variante sollte der Ablauf strukturiert, ruhig und professionell erfolgen. Dazu gehört:

- ein sauber vorbereiteter Arbeitsplatz,
- ein klar strukturierter Arbeitsablauf,
- sowie ein souveränes Auftreten.

Ein ruhiges und kontrolliertes Vorgehen vermittelt Sicherheit und trägt zu einer entspannten Behandlungssituation bei.

Sollte während der Vorbereitung oder im Gespräch mit dem Kunden deutlich werden, dass Unsicherheiten bestehen oder die eigene Erfahrung nicht ausreicht, ist es fachlich sinnvoll, das gewünschte Piercing (noch) nicht anzubieten.

Eine offene und ehrliche Kommunikation wirkt dabei deutlich professioneller als Ausweichantworten oder unsichere Durchführungsversuche.

4. Austausch mit erfahrenen Kollegen
Der fachliche Austausch mit anderen Piercern ist ein wichtiger Bestandteil der beruflichen Weiterentwicklung. Insbesondere bei seltenen oder komplexen Varianten kann es sinnvoll sein:

- sich mit erfahrenen Kollegen auszutauschen,
- zusätzliche Informationen einzuholen oder
- den Kunden an einen spezialisierten Piercer zu verweisen.

Dieses Vorgehen ist kein Zeichen von Schwäche, sondern Ausdruck professioneller Verantwortung. Gleichzeitig fördert es ein kollegiales Netzwerk, von dem alle Beteiligten langfristig profitieren können.

Fazit Wenn ein Piercing erstmals durchgeführt werden soll, sind folgende Grundsätze entscheidend:

- sichere theoretische Kenntnisse,
- realistische Einschätzung der eigenen Fähigkeiten,
- strukturierte und ruhige Arbeitsweise,
- verantwortungsvoller Umgang mit eigenen Grenzen.

Berufliche Erfahrung entsteht mit der Zeit. Professionalität zeigt sich jedoch darin, diese Entwicklung verantwortungsbewusst zu gestalten und niemals auf Kosten der Sicherheit der Kunden.

33.1 Umgang mit Fehlern und Komplikationen

Der Umgang mit Fehlern gehört zum Berufsalltag eines Piercers. In der Praxis wird dieses Thema jedoch häufig ausgeblendet, da Fehler naturgemäß unangenehm sind und manche dazu neigen, sie zu relativieren oder zu verschweigen.

Tatsächlich ist es im Laufe einer beruflichen Laufbahn nahezu unvermeidlich, dass kleinere oder größere Fehler auftreten – etwa ein schief gesetztes Piercing, eine unpassende Schmuckwahl oder ein Versehen bei der Vorbereitung.

Fehler sind menschlich. Entscheidend ist nicht, ob sie auftreten, sondern wie professionell und verantwortungsbewusst damit umgegangen wird.

1. Fehler erkennen und ruhig bleiben
Gerade bei routinierten Abläufen kann es vorkommen, dass ein Fehler nicht sofort auffällt. Ein typisches Beispiel wäre die Verwendung einer zu dünnen Nadel, etwa 1,2 mm statt der vorgesehenen 1,6 mm, wodurch sich der geplante Schmuck nicht einsetzen lässt.

Solche Situationen können schnell Stress auslösen. Umso wichtiger ist es, ruhig und strukturiert zu bleiben. Wer die Situation sachlich analysiert, erkennt den Fehler meist rasch und kann eine passende Lösung finden.

In diesem Beispiel kann der Stichkanal mit einem sterilen Dehnstab vorsichtig auf die erforderliche Größe erweitert werden. Dabei sollte der Dehnstab der tatsächlich benötigten Schmuckstärke entsprechen, etwa 1,6 mm. Je nach verwendeter Technik kann der Schmuck anschließend direkt am Dehnstab montiert und vorsichtig eingesetzt werden. Bei der Arbeit mit einer Piercingkanüle kann der Dehnstab alternativ auch dazu dienen, den Kunststoffschlauch leicht aufzudehnen, sodass sich der Schmuck trotz der ursprünglich kleineren Nadelstärke einsetzen lässt.

Dieses Prinzip – ruhig analysieren, Fehler erkennen und eine sachliche Lösung finden – gilt unabhängig von der verwendeten Technik, etwa ob mit Hohlnadel oder Piercingkanüle gearbeitet wird.

Auch andere Fehler, etwa ein ungünstiger Winkel oder eine nicht ganz stimmige Platzierung, können vorkommen. Entscheidend ist, diese nicht zu ignorieren oder schönzureden, sondern ehrlich zu beurteilen und eine sinnvolle Lösung zu suchen.

Selbst kleine Zwischenfälle zeigen, wie professionell gearbeitet wird. Fällt beispielsweise ein steril vorbereiteter Schmuck auf den Boden, darf er keinesfalls weiterverwendet werden. Stattdessen wird selbstverständlich ein neues, steriles Teil verwendet. Solche Situationen können jedem passieren – der Umgang damit zeigt jedoch die tatsächliche Professionalität.

2. Verantwortung übernehmen und Lösungen anbieten

Wird ein größerer oder für das Ergebnis relevanter Fehler erkannt, ist der nächste Schritt die Übernahme von Verantwortung. Das bedeutet vor allem: offen, ehrlich und respektvoll mit dem Kunden kommunizieren.

Dabei ist es wichtig, zwischen kleinen Zwischenfällen und tatsächlichen Ergebnisfehlern zu unterscheiden.

Kleinere Zwischenfälle lassen sich meist direkt und ohne größere Auswirkungen lösen. Fällt beispielsweise ein steril vorbereiteter Schmuck auf den Boden, wird er selbstverständlich nicht weiterverwendet, sondern durch einen frischen, sterilen ersetzt.

Solche Situationen gehören zum Arbeitsalltag und erfordern in der Regel weder Preisnachlässe noch weitergehende Maßnahmen.

Anders verhält es sich bei Fehlern, die das Ergebnis tatsächlich beeinflussen. Wenn etwa die gewünschte Platzierung nicht wie geplant umgesetzt werden konnte, sollte dies offen angesprochen werden.

In solchen Fällen kann gemeinsam mit dem Kunden eine passende Lösung gefunden werden, beispielsweise:

- ein Preisnachlass,
- ein späteres Nachstechen nach vollständiger Abheilung oder
- eine andere sinnvolle Korrekturmöglichkeit.

Bei manchen Situationen fällt eine Abweichung kaum auf. Ein um ein bis zwei Millimeter versetztes Piercing kann optisch oft unauffällig sein. Anders sieht es aus, wenn die Platzierung in ein Tattoo oder ein bestehendes Gestaltungskonzept integriert ist. In solchen Fällen kann selbst eine geringe Abweichung deutlich sichtbar sein. Gerade dann ist eine offene Kommunikation und das Anbieten einer Lösung besonders wichtig.

Entscheidend ist, dem Kunden zu zeigen, dass seine Wahrnehmung ernst genommen wird und aktiv nach einer fairen Lösung gesucht wird.

3. Reklamationen ernst nehmen

Besonders wichtig ist der Umgang mit Kunden, die nach einigen Tagen oder Wochen erneut ins Studio kommen und ihre Sorge äußern, ein Piercing könnte schief sein.

Die schlechteste Reaktion wäre ein vorschnelles Abwinken oder ein einfaches „Das passt schon".

Aus Kundensicht ist die Situation oft mit Unsicherheit verbunden. Der Kunde nimmt das Ergebnis als nicht ideal wahr und entscheidet sich dennoch, wieder in das ursprüngliche Studio zu kommen. Das zeigt Vertrauen und sollte entsprechend ernst genommen werden.

In solchen Fällen ist eine ruhige Begutachtung notwendig, gefolgt von einer ehrlichen und realistischen Einschätzung.

Bei geringfügigen Abweichungen kann bereits ein Schmuckwechsel das optische Gesamtbild deutlich verbessern – etwa durch eine andere Form oder eine angepasste Größe.

Führt dies nicht zu einem zufriedenstellenden Ergebnis, kann ein kostenfreies oder vergünstigtes Nachstechen nach vollständiger Abheilung eine professionelle Lösung darstellen.

4. Aus Fehlern lernen – Dokumentation
Die Dokumentation von Fehlern oder unerwarteten Zwischenfällen kann ein wertvolles Werkzeug sein. Sie ermöglicht:

- eine nachvollziehbare Übersicht über aufgetretene Probleme,
- die Analyse möglicher Ursachen und
- die Entwicklung von Maßnahmen zur Vermeidung ähnlicher Situationen in der Zukunft.

Eine solche Dokumentation kann zudem hilfreich sein, wenn neue Mitarbeiter eingearbeitet werden. Sie erhalten dadurch die Möglichkeit, aus bereits gemachten Erfahrungen zu lernen und typische Fehler von Anfang an zu vermeiden.

Fazit Fehler können in jeder beruflichen Laufbahn auftreten – vom einfachen Verlust der Sterilität eines Schmuckstücks bis hin zu einer ungünstigen Platzierung. Entscheidend ist nicht der Fehler selbst, sondern der Umgang damit.

Wesentliche Grundsätze sind:

- Fehler erkennen und ruhig reagieren,
- Verantwortung übernehmen,
- offen mit dem Kunden kommunizieren und
- gemeinsam eine faire Lösung finden.

Eine professionelle Arbeitsweise zeigt sich besonders in unerwarteten Situationen. Wer transparent, lösungsorientiert und respektvoll handelt, stärkt langfristig das Vertrauen seiner Kunden.

Ein hilfreicher Grundgedanke dabei ist, die Situation aus Sicht des Kunden zu betrachten: Wie würde man selbst behandelt werden wollen, um sich trotz eines Fehlers gut aufgehoben zu fühlen? Diese Perspektive führt meist zu den professionellsten Entscheidungen.

Teil VII

Anhang

FAQ – Häufige Fragen rund ums Piercen

34

Im Folgenden werden häufig gestellte Fragen zum Thema Piercing zusammengefasst. Die Antworten dienen als Orientierung und ersetzen keine individuelle Beratung im Studio.

1. Tut ein Piercing weh – und wenn ja, wie stark?

Ein Piercing ist mit einem kurzen Stich durch das Gewebe verbunden und daher grundsätzlich mit Schmerz verbunden. Wie stark dieser empfunden wird, ist jedoch sehr individuell und hängt unter anderem von der Körperstelle, der persönlichen Schmerzempfindlichkeit und der jeweiligen Tagesverfassung ab.

In den meisten Fällen handelt es sich um einen kurzen, stechenden Moment, der rasch wieder abklingt. Viele Menschen empfinden den Eingriff im Nachhinein als weniger unangenehm als zuvor erwartet. Weitere Informationen zum Thema Schmerzempfinden finden sich in Kap. 14.

2. Wie lange dauert die Heilung eines Piercings?

Die Heilungsdauer hängt von verschiedenen Faktoren ab, etwa von der Körperstelle, der individuellen Wundheilung, der Pflege und äußeren Einflüssen.

Einige Piercings, wie etwa das Ohrläppchen, heilen meist innerhalb weniger Wochen ab. Andere, wie beispielsweise ein Bauchnabelpiercing, können mehrere Monate bis über ein Jahr benötigen, bis sie vollständig stabil sind.

Grundsätzlich gilt: Eine konsequente Pflege und ein schonender Umgang mit dem Piercing tragen wesentlich zu einer problemlosen Heilung bei. Konkrete Richtwerte zu den einzelnen Heilzeiten finden sich in Kap. 3.

3. Wie pflege ich mein Piercing richtig während der Heilungsphase?

Eine übliche Pflegeroutine erstreckt sich über etwa sechs Wochen. In den ersten vier Wochen wird das Piercing in der Regel zweimal täglich gereinigt, anschließend – bei unauffälligem Verlauf – noch etwa zwei Wochen lang einmal täglich.

Verwendet werden sollte ein geeignetes Pflegemittel, etwa eine isotonische Kochsalzlösung (NaCl 0,9 %) oder ein speziell dafür vorgesehenes Pflegeprodukt.

Wenn in dieser Zeit keine Auffälligkeiten auftreten, kann die Pflege anschließend schrittweise reduziert werden. Eine detaillierte Anleitung zur Nachsorge findet sich in Kap. 23.

4. Wann darf ich meinen Schmuck das erste Mal wechseln?

Der Zeitpunkt für den ersten Schmuckwechsel hängt von der jeweiligen Körperstelle und der individuellen Heilungsdauer ab.

Ein notwendiger Kürzungswechsel, etwa bei einem Labret-Stecker mit anfänglicher größeren Überlänge, sollte während der Heilungsphase ausschließlich vom Piercer durchgeführt werden.

S. Draxler, *Modern Piercing*, https://doi.org/10.1007/978-3-662-73801-6_34

Ein zu früher oder unsachgemäßer Wechsel kann zu Reizungen, Verletzungen oder Infektionen führen, insbesondere wenn nicht steril gearbeitet wird.

Ein vollständiger Wechsel des Schmucktyps, beispielsweise von einem Stecker auf einen Ring, sollte erst nach vollständiger Abheilung erfolgen. Solange das Piercing noch schmerzempfindlich ist oder Anzeichen von Reizung zeigt, ist der Stichkanal in der Regel noch nicht stabil genug für einen Schmuckwechsel.

Konkrete Heilzeiten und Empfehlungen zum Schmuckwechsel finden sich bei den jeweiligen Piercingarten in Kap. 3.

5. Welche Risiken oder Komplikationen können auftreten?

Leichte Rötungen, Schwellungen oder Druckempfindlichkeit sind in den ersten Tagen nach dem Stechen normal, da es sich um eine frische Wunde handelt. Komplikationen entstehen meist durch mechanische Reizung, mangelnde Hygiene oder unsachgemäße Pflege.

Eine sorgfältige Nachsorge und ein achtsamer Umgang mit dem Piercing tragen wesentlich dazu bei, das Risiko für Probleme zu minimieren.

Eine Übersicht über mögliche Risiken und Komplikationen findet sich ausführlich in Kap. 16.

6. Kann ich mit einem frischen Piercing schwimmen gehen oder Sport treiben?

Wie in Kap. 25 beschrieben, sollten Schwimmbäder, Saunen, Solarien und Meerwasser in den ersten vier Wochen möglichst gemieden werden. Warme und feuchte Umgebungen begünstigen das Wachstum von Mikroorganismen und erhöhen das Risiko für Infektionen.

Sportliche Aktivitäten sind grundsätzlich möglich, solange die gepiercte Stelle nicht stark belastet oder mechanisch gereizt wird. So sollten beispielsweise intensive Bauchübungen bei einem frischen Bauchnabelpiercing vermieden werden.

Starkes Schwitzen kann die Wunde zusätzlich reizen oder Keime in den Stichkanal einbringen. Daher sollte in der frühen Heilungsphase auf übermäßige körperliche Belastung verzichtet werden.

7. Was soll ich tun, wenn mein Piercing anschwillt, eitert oder stark schmerzt?

Eine leichte Schwellung, Rötung oder Druckempfindlichkeit ist in den ersten Tagen nach dem Stechen normal.

Wenn die Beschwerden jedoch deutlich zunehmen, das Gewebe stark pocht, sich heiß anfühlt oder sich Eiter bildet, sollte umgehend Kontakt mit dem Piercer aufgenommen werden. Dieser kann die Situation fachlich einschätzen und entsprechende Maßnahmen empfehlen oder – falls notwendig – an einen Arzt verweisen.

8. Welche Materialien sind für Piercingschmuck am besten geeignet?

Für den Ersteinsatz werden in der Regel Materialien verwendet, die sich durch hohe Verträglichkeit und Stabilität auszeichnen. Dazu zählen vor allem:

- Titan G23,
- PTFE (Polytetrafluorethylen) und
- hochwertiges Gold in geeigneten Legierungen.

Nach vollständiger Abheilung kann die Materialwahl meist freier erfolgen. Dennoch sollte auf qualitativ hochwertigen Schmuck geachtet werden. Bei billigem Modeschmuck sind Legierungszusammensetzung und Nickelanteile oft unklar, was das Risiko für allergische Reaktionen erhöht.

Weitere Informationen zu Materialien und Schmuckarten finden sich in den Kap. 18 und 19.

9. Kann man sich während der Schwangerschaft oder Stillzeit piercen lassen?

Während Schwangerschaft und Stillzeit gelten neue Piercings in der Regel als kontraindiziert (siehe Kap. 7). In dieser Phase reagiert der Körper oft empfindlicher, und das Risiko für Infektionen oder Heilungsstörungen kann erhöht sein.

Bestehende Piercings können in der Regel getragen werden, sollten jedoch regelmäßig kontrolliert und bei Bedarf angepasst oder vorübergehend entfernt werden, insbesondere im Bereich des Bauchnabels.

10. Wie wähle ich ein seriöses Piercingstudio aus?
Eine ausführliche Orientierung dazu findet sich in Abschn. 4.4. Wichtige Kriterien sind unter anderem:

- ein sichtbar hoher Hygienestandard,
- fachlich kompetente und ruhige Beratung,
- transparente Aufklärung und Dokumentation,
- Verwendung von hochwertigem Ersteinsatzschmuck,
- Einhaltung von Altersgrenzen und Jugendschutzbestimmungen,
- ein respektvoller und professioneller Umgang.

Ein seriöses Studio zeichnet sich vor allem durch saubere Arbeitsweise, fachliche Kompetenz und transparente Kommunikation aus – sowohl vor als auch nach dem Piercing.

35 Checkliste für Kunden: Bin ich bereit für ein Piercing?

Ein Piercing ist mehr als ein Schmuckstück. Es handelt sich um eine bewusste Entscheidung, die Pflege, Geduld und Eigenverantwortung erfordert.

Diese Checkliste kann dabei helfen, die eigene Bereitschaft realistisch einzuschätzen.

1. Vor dem Stechen – bin ich mir sicher?

☐ Ich habe mir überlegt, warum ich das Piercing möchte (ästhetisch, symbolisch, persönlich – nicht aus Gruppenzwang).
☐ Ich habe mich über das Piercing informiert (Position, Heilzeit, mögliche Risiken, Pflege).
☐ Mir ist bewusst, dass das Stechen kurz schmerzhaft sein kann.
☐ Ich bin bereit, mich an die Pflegeanweisungen zu halten.
☐ Ich habe keine unrealistischen Erwartungen an Heilung oder Ablauf.
☐ Ich habe mich über geeignete Materialien und mögliche Allergien informiert (z. B. Titan G23 als Ersteinsatzschmuck).
☐ Ich weiß, dass absolute Symmetrie nicht bei jedem Körper möglich ist.

2. Gesundheit & Körperliche Voraussetzungen

☐ Ich fühle mich gesund und habe aktuell keine Infektion oder akute Erkrankung.
☐ Ich nehme keine blutverdünnenden Medikamente (z. B. Aspirin, Marcumar, o. Ä.).
☐ Ich bin nicht schwanger und befinde mich nicht in der Stillzeit.
☐ Ich habe keine akuten Hautprobleme an der gewünschten Stelle.
☐ Mir sind keine Erkrankungen bekannt, die die Heilung deutlich beeinträchtigen könnten (z. B. Blutgerinnungsstörungen, Diabetes, chronische Entzündungen).
☐ Bei Unsicherheiten habe ich Rücksprache mit einem Arzt oder meinem Piercer gehalten.

3. Pflege & Nachsorge – bin ich diszipliniert genug?

☐ Ich habe Zeit und Geduld für die Pflegephase von mindestens 6 Wochen.
☐ Ich bin bereit, das Piercing regelmäßig mit geeigneten Mitteln zu reinigen.
☐ Ich wasche und desinfiziere meine Hände vor jeder Berührung.
☐ Ich fasse das Piercing nicht unnötig an und vermeide ständiges Drehen.
☐ Bei Problemen wende ich mich an meinen Piercer, statt selbst zu experimentieren.
☐ Ich bin bereit, Schwimmbad, Sauna, Solarium und ähnliche Belastungen für mindestens vier Wochen zu meiden.

4. Organisation & Verantwortung

☐ Ich habe ein seriöses Piercingstudio ausgewählt (siehe Kap. 4, 5 und 6).
☐ Für mich stehen Hygiene, Qualität und Beratung vor dem Preis.

S. Draxler, *Modern Piercing*, https://doi.org/10.1007/978-3-662-73801-6_35

- ☐ Mir ist bewusst, dass ein Piercing eine Entscheidung für meinen Körper ist.
- ☐ Ich habe ausreichend Zeit für Beratung und Durchführung eingeplant.
- ☐ Ich akzeptiere, dass ein Piercer aus anatomischen oder medizinischen Gründen auch abraten kann.

5. Ehrlichkeit mit dir selbst

- ☐ Ich mache dieses Piercing aus eigener Überzeugung.
- ☐ Ich bin bereit, Verantwortung für die Heilung zu übernehmen.
- ☐ Ich akzeptiere, dass Heilung Zeit braucht und individuell verläuft.
- ☐ Ich weiß, dass kleinere Komplikationen auftreten können und reagiere darauf ruhig und verantwortungsvoll.
- ☐ Ich freue mich bewusst auf das Piercing und fühle mich mit der Entscheidung wohl.

Fazit Wenn der Großteil der Punkte mit „Ja“ beantwortet werden kann, sind die grundlegenden Voraussetzungen für ein Piercing in der Regel gegeben.

Bei Unsicherheiten empfiehlt sich immer ein persönliches Beratungsgespräch im Studio.

36 Checkliste für Anfänger-Piercer: Mindeststandards im Studio

Mindeststandards im Studio

Diese Checkliste baut auf Kap. 12 (Allgemeine Anforderungen an die Betriebsräume) auf und erweitert diese um praxisnahe, fachliche Mindestanforderungen für Piercingeinsteiger. Sie dient als Arbeits- und Kontrollinstrument für Betreiber, Ausbilder und Prüfende.

Hinweis

Alle Maßnahmen sind unter Berücksichtigung der jeweils geltenden nationalen Verordnungen und Normen (z. B. Hygienevorschriften, ÖNORM/EN-Standards) umzusetzen.

1. Allgemeine Anforderungen an die Betriebsräume

- ☐ Betriebsräume sind sauber, instand gehalten und technisch einwandfrei.
- ☐ Die Einrichtung des Eingriffs Raums ist auf das Notwendigste beschränkt.
- ☐ Der Eingriffsraum ist räumlich von Warte- und Empfangsbereichen getrennt.
- ☐ Keine Tiere in Eingriffs- oder Aufbereitungsräumen.

2. Reinigungsfreundliche Gestaltung

- ☐ Böden, Wände und Arbeitsflächen sind glatt, wasserundurchlässig, leicht zu reinigen und gegebenenfalls desinfizierbar.
- ☐ Wände sind mindestens bis 1,80 m Höhe abwischbar und gegebenenfalls desinfizierbar (z. B. Latexfarbe oder Fliesen).
- ☐ Keine Teppiche oder rauen Oberflächen im Eingriffsbereich.
- ☐ Reinigungs- und Desinfektionspläne sind schriftlich vorhanden und sichtbar angebracht.

3. Sanitäre Ausstattung

- ☐ Ausreichende Anzahl von Handwaschbecken mit Warm- und Kaltwasserzufuhr vorhanden.
- ☐ Waschbecken im Arbeitsbereich in unmittelbarer Nähe, jedoch außerhalb des direkten Spritzbereichs der Arbeitsfläche.
- ☐ Toilettenräume sauber und sachgerecht ausgestattet.
- ☐ Ausstattung vorhanden:
  - Einmalhandtücher
  - Seifenspender mit Armbedienung
  - Händedesinfektionsmittel mit Armbedienung
  - abdeckbare Abfallbehälter

4. Instrumentenaufbereitung und Sterilisation

- ☐ Separater Aufbereitungsraum für Reinigung, Desinfektion und Sterilisation vorhanden. Eine Aufbereitung im Eingriffsraum ist nicht zulässig; ein baulicher oder mobiler Raumtrenner kann eine zulässige Alternative darstellen.
- ☐ Geeignete Geräte vorhanden:
  - Ultraschallreiniger
  - Dampfsterilisator (Autoklav)

S. Draxler, *Modern Piercing*, https://doi.org/10.1007/978-3-662-73801-6_36

- ☐ Ein Autoklav der Klasse B wird als Standard für den professionellen Einsatz verwendet.
- ☐ Chemische Indikatoren bei jedem Sterilisationszyklus eingesetzt (idealerweise im Sterilisationsbeutel integriert).
- ☐ Regelmäßige mikrobiologische Überprüfung (biologischer Indikator) dokumentiert, z. B. im Rahmen der Unbedenklichkeitsprüfung.
- ☐ Sterilgüter fachgerecht verpackt und staubgeschützt gelagert.
- ☐ Feuchte oder beschädigte Sterilgutverpackungen gelten als unsteril und werden erneut aufbereitet.

5. Arbeitsgeräte, Verbrauchsmaterialien und Implantate

- ☐ Sterile Einwegnadeln werden verwendet.
- ☐ Mehrweginstrumente werden fachgerecht aufbereitet und sterilisiert.
- ☐ Implantate bzw. Schmuck sind steril, biokompatibel und allergenarm.
- ☐ Chargennummern und Materialangaben werden dokumentiert.

6. Reinigungs- und Desinfektionsmaßnahmen

- ☐ Flächen werden vor der Desinfektion gereinigt.
- ☐ Vorgeschriebene Einwirkzeiten und Konzentrationen der Desinfektionsmittel werden eingehalten (ÖGHMP-, DGHM- oder VAH-gelistet).
- ☐ Behandlungsstühle und Liegen werden nach jedem Kunden gereinigt und desinfiziert.
- ☐ Fußböden werden täglich gereinigt (Zwei-Eimer-System empfohlen).
- ☐ Es werden ausschließlich Einmalwischtücher verwendet, keine Stofftücher.
- ☐ Reinigungs- und Desinfektionsplan mit Verantwortlichen, Intervallen und eingesetzten Mitteln ist schriftlich vorhanden und abgezeichnet.

7. Vorbereitung des Kunden

- ☐ Eingriffsbereich so freigelegt, dass eine Kontamination durch Kleidung ausgeschlossen ist.
- ☐ Haut- bzw. Schleimhautreinigung und -desinfektion durchgeführt (bakterizid, fungizid, viruzid).
- ☐ Bei Rasur: Einmalrasierer verwenden, anschließend Hautdesinfektion.
- ☐ Bei Schleimhautpiercings (z. B. Zunge) geeignetes Schleimhautdesinfektionsmittel verwenden (z. B. Octenisept).
- ☐ Schriftliche Einwilligung und Aufklärungsbestätigung vor dem Eingriff vorhanden.

8. Personalhygiene & Schutzausrüstung

- ☐ Hygienische Händedesinfektion vor Arbeitsbeginn, nach jeder Tätigkeit, nach Toilettenbenutzung sowie nach Kontakt mit potenziell kontaminierten Flächen.
- ☐ Einmalhandschuhe bei allen Tätigkeiten mit Infektionsrisiko obligatorisch; Handschuhe nach jedem Arbeitsschritt am Kunden wechseln.
- ☐ Schutzkleidung tragen (z. B. saubere Arbeitskleidung, ggf. Schürze); Kopfhauben bei Bedarf.
- ☐ Personal mit akuten Hautinfektionen darf keine Tätigkeiten am Kunden durchführen.
- ☐ Regelmäßige Hygieneschulungen des Personals sind nachzuweisen.
- ☐ Schmuck an den Händen vor jedem Kundenkontakt entfernen.

9. Dokumentation & Aufbewahrungspflichten

- ☐ Schriftliche Einwilligung des Kunden mit Datum und Unterschrift vorhanden.
- ☐ Aufklärungsbestätigung (Risiken, Nachsorge) unterschrieben.
- ☐ Kurzbeschreibung der Leistung sowie verwendete Materialien inklusive Chargennummern dokumentiert.
- ☐ Dokumente mindestens 10 Jahre aufbewahren; Kopien an den Kunden aushändigen.

10. Abfallentsorgung

- ☐ Die Abfallentsorgung erfolgt gemäß nationalen Vorgaben und einschlägigen Normen, wie der ÖNORM S 2104 (Austrian Standards Institute 2013).
- ☐ Scharfe oder spitze Abfälle in zugelassenen, verschlossenen Sicherheitsbehältern sammeln.

11. Notfallvorsorge & Erste Hilfe

- ☐ Erste-Hilfe-Ausstattung vorhanden und regelmäßig überprüft.
- ☐ Ruhemöglichkeit für Kunden vorhanden.
- ☐ Klare Verfahren für den Umgang mit schweren Komplikationen (z. B. anaphylaktische Reaktion, starker Blutverlust): Notrufnummern sichtbar angebracht, Verantwortliche benannt.

12. Schulung & Fachliche Voraussetzungen

- ☐ Durchführende Personen verfügen über ausreichendes medizinisches Grundwissen und praktische Ausbildung (Nachweise vorhanden).
- ☐ Inhaber oder Geschäftsführung sorgt für regelmäßige Hygieneunterweisungen des Personals.
- ☐ Fortbildungsnachweise und Qualifikationen sind dokumentiert.

13. Überprüfung & Audit

- ☐ Unbedenklichkeitsnachweise gemäß § 7 der österreichischen Tätowierer- und Piercer-Verordnung (Republik Österreich 2008) müssen jährlich absolviert und gut sichtbar ausgehängt werden.
- ☐ Sterilisator- und Geräteprüfungen gemäß Herstellerangaben und gesetzlichen Vorgaben dokumentieren.

14. Praxistipps für Anfänger-Piercer

- ☐ Standardisierte Checklisten für Vorbereitung, Durchführung und Nachsorge bei jedem Kunden verwenden.
- ☐ Eine verantwortliche Person für Hygiene und Qualität im Betrieb benennen.
- ☐ Regelmäßige „Trockenübungen" (Ablauftraining ohne Kunden) durchführen, um Workflows zu optimieren.
- ☐ Musterdokumentationen (Anamnese, Einwilligung, Chargendokumentation) als Vorlagen bereithalten.

15. Abhak-Tabelle (Kurzversion zum Aushang)

- ☐ Sauberkeit und Raumgestaltung
- ☐ Waschbecken und Sanitärbereiche
- ☐ Getrennter Aufbereitungsraum
- ☐ Sterilisator und Dokumentation
- ☐ Sterile Einwegmaterialien
- ☐ Dokumentation von Einwilligung und Chargennummern
- ☐ Reinigungs- und Desinfektionsplan
- ☐ Schulungsnachweise
- ☐ Geregelte Abfallentsorgung
- ☐ Erste-Hilfe-Ausstattung und Notfallplan

37 Schlusswort und Anhang: Relevante Rechtsvorschriften

Schlusswort

Ein Piercingstudio zu führen oder den Beruf des Piercers zu erlernen bedeutet weit mehr, als Schmuck durch die Haut zu stechen. Es bedeutet, Verantwortung zu übernehmen – für Hygiene, Präzision, Sicherheit und vor allem für die Menschen, die einem ihr Vertrauen schenken.

Jedes Piercing stellt einen Eingriff in den Körper dar und ist damit auch ein Moment der Verletzlichkeit. Kunden begeben sich bewusst in die Hände eines Fachmanns. Dieses Vertrauen verpflichtet zu einer sorgfältigen, professionellen und verantwortungsbewussten Arbeitsweise. Professionalität ist in diesem Beruf keine Option, sondern eine grundlegende Voraussetzung.

Wer sich intensiv mit den fachlichen, hygienischen und rechtlichen Grundlagen auseinandersetzt, schafft die Basis für sicheres Arbeiten und langfristigen beruflichen Erfolg. Dabei geht es nicht nur um technische Fertigkeiten, sondern ebenso um Haltung, Verantwortung und den respektvollen Umgang mit Kunden.

Die gesetzlichen Rahmenbedingungen – insbesondere im österreichischen Kontext – sind mitunter umfangreich und detailreich. Dennoch erfüllen sie einen wichtigen Zweck: Sie schützen sowohl Kunden als auch Betreiber und tragen dazu bei, ein hohes professionelles Niveau im gesamten Berufsstand zu sichern.

Niemand muss zu Beginn alles wissen oder sofort perfekt arbeiten. Entscheidend ist die Bereitschaft, sich kontinuierlich weiterzubilden, Fragen zu stellen und die eigene Arbeitsweise regelmäßig zu hinterfragen und zu verbessern.

Dieses Buch soll dabei als Orientierung, Nachschlagewerk und praktische Unterstützung dienen.

Wer Wissen mit Sorgfalt, Verantwortung und Respekt verbindet, legt den Grundstein für eine professionelle und nachhaltige Tätigkeit im Piercingbereich.

37.1 Rechtliche Grundlagen für Piercer in Österreich

Der Betrieb eines Piercingstudios unterliegt in Österreich klar definierten und vergleichsweise strengen gesetzlichen Anforderungen. Besonders im Bereich Hygiene, Dokumentation und beruflicher Qualifikation gelten detaillierte Vorschriften.

Diese Regelungen dienen in erster Linie dem Schutz der Kunden, aber auch der rechtlichen Absicherung von Studioinhabern und Beschäftigten. Wer nach diesen Standards arbeitet, erfüllt in der Regel auch in anderen Ländern ein hohes professionelles Niveau.

Die folgenden Unterpunkte geben einen Überblick über die wichtigsten österreichischen Rechtsvorschriften, die für den Piercingbereich relevant sind. Zu jedem Regelwerk wird eine

S. Draxler, *Modern Piercing*, https://doi.org/10.1007/978-3-662-73801-6_37

kurze Einordnung gegeben sowie ein Hinweis, wo die jeweiligen Gesetzestexte öffentlich einsehbar sind.

37.2 Ausübungsregeln für das Piercen und Tätowieren

(BGBl. II Nr. 141/2003, geändert durch BGBl. II Nr. 261/2008)

Diese Verordnung bildet die zentrale rechtliche Grundlage für das gewerbliche Tätowieren und Piercen in Österreich. Sie definiert die gesetzlichen Mindeststandards für die Durchführung dieser Tätigkeiten und legt verbindliche Anforderungen an Hygiene, Organisation und Dokumentation fest.

Geregelt werden unter anderem:

- Einwilligungs- und Aufklärungspflichten gegenüber dem Kunden,
- medizinische Kontraindikationen,
- hygienische Anforderungen an Räume, Ausstattung und Arbeitsabläufe,
- Vorgaben zur Sterilisation sowie zu den verwendeten Materialien,
- Dokumentationspflichten mit einer Aufbewahrungsdauer von zehn Jahren sowie
- die jährlich durchzuführende Hygieneüberprüfung durch ein akkreditiertes Institut.

Den vollständigen Gesetzestext findest du hier:

https://rdb.manz.at/document/ris.c.BGBL_OS_20030214_2_141

37.3 Zugangsvoraussetzungen für Kosmetik, Piercen und Tätowieren

(BGBl. II Nr. 139/2003, Änderung BGBl. II Nr. 399/2008)

Diese Verordnung regelt die Zugangsvoraussetzungen für das Gewerbe der Kosmetik (Schönheitspflege) und definiert die zusätzlichen Qualifikationen, die für das gewerbliche Piercen und Tätowieren erforderlich sind.

Grundsätzlich ist für die Ausübung des Kosmetikgewerbes entweder eine erfolgreich abgelegte Befähigungsprüfung oder eine entsprechend nachgewiesene, mehrjährige einschlägige Berufspraxis erforderlich. Die genaue Dauer und Form der Praxis hängt vom jeweiligen Ausbildungsweg ab.

Für das gewerbliche Piercen und Tätowieren sind darüber hinaus zusätzliche Voraussetzungen vorgesehen. Dazu zählen:

- der verpflichtende Fachlehrgang mit theoretischen und praktischen Inhalten sowie
- die spezifische Befähigungsprüfung für Piercing und Tätowierung.

Der Lehrgang umfasst unter anderem Themen wie Hygiene, Erste Hilfe, Hautkunde, rechtliche Grundlagen sowie praktische Übungen.

Den vollständigen Gesetzestext findest du hier:

https://www.ris.bka.gv.at/GeltendeFassung.wxe?Abfrage=Bundesnormen&Gesetzesnummer=20002562

37.4 Piercing-Befähigungsprüfungsordnung

Verordnung der Bundesinnung der Fußpfleger, Kosmetiker und Masseure über die Befähigungsprüfung für das reglementierte Gewerbe der Kosmetik (Schönheitspflege), eingeschränkt auf Piercen

Diese Verordnung regelt den Aufbau und die Inhalte der Befähigungsprüfung für das Gewerbe „Kosmetik (Schönheitspflege) – eingeschränkt auf Piercen“. Sie definiert die fachlichen, hygienischen und organisatorischen Kompetenzen, die angehende Piercer in Österreich nachweisen müssen, um das Gewerbe selbstständig ausüben zu dürfen.

Die Befähigungsprüfung besteht aus vier Modulen:

Modul 1: Praktische Prüfung
Durchführung konkreter Piercings, etwa Bauchnabel, Zunge, Ohrknorpel, Brustwarze **und** Septum.
Modul 2: Mündliche Prüfung
Kundenberatung, Aufklärung, Hygiene- und Qualitätsmanagement.
Modul 3: Schriftliche Prüfung
Fachtheorie, Hygiene, Arbeitsabläufe und rechtliche Grundlagen.
Modul 4: Unternehmerprüfung
Grundlagen der Unternehmensführung und rechtlichen Verantwortung.

Geprüft werden insbesondere:

- fachgerechte Durchführung von Piercings,
- hygienisches und sicheres Arbeiten,
- Beratungskompetenz,
- organisatorische Abläufe sowie
- verantwortungsbewusstes Handeln im Studioalltag.

Die Verordnung legt damit verbindlich fest, welche Kenntnisse und Fähigkeiten ein professioneller Piercer in Österreich nachweisen muss.

Den vollständigen Text findest du hier:

https://www.wko.at/stmk/gewerbe-handwerk/fusspfleger-kosmetiker-masseure/bpo-piercen-01.09.2023.pdf

37.5 ÖNORM S 2104 – Abfälle aus dem medizinischen Bereich

Die ÖNORM S 2104 regelt den sachgerechten Umgang mit Abfällen aus dem medizinischen Bereich. Dazu zählen auch Abfälle, die in Piercingstudios anfallen. Ziel der Norm ist es, Menschen und Umwelt vor Infektionen, Verletzungen und Kontamination zu schützen.

Die Norm beschreibt unter anderem:

- die Einteilung verschiedener Abfallarten, etwa normale Abfälle, infektiöse Abfälle, spitze und scharfe Gegenstände sowie flüssige Abfälle,
- die vorgeschriebenen Behälter für Kanülen, kontaminiertes Material und andere risikobehaftete Abfälle,
- Anforderungen an Zwischenlagerung, innerbetrieblichen Transport, Desinfektion und Entsorgung.

Damit legt die ÖNORM S 2104 die grundlegenden Standards für einen sicheren und gesetzeskonformen Umgang mit Abfällen im Studioalltag fest.

Den vollständigen Text der Norm findest du hier:

https://www.wko.at/oe/gewerbe-handwerk/fusspfleger-kosmetiker-masseure/anlage2.pdf

37.6 Richtiger Umgang mit sterilen Handschuhen

Der korrekte Umgang mit sterilen Handschuhen ist ein wesentlicher Bestandteil der Personalhygiene. Werden sterile Handschuhe unsachgemäß angezogen oder berührt, gilt ihre Sterilität als aufgehoben.

Die Technik zum sterilen Anziehen von Handschuhen ist Bestandteil der hygienischen Grundausbildung und sollte regelmäßig praktisch geübt werden.

Eine beispielhafte Schritt-für-Schritt-Anleitung findest du hier:

https://www.dpz.eu/fileadmin/user_upload/Versuchstierkunde/Skills_Lab/Handschuhe_steril_anziehen.pdf

Literatur

AOK-Bundesverband. (2022, 11. Mai). *Wärme oder Kälte: Thermotherapie bei Verletzungen.* Abgerufen am 25. März 2026 https://www.aok.de/pk/magazin/sport/sportverletzung/waerme-oder-kaelte-thermotherapie-bei-verletzungen/

Amplifon. (o. J.). Keloide am Ohr. Amplifon Deutschland. Abgerufen am 04.06.2026, https://www.amplifon.com/de/ohrenkrankheiten/andere-ohrerkrankungen/keloids-on-ear

Amplifon. (n.d.). *Keloide am Ohr.* Amplifon Deutschland. Abgerufen am 24. März 2026 https://www.amplifon.com/de/ohrenkrankheiten/andere-ohrerkrankungen/keloids-on-ear

Arbeiterkammer Oberösterreich (2026): Bekleidungsvorschriften.Abgerufen am 25. März 2026 Verfügbar unter: https://ooe.arbeiterkammer.at/beratung/arbeitundrecht/Arbeitsvertrag/Bekleidungsvorschriften.html

Aspen Pharma Trading Limited. (2023).Gebrauchsinformation: EMLA 25 mg/g + 25 mg/g Creme (Lidocain/Prilocain).

Aspen Pharma Trading Limited. (2023). Gebrauchsinformation: Xylocain Pumpspray 10 mg/Sprühstoß (Lidocain).

Association of Professional Piercers. [APP] (n.d.). *Piercing guns.* Abgerufen am 25. März 2026 https://safepiercing.org/piercing-guns/

Austrian Standards Institute. (2013). *ÖNORM S 2104: Abfall aus dem medizinischen Bereich – Sammlung und Entsorgung.* Austrian Standards.

Bellaud, G., Canestri, A., Gallah, S., Merlant, M., Cousseau, S., Lebrette, M. G., Slama, L., & Pialoux, G. (2017). *Bacterial chondritis complications following ear piercing.* Médecine et Maladies Infectieuses, 47(1), 26–31. Abgerufen am 25. März 2026 https://www.sciencedirect.com/science/article/pii/S0399077X16301391?via%3Dihub

Bundesinstitut für Berufsbildung. (2025). *Anerkannte Ausbildungsberufe.* Abgerufen am 25. März 2026 https://www.bibb.de/de/65925.php

Bundesminister für Wirtschaft und Arbeit. (2003). *Verordnung über die Zugangsvoraussetzungen für das reglementierte Gewerbe der Kosmetik (Schönheitspflege) (BGBl. II Nr. 139/2003 idgF).* Republik Österreich.

Bundesrepublik Deutschland. (n.d.). *Infektionsschutzgesetz (IfSG), § 43.* Abgerufen am 25.März 2026 https://www.gesetze-im-internet.de/ifsg/__43.html

Gewerbeordnung (GewO). (2026) Abgerufen am 25 März 2026 https://www.gesetze-im-internet.de/gewo/BJNR002450869.html

Bundesverband Ethnologie. (2021). *KörperGestaltungen – ein interkultureller Vergleich.* Abgerufen am 25. März 2026 https://www.bundesverband-ethnologie.de/kunde/assoc/15/files/Rein-2021-KoerperGestaltungen.pdf

Carson, C. F., Hammer, K. A., & Riley, T. V. (2006). Melaleuca alternifolia (tea tree oil): A review of antimicrobial and other medicinal properties. *Clinical Microbiology Reviews, 19*(1), 50–62. Abgerufen am 25. März 2026 https://cmr.asm.org/content/19/1/50

Chang, L. R. (2022). *Anatomy, cartilage.* NCBI Bookshelf. Abgerufen am 25. März 2026 https://www.ncbi.nlm.nih.gov/books/NBK532964/

Der Standard. (2016). Experten warnen vor Migräne-Therapie mittels Piercing. (DMKG – Deutsche Migräne- und Kopfschmerzgesellschaft, zitiert nach) Abgerufen am 25. März 2016 https://www.derstandard.at/story/2000043628997/experten-warnen-vor-migraene-therapie-mittels-piercing

Deutsche Gesellschaft für Dermatochirurgie (DGDC). (o.J.). *Narben und Keloide.* Abgerufen am 25.03.2026: https://www.dgdc.de/narben-und-keloide.html

Deutsche Schmerzgesellschaft (2024): Schmerz und Akupunktur. Aufgerufen am 25. März.2026 Verfügbar unter: https://www.schmerzgesellschaft.de/patienteninformationen/ergaenzende-verfahren/schmerz-und-akupunktur

Deutsches Institut für Normung. (2010). *DIN 58953-7: Sterilisation – Sterilgutversorgung – Teil 7: Lagerung von Sterilgut.* Beuth Verlag.

European Committee for Standardization. (2004). *EN 13060: Small steam sterilizers.* CEN.

Ganter, D. (2025, September 19). *Eisspray: Anwendung, Wirkung und Risiken.* Abgerufen am 25. März 2025 https://www.netdoktor.at/therapien/kryotherapie/

S. Draxler, *Modern Piercing*, https://doi.org/10.1007/978-3-662-73801-6

Glocken-Apotheke Würzburg. (o.J.). *Narben – hypertrophe Narben und Keloide*. Abgerufen am 25. März 2026 https://www.glocken-apotheke-wuerzburg.de/gesundheitsbibliothek/index/narben/

Hilt, E. E., McKinley, K., Hunter, R., & Smith, A. (2014). *Urine is not sterile: use of enhanced urine culture techniques to detect resident bacterial flora in the adult female bladder.* Journal of Clinical Microbiology, 52(3), 871–876. Abgerufen am 25. März 2026 https://doi.org/10.1128/JCM.00675-18

Infomedizin.at. (n.d.). *Schlupfwarzen: Wie lassen sie sich behandeln?* Abgerufen am 26. März 2026 https://www.infomedizin.at/themenwelt/brust-op/krankheiten/schlupfwarzen/#behandlungsmoeglichkeiten

Institut für Physik, Universität Augsburg. (2020, 17. November). *Mit Gold gegen Keime: Physiker weisen Wirksamkeit von Edelmetall-Partikeln gegen Bakterien nach* [Pressemitteilung]. IDW – Informationsdienst Wissenschaft. Abgerufen am 25. März 2026 https://nachrichten.idw-online.de/2020/11/17/mit-gold-gegen-keime-physiker-weisen-wirksamkeit-von-edelmetall-partikeln-gegen-bakterien-nach

Landesinnung Wien der Fußpfleger, Kosmetiker und Masseure. (n.d.). *Pflegeempfehlung: MUSTER diverser Piercings* [PDF]. Wirtschaftskammer Österreich. Abgerufen am 24. März 2026 https://www.wko.at/oe/gewerbe-handwerk/fusspfleger-kosmetiker-masseure/pflegeempfehlung-piercing.pdf

Laukien, M. (2003). *Alles über Piercing: Geschichte, Kultur, Praxistips Schmuckarten.* Huber Verlag.

Lineweaver, W. C., Howard, R. J., Soucy, D., Thompson, R. C., Jr., Edwards, R. L., & Buncke, H. J., Jr. (1985). Topical antimicrobial toxicity. *Archives of Surgery, 120*(3), 267–270.

MedlinePlus. (2023). *Keloids.* U.S. National Library of Medicine. Abgerufen am 24. März 2026 https://medlineplus.gov/ency/article/000849.htm

Maier, S. (2026, 21. Januar). *Wasserstoffperoxid – Anwendung und Risiken.* Zentrum der Gesundheit. Abgerufen am 25: März 2026 https://www.zentrum-der-gesundheit.de/bibliothek/naturheilkunde/alternative-mittel/wasserstoffperoxid

NetDoktor. (2022). *Hilft ein Migräne-Piercing wirklich?* Abgerufen am 25. März 2026 https://www.netdoktor.at/alternativmedizin/migraene-piercing/

Owesny, E. (2023, 12. Mai). Beratungsleitfaden: Sportverletzungen. *Apotheker Krone.* Aberufen am 25. März 2026 https://www.medmedia.at/apotheker-krone/beratungsleitfaden-sportverletzungen/

Paulsen, F., & Waschke, J. (Hrsg.). (2022). *Sobotta – Atlas der Anatomie. Band Kopf, Hals, Neuroanatomie.* Elsevier.

Pradhan, A. A., Smith, M. L., McGuire, B. et al. (2024): Daith Piercing in the Treatment of Migraine: A Critical Review. *Headache: The Journal of Head and Face Pain. Abgerufen am 25. März 2026* https://headachejournal.onlinelibrary.wiley.com/doi/abs/10.1111/head.14672?utm_

Prontolind. (o.J.). *Prontolind antiseptic spray for all piercings and wound care.* Abgerufen am 25. März 2026 https://www.prontomed.de/prontolind/?lang=en

Republik Österreich (2008) Verordnung des Bundesministers für Wirtschaft und Arbeit über Ausübungsregeln für das Piercen und Tätowieren durch Kosmetik (Schönheitspflege)-Gewerbetreibende (BGBl. II Nr. 141/2003 in der Fassung BGBl. II Nr. 261/2008). Abgerufen am 25. März 2026. Verfügbar unter: https://www.ris.bka.gv.at/GeltendeFassung.wxe?Abfrage=Bundesnormen&Gesetzesnummer=20002568&FassungVom=2008-07-21

Republik Österreich. (2024). *Bundesgesetz, mit dem die Gewerbeordnung 1994 geändert wird (BGBl. I Nr. 130/2024). Abgerufen am 24. März 2026* https://www.ris.bka.gv.at/Dokumente/BgblAuth/BGBLA_2024_I_130/BGBLA_2024_I_130.pdf

Republik Österreich. (2025). Gewerbeordnung 1994 (GewO), § 154 Abs. 3. Abgerufen am 25. März 2026 https://ris.bka.gv.at/NormDokument.wxe?Abfrage=Bundesnormen&Gesetzesnummer=10007517&FassungVom=2025-09-11&Artikel=&Paragraf=154&Anlage=&Uebergangsrecht=

Republik Österreich. (2003). Verordnung des Bundesministers für Wirtschaft und Arbeit über Ausübungsregeln für das Piercen und Tätowieren durch Kosmetik (Schönheitspflege)-Gewerbetreibende (BGBl. II Nr. 141/2003 in der Fassung BGBl. II Nr. 261/2008). Abgerufen am 25. März 2026 https://www.ris.bka.gv.at/GeltendeFassung.wxe?Abfrage=Bundesnormen&Gesetzesnummer=20002568&FassungVom=2008-07-21

Schiller, J. (2024, 6. Juni). *Piercen lernen: Anforderungen und Möglichkeiten in Deutschland.* Focus Online. Abgerufen am 25. März 2026 https://praxistipps.focus.de/piercen-lernen-anforderungen-und-moeglichkeiten_132795

Schülke & Mayr GmbH. (2023). *octenisept®: Wässriges Wund- und Schleimhautantiseptikum – Produktinformation.*

Schweizerische Zahnärzte-Gesellschaft (SSO). (2026). *Mundpiercings und ihre zahnmedizinischen Risiken.* Abgerufen am 24. März 2026 https://www.sso.ch/de/mundpiercings-und-ihre-zahnmedizinischen-risiken

Suchomel, M. (2020). *Empfehlungen zur Auswahl von Desinfektionsmitteln in Einrichtungen des Gesundheitswesens.* Österreichische Gesellschaft für Hygiene, Mikrobiologie und Präventivmedizin. Abgerufen am 25. März 2026 https://expertisen.oeghmp.at & https://www.oeghmp.at/media/empfehlungen_zur_auswahl_von_desinfektionsmitteln_in_einrichtungen_im_gesundheitswesen.pdf

Waasdorp, M., Krom, B. P., Bikker, F. J., van Zuijlen, P. P. M., Niessen, F. B., & Gibbs, S. (2021). The bigger picture: Why oral mucosa heals better than skin. *Biomolecules, 11*(8), 1165. Abgerufen am 26. März 2026 https://doi.org/10.3390/biom11081165

Wirtschaftskammer Österreich. (2019). Bedingungen zum Stechen von Ohrläppchen. Abgerufen am 25. März 2026 https://www.wko.at/oe/handel/juwelen-uhren-kunst-antiquitaeten-briefmarken/bedingungen-zum-stechen-von-ohrlaeppchen

Kolibri 360 GmbH
Ferdinand-Jühlke-Straße 7
99095 Erfurt, Deutschland
produktsicherheit@kolibri360.de

Modern Piercing